兰州大学 110 周年校庆纪念文库

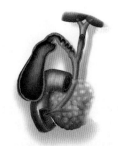

胆胰疾病 ERCP 诊断与治疗

名誉主编　李玉民

主　　编　周文策　李　汛

科学出版社

北　京

内 容 简 介

本书全面阐述 ERCP 内镜诊疗技术在胆胰疾病诊断与治疗中的应用。全书共分五章，内容包括胆道及胰腺的解剖生理、ERCP 诊疗技术、胆道疾病的 ERCP 诊疗、胰腺疾病的 ERCP 诊疗、胆胰疾病 ERCP 诊疗护理，重点介绍 ERCP 规范化诊疗操作技术、操作中特殊情况处理、术后注意事项及并发症预防处理，并配有典型案例。内容丰富，图文并茂，是专科规范化重要用书，适用于临床消化病专业医师、护理师参考。

图书在版编目（CIP）数据

胆胰疾病 ERCP 诊断与治疗 / 周文策，李汛主编 . —北京：科学出版社，2023.2

（兰州大学 110 周年校庆纪念文库）

ISBN 978-7-03-074516-3

Ⅰ. ①胆… Ⅱ. ①周… ②李… Ⅲ. ①胆管 – 内窥镜检 ②胰管 – 内窥镜检 Ⅳ. ① R570.4

中国版本图书馆 CIP 数据核字（2022）第 253077 号

责任编辑：郝文娜 / 责任校对：张 娟
责任印制：赵 博 / 封面设计：黄华斌

科学出版社 出版
北京东黄城根北街16号
邮政编码：100717
http://www.sciencep.com

北京画中画印刷有限公司 印刷
科学出版社发行 各地新华书店经销

＊

2023年2月第 一 版 开本：787×1092 1/16
2023年2月第一次印刷 印张：14 1/4
字数：306 000
定价：128.00元
（如有印装质量问题，我社负责调换）

丛书编委会

主　任　袁占亭　严纯华

副主任　吴国生　徐生诚

委　员　李玉民　沙勇忠　许鹏飞

　　　　石兆俊　安　娴

编者名单

名誉主编　李玉民

主　　编　周文策　李　汎

副 主 编　蔡开琳　王震宇　孟文勃　张　磊

编　　者　（以姓氏汉语拼音为序）

蔡开琳　华中科技大学同济医学院附属协和医院

柴长鹏　兰州大学第一医院

陈　昊　兰州大学第二医院

陈　楷　中南大学湘雅二医院

侯森林　河北医科大学第二医院

李　汎　兰州大学第一医院

刘　威　中南大学湘雅二医院

刘丹青　陆军军医大学第一附属医院

刘向文　兰州大学基础医学院

骆　伟　兰州大学第一医院

马燕妮　兰州大学第一医院

孟文勃　兰州大学第一医院

苗　龙　兰州大学第一医院

蒲小金　兰州大学第一医院

芮少珍　兰州大学第一医院

盛　亮　兰州大学第一医院

孙晓玮　兰州大学基础医学院

王芳昭　兰州大学第一医院

王雪峰　上海交通大学医学院附属新华医院

王震宇　天津市南开医院

徐　浩　兰州大学第一医院

杨智清　陆军军医大学第一附属医院

岳　平　兰州大学第一医院

张　辉　兰州大学第一医院

张　磊　兰州大学第一医院

张建刚　兰州大学基础医学院

张雷达　陆军军医大学第一附属医院

张立超　河北医科大学第二医院

张奇煜　兰州大学第一医院

赵振杰　兰州大学第一医院

甄海燕　兰州大学第一医院

周文策　兰州大学第二医院

朱克祥　兰州大学第一医院

朱晓亮　兰州大学第一医院

编写秘书　张　辉　兰州大学第二医院

丛书序

　　萃英立根本，昆仑写精神。2019 年 9 月 17 日，兰州大学将迎来 110 周年校庆。百十年来，一代代兰大人与国家、民族同呼吸、共命运，屹立西部大地，蕴育时代精英，为世界、为祖国培养了一大批活跃在各行各业的优秀人才，有力地支持了国家特别是祖国西部地区的建设发展。

　　长期以来，兰州大学始终坚持正确办学方向，落实立德树人根本任务，立足地域特色，发挥科研优势，深度融入参与国家发展战略，主动对接服务地方经济社会发展，"将论文写在中国大地上"，赢得了国内外的广泛认可；熔铸成以"自强不息，独树一帜"为核心的兰大精神，形成了"勤奋，求实，创新"的良好学风，探索走出了一条在西部地区创办高水平大学的成功之路，为中国高校扎根祖国大地创办世界一流大学提供了重要借鉴。

　　值 110 周年校庆之际，我校策划组织出版"兰州大学 110 周年校庆纪念文库"，旨在展现奋战在教学科研一线的兰大人的家国情怀、理论思考和学术积累。丛书作者中有致力于教书育人的教学名师，也有在科研一线硕果累累的科学大家，更有长期坚守在教学科研一线、受学生爱戴的"普通"教师。丛书内容丰富，涵盖理、工、农、医、人文、社科等诸多学科，其中观点颇多见解。恕我才疏学浅，难以一一点评。在此，谨付梓以供学界参考指正。

　　新时代新起点，所有兰大人将汇聚成推动兰州大学事业蓬勃发展的强大合力。面向未来，全体兰大人将继续坚守奋斗，以矢志不渝的信念、时不我待的精神、担当奉献的情怀投身中国特色世界一流大学建设，为实现中华民族伟大复兴贡献兰大力量！

　　是为序。

中国科学院院士、兰州大学校长

2019 年 3 月 26 日

序 一

没有全民健康，就没有全面小康。随着生活水平的提高，人们对健康的需求也越来越高。胆胰疾病种类多，是临床常见疾病，各类疑难病例也较为集中。随着 ERCP 为代表的内镜诊疗技术的发展，众多此前未被认识的胆胰疾病逐渐被认识发现。从发展之初以诊断性为主，到目前以治疗性为主，ERCP 已经成为胆胰疾病诊治的重要手段。由此延伸出的新技术也发展迅速，如 EUS、SpyGlass 胆管内镜直视系统等，让胆胰疾病的诊治焕发了全新的生命力。

中国 ERCP 诊疗技术风雨兼程 50 年。自 20 世纪 70 年代在中国开展，在陈敏章教授、安戎教授、鲁焕章教授等老一辈 ERCP 奠基人的推动下，基本是从无到有，从诊断到治疗，从胆系到胰腺，从技术应用到并发症预防，从质控到培训的发展进程。ERCP 飞速发展离不开引领技术的先驱们。ERCP 取得如此进展离不开广大内镜医师们多年努力探索，这其中，就包括首开中国胃镜检查先河的兰州大学第一医院老院长杨英福教授。

近年来，在中华医学会消化内镜学分会及中国医师协会内镜医师分会的大力推广下，ERCP 技术在大多数市级医疗机构均能够常规开展，但在县级医疗机构普及相对滞后。ERCP 诊疗技术专业技术人员人数有限，面对中国巨大的医疗需求仍显不足。为使 ERCP 诊疗技术真正在国内广泛普及和应用，国内较大的 ERCP 诊疗中心每年开展数十期 ERCP 手把手培训，为本地区培养 ERCP 技术人才。在这方面，兰州大学第一医院具有外科特色的 ERCP 诊疗培训中心，在国内较早开展 ERCP 培训工作，多少年来，扎根在祖国西部基层，视野始终与国际一流看齐，多项技术处于国内领先水平，为国家培养了一大批优秀 ERCP 技术人才。这些技术人才，以兰州大学第一医院 ERCP 诊疗培训中心为核心点，辐射西部地区各基层县、市医院，利用 ERCP 具有的费用低、康复快等优点，为当地群众特别是贫困地区人口的健康生活和劳动力保障提供了有力的医疗支持，这也是医学科技力量助力国家脱贫攻坚工作的典型例证。

周文策教授和李汛教授是我国知名的内镜专家，在外科内镜工作中颇有建树，两位教授带领兰州大学外科内镜团队已完成超过 3 万例 ERCP，积累了大量的临床资料和经验。在胆胰疾病的 ERCP 诊疗技术人才特别是基层技术人才的培养方面，也是经验丰富、桃李馥郁。《胆胰疾病 ERCP 诊断与治疗》这本书，凝聚了两位教授及其团队多年来在胆胰疾病的 ERCP 诊断与治疗方面的卓越经验，提炼了学科在临床医疗、教学、科研实践方面的学问精髓，是近年来不可多得的优质著作，对我国胆胰疾病的诊治研究、ERCP 诊疗技术的规范化及进一步普及将大有裨益。

受两位教授邀请，为《胆胰疾病 ERCP 诊断与治疗》一书作序，倍感荣幸！该书内容丰富、图文并茂，推荐广大从事胆胰疾病诊疗工作的内科及外科医师借鉴使用。该书在胆胰疾病 ERCP 规范化诊治方面是十分有用的参考书。

据此，向大家推荐此书。

中国工程院院士

2020 年 5 月

序 二

我国 ERCP 诊疗工作起步于 20 世纪 70 年代，广大内镜工作者经过半个多世纪不懈努力，中国的内镜技术已经比肩国际水平，但我国内镜技术普及程度远未达到预期，尤其在经济欠发达地区，内镜技术带来的微创裨益尚未惠及每一位患者。如何培养适应国家需要、人民需要的高水平内镜医师，一直是我们毕生追求的崇高目标。

医学教育事关国家医疗卫生事业的发展，医学的发展离不开对合格医师的不断培养，在专科医师的培养方面，我们一直在探索一条适合中国国情的培养道路，为此，中华医学会消化内镜学分会在历任主任委员的长期推动下，通过专科医师培训教材编写、手把手现场培训、操作规范化培训等多种形式，不断推动我国内镜专科医师的培养。

兰州大学是我国"双一流"建设综合性大学，通过数十年高水平医学教育为我国培养了大批优秀的医务工作者。兰州大学第一医院是我国较早开展消化内镜诊疗工作的单位之一，新中国第一例胃镜检查由兰州大学附属医院杨英福教授开展并向全国推广。1989年，时任普外科主任的李玉民教授带领兰州大学第一医院外科率先在西北地区开展 ERCP 诊疗工作，截至目前外科内镜团队已累计完成超过 2 万例 ERCP 诊疗操作，积累了翔实的病例资料和丰富的临床经验。

该书面向广大从事 ERCP 诊疗工作的临床、护理及 ERCP 技术专科医师，从胆胰疾病的解剖生理、ERCP 诊疗、护理及 ERCP 诊疗中心的建设等全方位、图文并茂地向广大读者展现，是一部值得深入学习的专科医师教材。

我们相信，该书在兰州大学李汛教授和周文策教授的牵头，组织国内十余家大型外科内镜中心的积极参与下，一定能够成为一部 ERCP 诊疗方面权威参考书籍，成为广大内镜医师的学习教材。

中国人民解放军总医院消化科主任
中华医学会消化内镜分会主任委员
2020 年 5 月

前 言

当前我国已进入各项事业全面发展的关键时期，卫生健康领域进步取得巨大成就。在国家、行业协会及广大医务工作者的不懈努力下，人民群众医疗卫生保健水平不断提高。国际上各种大型国际会议上出现更多的中国医师的身影和来自中国的声音。以腹腔镜、内镜为代表的微创外科技术在国内发展迅速，尤其是以经内镜逆行性胰胆管造影术（ERCP）为代表的消化内镜技术经历了半个多世纪的快速发展，已经成为国内外胆、胰系统疾病最重要的诊疗手段之一。

20世纪50年代初，新中国第一例胃镜检查由时任兰州大学附属医院院长杨英福教授开展，开创了新中国消化内镜的先河。ERCP诊疗技术自20世纪70年代引入中国，陈敏章教授等老一辈消化内镜专家默默奉献、甘为人梯，为中国的消化内镜事业投入了毕生的心血并培养了一大批优秀的消化内镜医师，其中大部分已成为中国消化内镜领域的领头羊，通过对国内医师的培训及学术交流等方式把最先进的ERCP技术推广到全国各级医院。ERCP从无到有，从诊断到治疗，从胆系到胰腺，从技术应用到并发症预防，从培训到质控。正是因为他们的开创性工作和坚持不懈的奋斗，才使我国的内镜事业从无到有，从小到大，逐渐普及，惠及每一例中国胆胰疾病患者。

1989年，我的恩师、时任兰州大学第一医院普外科主任李玉民教授带领兰州大学第一医院内镜外科医师开始将ERCP技术应用于临床诊断和治疗，组建了外科内镜团队，并成立了兰州大学第一医院普外科ERCP诊疗与培训中心。寒暑30余载，外科内镜团队在西北五省不仅率先开展ERCP技术，之后又陆续开展了胆胰疾病EUS、Spyglass等诊疗工作。截至目前，兰州大学第一医院外科内镜中心团队已累计完成各类复杂胆胰疾病ERCP诊治工作2万例以上，近几年年均ERCP例数稳定在1500例左右，结合腹腔镜、胆道镜等微创手段实现胆系结石"一站式"治疗。在良好的内镜基础之上逐步拓展了其他内镜工作，多镜联合治疗复杂胆胰疾病的内镜微创诊治已成为我院优势之一。团队联合国内15家知名中心，组建中国外科ERCP多中心临床研究平台，开展多项研究工作，已成为国内颇具影响力的外科ERCP团队之一。本书收集的经验及图片是对兰州大学第一医院及上述外科内镜中心数十年积累资料的一次集中展现。

ERCP技术是消化内镜技术里最为复杂的诊疗技术之一，不断对技术进行改进，把握适当的手术适应证，让每一例患者从微创技术中最大获益是我们必须严格遵守的职业准则，ERCP 事业的持续发展离不开各级 ERCP 培训中心不断培养优秀的 ERCP 专门技术人才。本书的编写正是在这个背景下酝酿而成，本书在中华医学会消化内镜学分会及中国医师协会内镜医师分会等学会的大力支持联合多家外科内镜中心共同完成。

《胆胰疾病 ERCP 诊断与治疗》一书凝结了全国 17 家外科内镜中心多位行内专家临床经验，以及医学科研、教学一线人员数十年的智慧结晶，相信将会是胆道外科医师及相关学科各级同行学习时的有力参考。

本书在编写过程中，得到兰州大学李玉民校长、海军军医大学第一附属医院李兆申院士、解放军总医院令狐恩强教授，首都医科大学附属北京友谊医院张澍田教授、天津市南开医院王震宇教授、华中科技大学同济医学院附属协和医院蔡开琳教授、河北医科大学第二医院侯森林教授、陆军军医大学西南医院张雷达教授、中南大学湘雅二医院刘威教授、上海交通大学医学院附属新华医院王雪峰教授以及兰州大学第二医院陈昊教授等专家倾情付出，在此一并表示衷心感谢！

本书因编写时间有限，难免有所疏漏，诚恳希望各位同道和广大读者给予批评指正。

谨以此书，为母校兰州大学 110 周年华诞校庆献礼！

兰州大学第二医院

2020 年 3 月

目 录

第一章
胆道及胰腺的解剖生理

第一节　胆管的解剖

胆道系统是指将肝分泌的胆汁输送至十二指肠的管道。一般分为肝内和肝外两个部分，肝内部分由毛细胆管和小叶间胆管等组成，肝外部分包括左肝管、右肝管、肝总管、胆囊管、胆囊和胆总管。来自肝左叶和肝右叶的左、右肝管在肝门附近汇合成肝总管，肝总管与胆囊管在十二指肠韧带中汇集成胆总管，胆总管大多与胰管在十二指肠降部后内侧壁汇合并开口于十二指肠乳头（图1-1）。

一、肝管和肝总管

（一）肝管

左半肝、右半肝内的胆管逐步汇合，分别合成左肝管和右肝管，经肝门出肝。左肝管、右肝管以不同角度汇合成肝总管，其汇合部位大多数在肝门下方；汇合点距肝门的距离：成人0.3～0.6cm，儿童0.1～0.4cm。

右肝管粗、短，长约0.88cm，管径约0.35cm，与肝总管约呈150°汇入。左肝管细长，平均长度1.49cm，管径约0.33cm，以近90°汇入肝总管。故左肝管胆汁引流缓慢，因而临床上肝内胆管结石以左半肝多见。此外，肝左、右管汇合处的深面有门静脉和肝动脉的分支。

（二）肝总管

肝总管由肝左、右管在肝门处汇合而成，在肝十二指肠韧带内向右下方走行一段距离后与胆囊管汇合成胆总管。肝总管的长度有很大的个体差异，除取决于肝左、右管汇合点部位外，还取决于胆囊管与肝总管汇合点的高度。肝总管长约3cm，管径0.4～0.6cm，儿童肝总管长1.1～2.5cm。

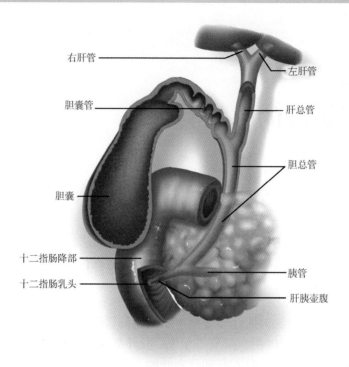

右肝管 —————————— 左肝管

胆囊管 —————— 肝总管

—————— 胆总管

胆囊 ——

十二指肠降部 ——

十二指肠乳头 —— 胰管

肝胰壶腹

图 1-1　胆道解剖

在肝门处，肝总管一般位于门静脉的右前方，肝右动脉的右侧；在肝门下方，肝右动脉和起自肝右动脉的胆囊动脉一般皆位于肝总管后方。但肝总管与肝右动脉的位置会有较多变化，故在寻找和分离肝总管时，须注意肝总管与肝右动脉的各种位置关系。

肝总管壁的结构可分为黏膜层、肌层和结缔组织层，肝总管壁平滑肌的收缩可以保证当胆总管内压力增高时胆汁不至于向肝内胆道逆流。

（三）副肝管

副肝管是指在肝门区除左、右肝管外，从某叶肝实质中独立发出，并直接与肝外胆道的某一段相汇合的肝管。但由于各人对副肝管的理解不一，因此文献记载副肝管的出现率为 5% ～ 15%。

副肝管多见于右侧，偶见于左侧，多为一条，也偶有两条。副肝管绝大多数位于胆囊三角内，与胆囊管、胆囊动脉及肝右动脉关系密切。据观察，副肝管长 7.5 ～ 17.8mm，平均 11.3mm；外径 0.7 ～ 3.3mm，平均 1.5mm。

按副肝管注入部位不一，可将其分为很多类型：Ⅰ型，副肝管由肝方叶发出并注入右肝管；Ⅱ型，副肝管由肝方叶发出注入左、右肝管汇合处：Ⅲ型，副肝管由肝方叶发出并注入肝总管；Ⅳ型，副肝管由肝右叶、方叶或尾状叶发出注入肝总管；Ⅴ型，副肝管由肝方叶发出后注入胆囊管或胆囊；Ⅵ型，副肝管由肝右叶、方叶或尾状叶发出注入胆总管；Ⅶ型，副肝管为两支型。

副肝管与胆囊管位置密切，走向近似，因此辨认副肝管对胆囊手术具有重要意义。若误伤副肝管而又未给予及时适当处理，可导致术后胆汁外漏，继而并发胆汁性腹膜炎、胆外瘘。

二、胆　囊

胆囊是呈梨形的囊状器官，位于肝脏脏面的胆囊窝内。胆囊长 10～15cm，宽 3～5cm，胆囊壁厚 1.86mm，容量 40～60ml。胆囊有储存、浓缩胆汁和调节胆道压力的作用。

胆囊上方为肝，下后方为十二指肠上部、下方为曲结肠右曲，左为幽门部，右为结肠右曲。胆囊一般可分为胆囊底、胆囊体、胆囊颈和胆囊管 4 部分（图 1-2）。

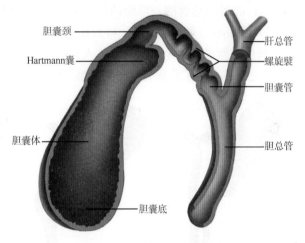

图 1-2　胆囊及胆囊管解剖

（一）胆囊底

胆囊底部钝圆，多突出于肝右叶下缘，整个胆囊底部皆有腹膜覆盖。胆囊底的位置可因胆囊的充盈程度、人的体型、肝的大小、呼吸运动、体位及上腹部器官的位置不同而发生变化。其前方的体表投影相当于右侧锁骨中线或右腹直肌外侧缘与右肋弓的交点处，故当胆囊发炎时，此处可有压痛。胆囊底是胆囊穿孔的好发部位。

（二）胆囊体

胆囊体占胆囊中央大部分，是指胆囊底向左后上方逐渐缩小处与胆囊颈之间的部分，胆囊体和胆囊颈之间无明显界限。

胆囊体的上面借疏松结缔组织附于肝胆囊窝，两侧面及下面皆有腹膜覆盖。胆囊体的下面亦称游离面，其内下方与十二指肠上部及降部上端相毗邻，外下方与结肠右曲及横结肠起始部毗邻。故胆囊炎时常可使胆囊与上述结构粘连。

（三）胆囊颈

胆囊颈较细，在肝门右侧附近由胆囊体延续而成，开始朝前方向走行，然后弯转向后下方，继而胆囊颈迅速变窄，以近直角的弧度移行为胆囊管。由于胆囊颈的形状结构特点，胆石阻塞常发生于该部位。

在胆囊颈的右侧壁或胆囊体和胆囊颈之间有一膨向后方的囊状结构，称为 Hartmann 囊，胆囊颈部内面的黏膜，呈螺旋状皱襞突入腔内，形成螺旋襞，可以控制胆汁的出入。当胆囊颈部扩张时，由于螺旋襞的存在，胆囊颈的外面可出现螺旋状缩窄。有时较大的结石，也常因螺旋襞的阻碍而嵌顿于此。

（四）胆囊管

胆囊管由胆囊颈向左后下方延续而成，长 1.6～3.5cm，管径 2～3mm。

胆囊管近胆囊颈的一段，其黏膜皱襞与胆囊颈的结构相似，亦呈螺旋状突入管腔，形成螺旋襞或称 Heister 襞；而近胆总管的一段则内襞光滑。此襞可以调控胆汁的进出，亦可使胆囊管不至过度膨大或缩小。当胆道炎症，可致此襞水肿、粘连或结石嵌顿。

胆囊管一般多在肝总管的右侧成锐角（约 45°）汇入，但也有汇入肝总管其他部位的。胆囊管长度变异较大，与肝总管的常见汇合形式可分为角型、平行型和螺旋型 3 种（图 1-3）。

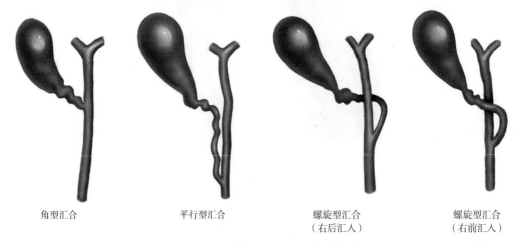

角型汇合　　　　　　平行型汇合　　　　　　螺旋型汇合　　　　　　螺旋型汇合
　　　　　　　　　　　　　　　　　　　　（右后汇入）　　　　　（右前汇入）

图 1-3　胆囊管汇入肝总管和变异

1. 角型　最为常见，指胆囊管和肝总管相遇后成角相交，汇合成胆总管。

2. 平行型　胆囊管与肝总管相遇后（假汇合）被结缔组织包绕，两管在结缔组织鞘内平行下降一段距离后再汇合（真汇合）。若两管间平行走行距离短，真汇合点在肝十二指肠韧带内者为短平行型；若真汇合点在十二指肠上部上缘以下的为长平行型；以前者较为多见。故胆囊切除分离胆囊管时，应紧靠真汇合点 0.5～1.0cm 处切断胆囊管。若在假汇合点处即结扎切断胆囊管，会使胆囊管残端遗留过长，可能引起胆囊管残留综合征。

3. 螺旋型　较少见，胆囊管可绕过肝总管的前方或后方，开口于肝总管的左壁或前外侧壁，也可开口于后壁或后外侧壁的。该型患者手术中不仅分离困难，而且常不易在紧邻肝总管处结扎。因此，在手术中必须辨清汇合处的管道关系，以免造成肝总管的损伤和随之而来的狭窄。

（五）胆囊三角（Calot 三角）

由胆囊管、肝总管和肝脏下面构成的三角称为胆囊三角。此三角内除有胆囊动脉、胆囊淋巴结之外，还常有一些重要结构（图 1-4）。

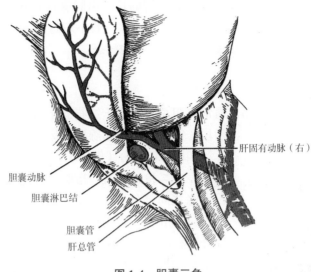

图 1-4　胆囊三角

1. 肝右动脉　87% 的肝右动脉是经肝总管后方进入胆囊三角的，而 13% 是经肝总管前方进入胆囊三角。肝右动脉向上进入肝之前，与胆囊管平行走行，约 30% 的肝右动脉位于胆囊管旁 1cm 内。因此，易被误为胆囊管而误扎。

2. 异常副肝管　约 16% 的人在胆囊三角内有异常的副肝管，这些副肝管直径多为肝总管的 1/3 ～ 1/2，为 1.5 ～ 2mm。

（六）胆囊的组织结构

胆囊壁由 3 层构成：由内向外依次为黏膜层、肌层和外膜层。

1. 胆囊黏膜层　由单层柱状上皮细胞组成，这类细胞具有吸收功能，故使胆汁在胆囊内得到浓缩。黏膜固有层较薄，内含丰富的毛细血管和大量弹性纤维。胆囊黏膜向腔内凸起许多高而分支的皱襞。

2. 胆囊肌层　较薄，是由外环、内纵的二层平滑肌组成，肌纤维之间有大量弹性纤维和神经丛。胆囊底部肌层最厚，其次是颈部，体部最薄。

3. 胆囊外膜层　较厚，相当于胆囊壁全层的 1/2。胆囊与肝相接触的部分，其外膜为纤维结缔组织；而游离部分为浆膜，即脏腹膜。在肌层和浆膜之间，有一层很厚的疏松结缔组织，内含丰富的血管、淋巴管和神经丛。

三、胆　总　管

胆总管由肝总管和胆囊管汇合而成，沿肝十二指肠韧带内右侧缘下行，位于肝右动脉右侧，门静脉的右前方。胆总管经十二指肠上部的后面，胃十二指肠动脉右侧斜向右下，走行于胰头后上外侧并弯向右，在下腔静脉的前方进入胰头和十二指肠降部之间的胆总管沟，在十二指肠降部中 1/3 的后内侧与主胰管相遇，两者汇合后斜穿十二指肠降部后内侧壁并开口于十二指肠大乳头。胆总管的长度由胆囊管和肝总管汇合位置高低决定。成人胆总管长 6 ～ 8cm，管径 0.6 ～ 0.8cm，一般不超过 1cm；在行胆道造影时，若胆总管管径超过 1.2cm，称胆总管扩张，应视为病态。

（一）胆总管的分段

根据胆总管的行径和毗邻，通常将胆总管分成十二指肠上段（第一段）、十二指肠后段（第二段）、胰腺段（第三段）和十二指肠壁内段（第四段）四部分（图 1-5）。

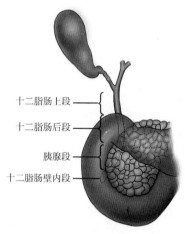

十二脂肠上段
十二脂肠后段
胰腺段
十二脂肠壁内段

图 1-5　胆总管分段

1. 十二指肠上段　指胆总管起始部至十二指肠第一段上缘之间部分，长 2 ～ 5cm，为各段中最长。此段胆总管位于肝十二指肠韧带中，即小网膜的右游离缘，左邻肝固有动脉，右后邻门静脉，后有网膜孔和下腔静脉；将手指伸入网膜孔中即可摸到此段胆总管，可用来探查结石或其他疾病。在胆总管十二指肠上段，胆总管和胃十二指肠动脉及其分支的关系密切，有时胃十二指肠上动脉可紧贴胆总管左壁走行；有时亦可从胆总管前面经过。肝固有动脉及肝右动脉与胆总管的位置变化较大，因此在实施胆总管切开、探查、引流时，应注意避免损伤。

2. 十二指肠后段　位于十二指肠第一段后方，从十二指肠上缘至胰头上缘，后方毗邻下腔静脉，左前方为门静脉，左侧为胃十二指肠动脉。长 1 ～ 2cm。胆总管十二指肠后吻合术常于此段内进行。胰十二指肠上后动脉由胃十二指肠动脉发出后，向下经胆总管和门静脉之前到右侧，再向下至胰头后面，该动脉是胆总管十二指肠后段前方最常遇到的血管，手术时应注意。

3. 胰腺段　胰腺段胆总管位于胰头和十二指肠之间的沟内，部分被胰腺组织覆盖，长约 3cm。因胰腺段胆总管与胰头关系密切，胰头病变时很容易侵袭胆总管，如慢性胰腺炎或胰头癌常因压迫胰腺段胆总管而导致阻塞性黄疸出现。

胆总管在胰腺后方下行，在穿入十二指肠壁前有长 1 ～ 2cm 的一段与十二指肠壁紧靠，中间无胰腺组织。此段胆总管与其后方的下腔静脉之间也仅隔少量结缔组织，间或有薄层胰腺组织。门静脉在此段胆总管左后方上行，胆总管左侧也与胃十二指肠动脉相毗邻，从胃十二指肠动脉不同高度发出的胰十二指肠上后动脉可从前方或后方，也可呈螺旋状环绕胆总管。胰十二指肠上后动脉与胆总管的这种关系，使暴露胆总管胰腺段时，易损伤胰十二指肠上后动脉。

4. 十二指肠壁内段　指胆总管穿经十二指肠壁的一段，该段在十二指肠降部的后内侧壁中呈斜行走行，然后开口于十二指肠大乳头。此段长 1.0 ～ 1.5cm，为四段中最短。在十二指肠开口处该段管径为 2.1mm，而在胰管、胆管汇合处，其管径仅为 1.9mm，是胆石容易嵌顿的部位。

胆总管在斜穿十二指肠壁内时，与主胰管汇合，形成肝胰壶腹，通常称 Vater 壶腹，壶腹壁及其附近均有括约肌围绕，并向肠腔内突出，使十二指肠黏膜隆起形成十二指肠大乳头。胆总管与主胰管的终末部及肝胰壶腹均被胆胰壶腹括约肌（Oddi 括约肌）围绕。按其部位，通常将肝胰壶腹括约肌分成 3 部分：①胆总管括约肌，为一环状肌，位于胆总管末端，三部分括约肌中最为发达的，它的收缩可使胆总管下端关闭，使胆汁不能流入十二指肠肠腔；②胰管括约肌，位于主胰管末端，肌纤维较少或缺如；③ Vater 壶腹括约肌，围绕肝胰壶腹周围由十二指肠纵行肌纤维的延续部分和环形肌纤维所构成。此括约肌有舒张功能，以调节胆汁和胰液的排出。此外，由于该部括约肌延伸到十二指肠大乳头，故当肌纤维收缩时，可防止十二指肠内容物逆流入胆总管和胰管。

（二）胆总管的结构

胆总管壁为 3 层结构：①内层为黏膜层，含有许多管状腺，分泌水和黏液。当胆总管下部完全阻塞，肝细胞逐渐失去分泌作用时，黏液腺仍在分泌，故整个胆道由水样黏液所充填。②中层由大量弹性纤维所组成，而平滑肌主要位于胆总管下部，其他部位较少。③外层为结缔组织层，含有许多神经纤维和血管分支所构成鞘样结构。

四、肝外胆道的血液供应和淋巴管

（一）胆囊的血液供应

1. 胆囊的动脉 胆囊的动脉由胆囊动脉供应。

典型的胆囊动脉在胆囊三角（Calot 三角）内，由肝右动脉或它的分支发出，多数在胆囊颈附近分为浅、深两支。①胆囊动脉浅支，在胆囊游离面走行，并发分支供应胆囊的游离面；②胆囊动脉深支，往往走行于胆囊上面和胆囊床之间的疏松结缔组织内，期间发出胆囊支和肝支，胆囊支供应胆囊的上方，肝支在胆囊窝右侧进入肝，并与肝内血管之间存在吻合。深浅二支间有小支吻合，分布于整个胆囊壁。胆囊动脉在分为浅深二支前，紧贴胆囊颈，故胆囊颈结石阻塞时易并发动脉受压而致胆囊缺血坏疽。

胆囊动脉的数目、起源、走行均具有较多的变化（图 1-6）。国人研究资料表明，单支胆囊动脉的出现率为 73.7%，其中起源于正常肝右动脉者占 77%，起源于异位肝右动脉者占 8.4%，14.6% 的胆囊动脉来自肝固有动脉、肝左动脉或胰十二指肠动脉等。双胆囊动脉出现率为 24.8%，三支型胆囊动脉出现率为 0.9%，另有 0.6% 者胆囊动脉缺如。

由于胆囊动脉多起自胆囊三角内，故手术时常在胆囊三角内寻找胆囊动脉。胆囊动脉从肝右动脉发出部位往往被肝右管的外侧缘遮盖，肝右动脉和胆囊动脉之间相距较近，加上胆囊动脉发出点和行径的变异，因此结扎胆囊管和胆囊动脉时，必须防止误扎肝右动脉。

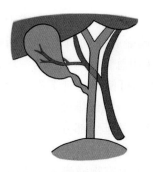
胆囊动脉起源于肝右动脉

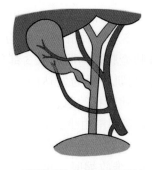
双胆囊动脉（一支起源于肝右动脉，另一支起源于肝总动脉）

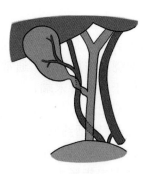
胆囊动脉来源于副肝右动脉或变异的肝右动脉

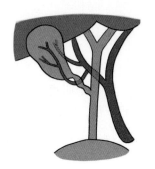
双胆囊动脉（均起源于肝右动脉）

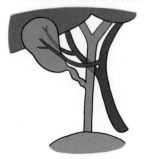
双胆囊动脉（一支起源于肝右动脉，另一支起源于肝左动脉）

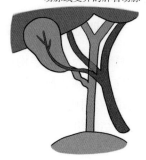
胆囊动脉起源于肝右动脉，经肝总管前方走行

图 1-6　胆囊动脉的常见类型

2. 胆囊的静脉回流　胆囊上面的静脉常与胆囊动脉的深支伴行，位于胆囊与肝之间的疏松结缔组织内，经胆囊窝入肝，汇入肝静脉。胆囊游离面的小静脉，在胆囊颈处汇合成 1 ~ 2 支胆囊静脉汇入门静脉主干，有的可直接注入肝或收纳胆管上部和肝管的小静脉后入肝，偶尔也可形成一条较大静脉与胆总管平行，汇入肠系膜上静脉。

（二）肝管及胆总管的血液供应

1. 肝管及胆总管的动脉供应　供应肝管及胆总管的血管皆细小，且变化较多。其动脉来源主要发自胰十二指肠上后动脉及胆囊动脉。

胰十二指肠上后动脉在绕胆总管的位置，常发 3 ~ 5 支小动脉供应胆总管的十二指肠后段，其中一支有时可上行成为副胆囊动脉。十二指肠上动脉也可发一小支动脉到胆总管中下 1/3 交界处；此外，肝右动脉也常有几支分支到胆总管的中上段。若胰十二指肠上后动脉低位起源时，胆总管的血液供应主要来自肝右动脉的分支。若胰十二指肠上后动脉起自肝总动脉，则胃十二指肠动脉，肝总动脉均可有分支到胆总管。胆囊动脉也常发分支到胆总管的上段及肝管，肝左、肝右动脉也发分支至肝左、肝右管的肝外部分。这些分支在胆总管周围互相吻合，形成细小的动脉丛，然后由动脉丛分出细支进入胆总管壁内，在壁的结缔组织层深面及黏膜下层又形成一级丛和二级丛滋养胆总管。当手术须剥离胆总管壁时，最好不超过 2cm 长，以免过多地损伤血管而致胆总管壁缺血坏死。

2.肝外胆道的静脉回流　肝外胆道的静脉沿胆总管、胆囊管和肝管上行，直接注入肝。胆总管下端的静脉形成小支汇入门静脉。

（三）胆囊和胆道的淋巴管

胆囊壁的淋巴管有浅、深两层淋巴网，浅层淋巴网位于浆膜下层，深层淋巴网位于黏膜和肌层内。浆膜下淋巴管主要注入胆囊淋巴结，然后再注入肝淋巴结，也有少数可直接注入肝淋巴结。胆囊壁内淋巴管始于固有膜深部、黏膜皱襞基底部或毛细血管起始部下方，而后注入胆囊淋巴结。胆囊与肝紧贴，彼此淋巴也可互相交通。

肝外胆道的淋巴管不仅输入胆囊淋巴结，亦注入位于肝门附近的肝淋巴结；此外，还可以直接注入肝实质内（图1-7）。

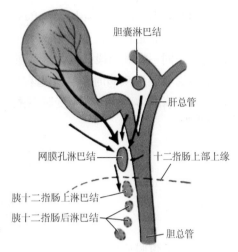

图1-7　肝外胆道淋巴

（图中标注：胆囊淋巴结、肝总管、网膜孔淋巴结、十二指肠上部上缘、胰十二指肠上淋巴结、胰十二指肠后淋巴结、胆总管）

五、肝外胆道的神经支配

胆囊和胆道受内脏神经支配。运动由自主神经（包括交感神经和迷走神经）支配，感觉由内脏感觉神经支配。腹腔神经丛的交感和副交感神经在肝十二指肠韧带内发出分支，分为肝前、后丛。肝前、后丛多数神经纤维伴随肝动脉及其分支进入肝内及肝外胆道系。

支配胆囊的神经主要来自肝前丛。肝前丛的交感神经来自左腹腔神经节，其节前纤维则来源于左侧交感干第7～10胸神经节；而副交感神经则直接由左迷走神经发出。由肝前丛发出的神经或神经丛随肝动脉至胆囊管和胆囊。胆囊神经丛可发分支到肝总管，在胆囊管与肝总管汇合处附近与肝后丛交通后，肝前丛继续沿肝动脉和它的分支入肝。

支配胆总管的神经主要来自肝后丛。肝后丛的交感神经来自右腹腔神经节，其节前纤维来源于右侧交感干上第7～10胸神经节。副交感神经来自右迷走神经，并穿过右腹腔神经节到肝后丛。肝后丛右侧的大部分纤维形成胆总管神经，位于胆总管后方。肝后丛亦发神经纤维至胆囊，然后沿门静脉入肝。

来自肝前、后丛的神经随胆囊动脉分支走行，分布于胆囊壁的各层，协调和支配胆囊的舒缩与分泌功能。完全切断迷走神经，不影响胆汁的排出，但可能导致胆囊的持续增大。

Oddi括约肌由肝后丛分支支配，肝后丛在十二指肠韧带中发出很多细小的降支，经胆总管背面互相吻合，其中一小部分至胰腺，另一部分则穿胆总管到十二指肠乳头尖端，但和十二指肠神经丛之间不交通。副交感神经兴奋引起胆囊收缩、Oddi括约肌舒张，从而使胆汁排入十二指肠。交感神经使胆囊舒张、Oddi括约肌紧张，使胆汁潴留在胆囊内。

胆道系统分布着丰富的神经纤维，如手术中过度牵拉胆囊，可致迷走神经受激惹而诱发胆心反射（cholecyst-heart reflex），严重者甚至发生心搏骤停，应高度注意。

胆囊和胆道的痛觉经内脏感觉神经传至脊髓。因胃、胆囊、胆道的传入神经低级中枢均位于同一脊髓节段，因此这些脏器疾病时有许多类似的症状。

胆囊和胆道疾病时，常引起右肩部和顶部的牵涉痛（referred pain）。有学者认为，发生牵涉痛的体表部位和病变脏器的感觉神经进入同一脊髓节段，并在后角内密切联系。

第二节　胰腺的解剖

一、胰的位置和外形

胰属于腹膜后位器官，深位于腹上区和左季肋区的腹膜后间隙中，横跨第 1 ~ 2 腰椎和腹部大血管干的前方，全长 14 ~ 20cm，重 80 ~ 116g，从右向左上方略呈 30° 斜行。胰腺右端膨大，左侧狭长，状似长条形三棱体。外观呈淡黄色，质地柔软，腺体表面有一薄层结缔组织被膜，被膜伸入胰腺实质内，将胰腺实质分隔成许多界线不明显的小叶。胰腺是仅次于肝脏的第二大消化腺，又是重要的内分泌器官之一，可分泌胰岛素、胰高血糖素、胰胃泌素、肠血管活性肽等多种内分泌激素等。

二、胰的分部和毗邻

胰自右向左分为连续的 4 部分：胰头、胰颈、胰体及胰尾。各部虽无明显界线及功能上的差异，但毗邻的脏器不同。胰腺通常还存在一个副叶，即钩突，位于胰头下方（图 1-8）。

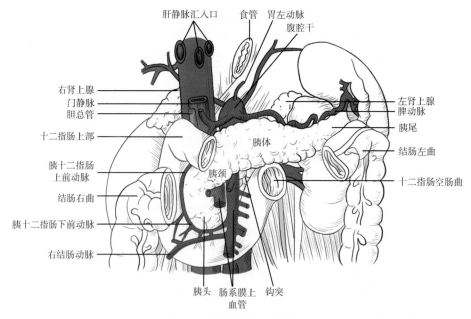

图 1-8　胰腺及其局部解剖

（一）胰头

胰头是胰腺最宽大的部分，较扁，上下宽约 4.7cm，前后径约 1.7cm。位于第 2 腰椎右侧，嵌于十二指肠曲的左侧，被十二指肠上部、降部和水平部呈"C"形环绕。胰头前面上缘部分被十二指肠上部遮掩，右缘和下缘紧贴十二指肠降部左缘和水平部上缘，其间浅沟处有胰十二指肠前动脉弓经过。胰头前面中部有横结肠系膜根横向附着，胰头前面有腹膜被覆，前面上部邻接幽门和横结肠起始部，下部邻接空肠袢。胰头后面紧贴下腔静脉，同时也与右肾动、静脉相毗邻。胆总管走行于胰头后面上外侧部一沟内，或穿行于胰腺实质内；十二指肠后动脉弓上部位于胰头与十二指肠降部内侧缘之间的沟内（胆总管之前），但下部胰十二指肠上后动脉的终末支及胰十二指肠上后静脉则在胆总管末端后方经过。

胰腺钩突自胰头部向下、向右延伸，越至肠系膜上血管的后方，位置较深，钩突伸于下腔静脉和腹主动脉前方，腹主动脉发起的肠系膜上动脉恰在钩突沟内向前下行，其右侧是肠系膜上静脉，向上延续为门静脉，故钩突的一部分夹于腹主动脉与肠系膜上动脉之间的夹角内。钩突下方是十二指肠水平部，常有数支来自胰头和钩突的小静脉汇入肠系膜上静脉后壁。

胰头癌可侵犯或压迫下腔静脉及门静脉及门脉系统，导致下肢水肿及腹水。手术时应予以注意。胰头和十二指肠遮盖右肾门，右肾手术时注意避免损伤外。胆总管胰腺段沿胰头后面下降，与主胰管汇合后形成膨大的肝胰壶腹，开口于十二指肠降部；胆总管后面有舌样的或散在的胰腺组织覆盖者占 60.7%，无胰腺组织覆盖者占 38.7%，胰腺组织呈环状包围胆总管者占 0.6%（图 1-9）。

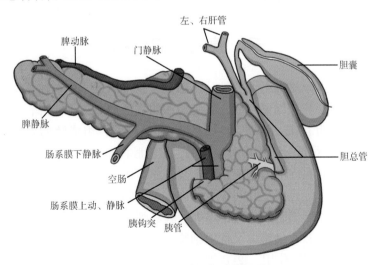

图 1-9 胰头与胆总管（背侧观）

（二）胰颈

胰颈是胰头向左侧的延续，向左上方接胰体，较狭窄，长约 2cm，上下宽约 2.8cm，厚约 1.6cm，被网膜囊幽门部的腹膜所覆盖。胰颈上缘与胃幽门和十二指肠上部的起始段邻接，胆总管、肝门静脉及肝动脉经胰颈后上方出入肝十二指肠韧带。肠系膜上静脉在胰颈上后方与脾静脉汇合成门静脉，临床上常以肠系膜上静脉与门静脉的汇合处作为胰颈的标志。胰颈与肠系膜上静脉前壁间仅以疏松结缔组织相连，并无小静脉汇入，此处可作为胰腺探查入路。肝右动脉、副肝右动脉等行经胰颈和肝门静脉后方，出现率为7%～12%。

（三）胰体和胰尾

胰体较长，呈三棱柱形，横行于第 1 腰椎体和腹主动脉前方。上下宽约 2.5cm，厚约 1.3cm，平均长 7.8cm，略向前凸。胰体自胰颈向左延续，占据胰腺大部分并向胰尾方向不断变薄变窄，末端胰尾偏向左后。胰体前缘供横结肠系膜根附着，并将胰体分为前上面和前下面。①前上面，由与横结肠系膜的上层连属的腹膜所覆盖，隔网膜囊接触胃后壁，构成胃床的一部分。胃后壁的溃疡穿孔或肿瘤浸润可与此面粘连，从而侵入腺实质。②前下面，由横结肠系膜的下层所覆盖，由左至右与结肠左曲、十二指肠空肠曲和空肠袢毗邻。胰体的后面横跨脊柱，无腹膜覆盖。由右向左依次与腹主动脉、肠系膜上动脉的起始部，以及围绕此动脉的肠系膜上神经丛、膈肌左脚、左肾上腺及左肾上极及左肾静脉相毗邻。脾静脉多数居胰体上缘的后方，常陷于胰体表面的沟内，平行于肾静脉的前上方。

胰尾自胰体向左逐渐变窄，长 1.5～3.5cm，居结肠左曲下方，与脾动静脉一起走行于肾脾韧带的两层腹膜之间，是胰腺唯一可移动的部分；胰尾常可深达脾门，与脾血管、淋巴管和神经等结构共同构成脾蒂的内容，故在脾切除术中结扎脾门血管时，必须警惕抵达脾门的胰尾，以免损伤或被结扎。

三、胰的组织结构

胰由外分泌部和内分泌部组成。外分泌部是复管泡状腺，内分泌部为胰岛。胰表面无明显被膜仅覆以薄层疏松结缔组织。结缔组织将实质分为许多小叶，但人的胰内的小叶分界不太明显。小叶内有大量浆液性腺泡和部分导管，组成胰的外分泌部。腺泡由40～50 个胰腺泡细胞组成，分泌多种消化酶，腺泡腔内有扁平或立方形而着色较浅的泡心细胞，是延伸入腺泡腔内的闰管起始部上皮细胞。闰管远端汇合成小叶内导管，后者又在小叶间结缔组织内汇合成小叶间导管，许多小叶间导管汇合成一条主胰管。胰岛为分散在外分泌部间的球形细胞团，大小不等。胰岛细胞间有丰富的有孔毛细血管。人的胰岛主要有 4 种细胞：① A 细胞，又称甲细胞，约占总数的 20%，分泌胰高血糖素，有促进糖原分解、升高血糖的作用。② B 细胞，又称乙细胞，约占总数的 70%，分泌胰岛素，为糖的分解代谢和糖原合成所必需。③ D 细胞，又称丁细胞，约占总数的 5%，分泌生长抑素，其作用可能是抑制 A、B 细胞或 PP 细胞的分泌功能。④ PP 细胞，数量很少，分泌胰多肽，具有抑制胃肠运动、胰液分泌以及胆囊收缩的作用。

四、胰　　管

胰管解剖

胰管位于胰实质内，分主胰管和副胰管。

1. **主胰管**　起自胰尾，横贯胰的全长，沿途收纳许多小叶间导管。主胰管长8.2～19.1cm，平均13.8cm；管径从左向右逐渐增大，尾端管径平均0.2cm，头端管径平均0.4cm。主胰管大致位于胰腺上下缘的中部，在矢状切面上常见其位于胰腺前后径的前2/3和后1/3交界处，而在胰颈和胰头部则偏后。认识主胰管的解剖特点，在胰腺部分切除术中，有助于在断面上寻找胰管，并在其术后处理胰腺残端胰管有很大帮助。若处理不当，可能引起手术后胰瘘。因此，行胰十二指肠切除术时为便于胰肠吻合，通常在胰颈的左侧1～2cm处切断胰腺，使主胰管的开口位于胰腺残端的中央，以利于吻合。

主胰管到达胰头右缘时，通常与胆总管汇合成肝胰壶腹，再经Oddi括约肌开口于十二指肠大乳头。壶腹部是胆汁和胰液的"共同通道"。当壶腹部或乳头部因痉挛、结石、肿瘤、狭窄等原因发生阻塞时，胆汁可逆流入胰腺，从而激活胰酶，引起急性胰腺炎；胰液也可逆入胆总管而引起急性胆管炎。

2. **副胰管**　短而细，居胰头上部内，主要引流胰头的上部和腹侧部。副胰管一端与主胰管联系，另一端开口于十二指肠大乳头上方约2cm偏前的十二指肠小乳头。主胰管末端发生梗阻时，胰液可经副胰管进入十二指肠。副胰管与主胰管多数相通，其本身阻塞或与主胰管不相通者占少数。

五、胰的血管和淋巴管

（一）胰的动脉

胰的动脉来自胃十二指肠动脉、肠系膜上动脉和脾动脉。胃十二指肠动脉分出胰十二指肠上前动脉、胰十二指肠上后动脉。来自肠系膜上动脉的是胰十二指肠下动脉。脾动脉的胰支包括胰背动脉、胰横动脉、胰大动脉、分界动脉和胰尾动脉。此外，肝动脉行经胰腺上缘时，也可分支供应胰腺；起自肠系膜上动脉的肝动脉，行经胰头后方，分支供应胰腺（图1-10）。

1. **胰十二指肠动脉**　胰十二指肠上前动脉由胰十二指肠上动脉分出后，在胰头前面（距十二指肠降部内缘0.5～1.0cm）或部分埋于胰腺实质内向十二指肠水平部走行，少数于胰头与十二指肠降部之间前面的沟内下行。胰十二指肠上前动脉与胰十二指肠下前动脉吻合成胰头前动脉弓，由动脉弓沿途分支至胰头。胰十二指肠上后动脉一般由胃十二指肠动脉在十二指肠上部上缘处分出，也有与胰十二指肠上前动脉共干起始后，向下经门静脉和胆总管的前面转到右侧，在胰头后面或胰头后面与十二指肠之间的沟内下行，分支至胰头与十二指肠。其终末支与胰十二指肠下后动脉吻合成胰头后动脉弓。胰十二指肠上后动脉上部位于胆总管之前，而下部分转至胆总管之后，故在行胆总管手术时应注意其位置的变化，以免误伤。

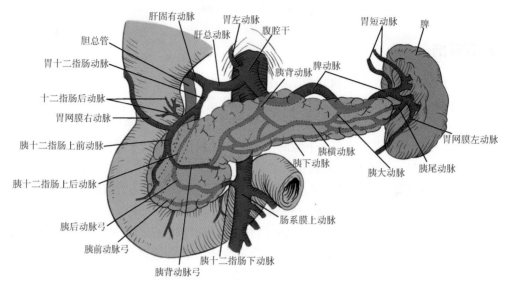

图 1-10　胰腺动脉血液供应

　　胰十二指肠下动脉由肠系膜上动脉或第一空肠动脉在十二指肠水平部上缘发出，动脉干较短，很快发出前、后两支，即胰十二指肠下前动脉和胰十二指肠下后动脉。前支向右侧走行，在胰头前方上升，与胰十二指肠上前动脉吻合成胰前动脉弓，分支至胰腺实质和十二指肠。前动脉弓的上部位置较浅，下部居胰腺钩突深部；后支向右上方走行，在胰头后方与胰十二指肠上后动脉吻合成胰后动脉弓。后动脉弓的后面盖有薄层胰腺组织，后动脉弓的上部均位于胰与十二指肠间的沟中，后动脉弓的下部位置多数在十二指肠上部与水平部间的中、下 1/3 交界处。前、后动脉弓供应胰头、钩突及除上部外的十二指肠。

　　2. 胰背动脉　外径 2 ～ 3mm，常起自脾动脉的第一段，也可起自腹腔干、肝总动脉及肠系膜上动脉。

　　胰背动脉一般行经胰体和门静脉或脾静脉的背侧，进入胰颈后面下缘处，分为左、右两支。右支较短小，供应钩突和邻近的胰头，其中穿至胰头前面而与胰十二指肠前动脉弓吻合，形成胰前动脉弓，这也是一个较恒定的动脉，即胰横动脉或胰下动脉。发出后向左入胰腺实质，经胰体直至胰尾，沿途发出分支与脾动脉胰支、胰大动脉、胰尾动脉等形成广泛吻合。手术中，在胰和门静脉后方结扎胰背动脉主干比较困难，不如结扎其左、右支较为方便。

　　3. 胰横动脉　较粗，常起自胰背动脉左支。它沿胰腺下缘，在胰体和胰尾背面上或陷于背面内向左行，故又称胰下动脉；其出现率为 96% ～ 100%。胰横动脉起自胰背动脉左支，占 70% ～ 90%；起自胃十二指肠动脉，占 22.5%；起自脾动脉中段，占 2.5%；也可起自胰十二指肠上前或下前动脉，肠系膜上动脉或胰大动脉；有两支胰横动脉时，其中一支起自胃十二指肠动脉，另一支起自肠系膜上动脉，占 2.5%；或一支起自胰背动脉，另一支起自肠系膜上动脉，占 2.5%。胰横动脉常与脾动脉的分支吻合，也可发出 2 ～ 5

支进入横结肠系膜供应横结肠。结扎胰横动脉的起点很困难,尤其是起自肠系膜上动脉的胰横动脉主干极短,不如沿胰下缘按需要部位进行结扎比较方便。

4.**胰大动脉**　是脾动脉供应胰腺的较大血管,外径 2 mm 左右,可从脾动脉在胰腺上缘的任何一点发出,但多数发自脾动脉中段。胰大动脉进入胰腺的中 1/3 与尾侧 1/3 交界处,分为左、右两支,右支与胰背动脉吻合,左支与脾门处的动脉吻合。当胰大动脉分布到整个胰尾时,则缺少胰尾动脉。

5.**胰尾动脉**　也是胰尾的重要血液供应来源,出现率为 92% ~ 100%,多起自脾动脉主干。胰尾动脉进入胰尾后,与胰大动脉、胰横动脉和脾动脉胰支吻合,也可供应胰脾韧带中的副脾。由于部分胰尾动脉可起自脾动脉的下终动脉或胃网膜左动脉,因此在脾切除术或取供体胰腺时,应尽量靠近脾门切断有关血管以确保胰尾的血液供应。胰尾动脉有时是返行支,在脾切除术中要防止误伤。

胰的动脉来源多,且吻合丰富;胰头内动脉网最密,胰体内次之,胰尾部最稀。吻合形成封闭的环,因而切除胰腺肿物时,须结扎周围血管以免出血过多。胰的动脉兼供应邻近器官,如胰头与十二指肠在血液供应方面关系密切,因此胰头和十二指肠常被视为一个解剖单位,不可强行分离。如要切除胰头,必须连同十二指肠一并切除,或遗留小部胰头组织,以保护十二指肠的血液供应。脾动脉也供应胰体和胰尾,因此胰体、胰尾和脾也常视为一个解剖单位。胰十二指肠下动脉和空肠动脉共干的较多,在胰的手术中,如误将共干的空肠动脉一并结扎,会影响空肠首段的血液供应。

(二)胰的静脉

胰的静脉主要通过肠系膜上静脉和脾静脉,最终注入门静脉(图 1-11)。大多数静脉与同名动脉伴行,少数独立走行。

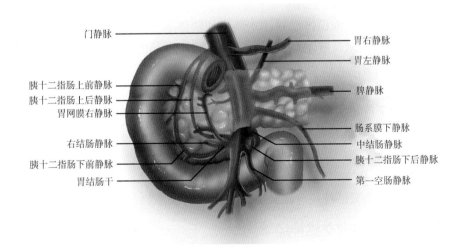

图 1-11　胰的静脉回流

1.**收集胰头和钩突部位的静脉**　胰十二指肠上前、上后静脉和胰十二指肠下前、下后静脉,它们在胰头与十二指肠之间的沟处形成前后二静脉弓,胰头前下部主要由胰十二指肠上前静脉引流，多注入胃结肠静脉干，而后入肠系膜上静脉，或直接注入肠系膜上静脉。胰头后上部主要由胰十二指肠上后静脉引流，直接注入门静脉。胰头下部、钩突及邻近十二指肠壁主要由胰十二指肠下前、下后静脉引流，最终注入肠系膜上静脉。

2. 收集胰颈、胰体及胰尾的静脉　胰背静脉、胰横静脉、胰颈静脉。胰背静脉实为脾静脉的胰腺支；胰横静脉也称胰下静脉，位于胰腺实质内，与同名动脉伴行；胰颈静脉又称峡静脉，出现率较低，为一粗短静脉，从胰颈下缘穿出，注入肠系膜上静脉。如手术中发现胰颈静脉，要小心分离胰颈与肠系膜上静脉。

3. 胃结肠静脉　又称胃结肠干。此静脉由右结肠静脉与胃网膜右静脉在横结肠系膜根内、肠系膜上静脉的右侧合成，至肠系膜上静脉右侧凹缘注入其前壁，胰十二指肠下前静脉也是胃结肠静脉的常见属支。在胰十二指肠切除术或者全胰腺切除术中，需要游离右半结肠并与胰腺下缘切断胰十二指肠静脉，保留右结肠静脉和中结肠静脉，因这一区域覆盖的横结肠和大网膜松弛而且静脉结构复杂，若手术中过度牵拉，则会造成结肠静脉的撕裂出血。

（三）胰的淋巴管

1. 胰头淋巴管　胰头前面上部淋巴管汇入胰十二指肠上淋巴结（1～2个），幽门下淋巴结（3～5个）等。胰头前面下部淋巴管汇入肠系膜上静脉右缘淋巴结（1个）和胰十二指肠下淋巴结（3～5个）。

2. 胰颈前面淋巴管　向上注入肝固有动脉、胃左动脉，以及脾动脉起始部周围的淋巴结，向右下注入肠系膜上淋巴结。

3. 胰体前面淋巴管　汇入胰体上缘淋巴结、肝固有动脉周围淋巴结和胃左淋巴结，脾动、静脉周围淋巴结（2～3个），以及肠系膜上淋巴结。胰体和胰尾后下部淋巴管注入肠系膜下静脉上端前、后淋巴结。

4. 胰尾淋巴结　胰尾前面淋巴管注入胰尾和胰体上缘淋巴结，胰尾后面淋巴管注入脾动、静脉间淋巴结，以及脾动脉上缘淋巴结。胰尾下部的淋巴管经横结肠系膜注入结肠中动脉淋巴结，然后汇入肠系膜上动脉周围淋巴结。

上述胰腺一级淋巴管组成左、右淋巴干丛，分别经肠系膜上动脉根部左、右侧，经左肾静脉前面，向下终于主动脉周围淋巴结。部分淋巴干参与构成肠淋巴干。

六、胰的神经

胰的神经支配包括交感神经、副交感神经和内脏感觉神经。

（一）胰的交感和副交感神经

胰的交感节前纤维来自内脏神经的传出纤维，其节前神经元位于第6～10胸髓节段脊髓灰质中间外侧核，终止于腹腔神经节或胰腺血管周围的小神经节，节后纤维由此发出，经腹腔神经丛随脾动脉等分布于胰腺。控制胰腺的动脉，扩张血管，影响胰的外分泌功能；副交感节前纤维来自右迷走神经传出纤维，少数来自左迷走神经，它们直接通过腹腔神经丛到达胰腺，伴随动脉进入胰腺实质，与胰腺结缔组织间隔内的小神经节交换神经元，节后纤维终止于胰腺腺泡、胰岛细胞及导管的平滑肌细胞，对胰腺的外分泌部和胰岛的分泌起直接调节作用。

（二）胰的感觉神经

胰的感觉神经纤维主要随内脏大神经、内脏小神经及上部腰交感干传导至脊髓，再经脊髓丘脑束到达丘脑腹后外侧核。胰腺的传入神经与传出神经纤维混合走行，有的伴随交感神经走行，有的伴随迷走神经走行，但迷走神经与胰的痛觉传导无关，迷走神经切除术并不能消除胰腺炎引致的疼痛。临床上急、慢性胰腺炎和胰腺癌患者的腹痛有时十分剧烈、顽固，各种镇痛药都不能缓解，但通过神经阻滞术，把局部麻醉药注射到胰腺传入神经的径路上，如腹腔神经丛上、下胸段椎旁神经节或内脏神经上，疼痛明显减轻。

胰腺周围也有丰富的神经丛，纵横交错呈网状，大多围绕腹腔动脉干和肠系膜上动脉分布，以胰头周围背侧神经丛最为密集。

第三节　胆道、胰腺的生理功能

一、胆道生理学

肝脏肝细胞持续分泌胆汁，在非消化期，肝脏分泌的胆汁主要储存于胆囊内，进食后食物及消化液可刺激胆囊收缩，将储存于胆囊内的胆汁排入十二指肠。

（一）胆汁的性质、成分和作用

胆汁是一种有色、味苦、较稠的液体，因被浓缩颜色加深，呈深棕色，弱酸性（pH6.8）。成年人每日分泌 0.8 ～ 1.0L 胆汁。除水分外，胆汁中还有胆盐、卵磷脂、胆固醇和胆色素等有机物，以及 Na^+、K^+、Ca^{2+} 等无机物，是唯一不含消化酶的消化液。胆盐是胆汁中最重要的成分，其主要作用是促进脂肪的消化和吸收；胆色素是血红素的分解产物，是决定胆汁颜色的主要成分；胆固醇是肝脏脂肪代谢的产物。

胆汁的主要作用是促进脂肪的消化和吸收，促进脂溶性维生素的吸收，中和胃酸及促进胆汁自身分泌。

（二）胆汁分泌和排出的调节

食物是引起胆汁分泌和排出的自然刺激物，其中以高蛋白食物刺激作用最强，高脂肪和混合食物次之，糖类食物作用最弱。此外，胆汁的分泌和排出还受神经和体液因素的调节，以体液调节为主。近端十二指肠黏膜分泌的胆囊收缩素是促进胆囊收缩最重要的激素。胃动素是启动消化间期周期性胃肠移行性复合肌电运动的重要胃肠激素，约每 2 小时分泌 1 次，对消化间期胆囊收缩有促进作用。胰多肽和生长抑素等多种肽类激素也可以影响胆囊的运动。迷走神经系统可直接或间接影响胆囊收缩。胆囊正常工作需要保持复杂的神经和激素平衡，若这种平衡被打破，就会出现胆囊运动障碍，最终可导致胆囊疾病的发生，研究显示，许多疾病（包括胆石症）均与胆囊运动障碍有关。

（三）胆囊的功能

胆囊具有存储、浓缩和释放胆汁的功能。胆汁的填充引起复杂的神经和激素刺激，使胆囊产生舒张和收缩，Oddi 括约肌关闭。当括约肌关闭后，由于肝脏持续产生胆汁，胆管内压力升高，胆汁入胆囊。在保持恒定压力的前提下，舒张到极限的胆囊最多仅可容纳 70ml 胆汁，若胆汁进一步增多，胆囊可通过由 Na^+-K^+-ATP 酶介导的偶联转运来浓缩胆汁，电解质主动转运至细胞间形成渗透梯度，水最终通过基底膜进入黏膜固有层内的毛细血管。除此之外，胆囊还有分泌作用，其表面上皮和颈部黏液腺可分泌黏液。

二、胰腺生理学

胰腺分为外分泌部和内分泌部两部分。

胰腺外分泌部由腺泡和导管组成，腺泡分泌胰液，导管是胰液排出的通道。胰液中含有碳酸氢钠、胰蛋白酶原、脂肪酶、淀粉酶等。胰液通过胰腺管排入十二指肠，有消化蛋白质、脂肪和糖的作用。

胰腺内分泌部由 70 万～ 100 万个大小不同的细胞团——胰岛组成，胰岛血液供应丰富，血流量是胰腺外分泌部的 5 ～ 10 倍。胰岛主要由 4 种内分泌细胞类型：产生胰岛素的 β 细胞，产生胰高糖素 α 细胞，产生生长抑素的 δ 细胞和产生胰多肽的 PP 细胞。① α 细胞占胰岛细胞总数 10%，分泌胰高血糖素，有升高血糖的作用；② β 细胞数量最多，占胰岛细胞总数的 70%～ 80%，分泌胰岛素，降低血糖；③ D 细胞分泌生长抑素，以旁分泌的方式抑制 α、β 细胞的分泌；④ PP 细胞分泌胰多肽，抑制胃肠运动、胰液分泌和胆囊收缩。

（一）胰岛素及其受体

1. 胰岛素　人胰岛素含 51 个氨基酸残基，分子量为 5.8kD，由 21 肽的 A 链和 30 肽的 B 链组成。A、B 两链之间由两个二硫键相连，A 链内还有一个二硫键，如果二硫键断开，胰岛素便失去活性。在细胞内，前胰岛素原（preproinsulin）在粗面内质网中被水解成胰岛素原（proinsulin），随后被运至高尔基复合体进一步加工，最后经剪切形成胰岛素和连接肽（connecting peptide，C 肽）。由于 C 肽与胰岛素一同被释放入血，两者的分泌量呈平行关系，故测定 C 肽含量可反映 B 细胞的分泌功能。C 肽虽无胰岛素活性，但具有激活钠泵及内皮细胞中一氧化氮合酶等作用。

正常成年人胰岛素的分泌量为 40 ～ 50U/d（1.6 ～ 2.0mg/d）。胰岛素在血液中以与血浆蛋白结合和游离的两种形式存在，两者之间保持动态平衡，只有游离的胰岛素具有生物活性。人血中胰岛素的半衰期仅有 5 ～ 6min，主要在肝脏被胰岛素酶灭活，也有少量胰岛素在肌肉和肾脏中被灭活。

2. 胰岛素受体 胰岛素受体（insulin receptor，IR）属于酪氨酸激酶受体家族成员，几乎分布于哺乳类动物所有细胞膜中，但在不同细胞 IR 的数量可有显著差异，如在肝细胞和脂肪细胞膜中可有（$2 \sim 3$）$\times 10^5$ 个受体分布，而在红细胞膜中仅有 40 多个，这就决定了不同组织细胞对胰岛素敏感性的差异。IR 是由完全暴露在细胞膜外的两个 α 亚单位和跨膜的两个 β 亚单位组成的四聚体糖蛋白。

（二）胰岛素的生物作用

胰岛素是促进物质合成代谢，维持血糖水平稳态的关键激素，对于机体能源物质的储存及生长发育有重要意义。

根据胰岛素与受体结合后出现生物效应的时间顺序，可先后表现即刻作用、快速作用和延迟作用。即刻作用发生在数秒内，通过转运蛋白的磷酸化，可促进靶细胞快速转运葡萄糖、氨基酸、K^+、磷酸根离子等进入肌肉和脂肪细胞；快速作用发生在数分钟内，通过改变酶的活性，可促进糖原合成、糖酵解、蛋白质合成，抑制糖原分解、糖异生、蛋白质分解等；延迟作用发生在数小时或数日后，通过调控基因转录，可影响多种 mRNA 的生成，促进脂肪、蛋白质合成及细胞生长。

1. 胰岛素具有降低血糖的作用，它是通过增加血糖的去路及减少血糖的来源来实现的，并与其他激素共同维持血糖稳态。

2. 胰岛素可促进脂肪的合成和储存，抑制脂肪的分解和利用，降低血中脂肪酸的浓度。

3. 胰岛素可促进蛋白质的合成和储存，抑制蛋白质的分解。

4. 胰岛素可促进 K^+、Mg^{2+} 及磷酸盐进入细胞，参与细胞物质代谢。

5. 胰岛素与生长激素具有协同促进生长的作用。

（三）胰岛素分泌的调节

1. 营养成分的调节作用 血中葡萄糖水平是调节胰岛素分泌最重要的因素，胰岛 β 细胞对血糖变化非常敏感。

2. 激素的调节作用

（1）促胃液素、促胰液素、缩胆囊素和抑胃肽等均可促进胰岛素分泌，其中抑胃肽的刺激作用属于生理性调节，其余胃肠激素的调节都是通过升高血糖间接实现的。

（2）胰岛内胰高血糖素可通过直接作用于 β 细胞及升高血糖间接促进胰岛素的分泌。

（3）其他，如生长激素、皮质醇及甲状腺素都可通过升高血糖间接刺激胰岛素分泌。

3. 神经调节作用 神经调节对正常情况下的胰岛素分泌作用不大，主要起着维持胰岛 β 细胞对葡萄糖的敏感性的作用。运动时交感神经抑制胰岛素的分泌，可防止低血糖的发生。

（四）胰高血糖素

1. 胰高血糖素的生物学作用 与胰岛素作用相反，胰高血糖素促进物质分解代谢，动员体内能源物质的分解供能。

2. 胰高血糖素分泌的调节　血糖是调节胰高血糖素分泌最主要的因素。此外，血中氨基酸水平、胃肠激素及神经均可调节胰高血糖素的分泌。

（张建刚　刘向文　孙晓玮）

参 考 文 献

丁自海，刘树伟，杨晓飞，等，2014.临床解剖学，腹盆部分册.2版.北京：人民卫生出版社：275-317.

刘树伟，李瑞锡，2012.局部解剖学.8版.北京：人民卫生出版社：126-130.

王晓东，2020.组织学与胚胎学.3版.北京：科学出版社.

姚泰，2010.生理学.2版.北京：人民卫生出版社.

钟世镇，1988.临床解剖学丛书，腹盆部分册.1版.北京：人民卫生出版社：286-314.

朱大年，2008.生理学.7版.北京：人民卫生出版社.

第二章
ERCP 诊疗技术

第一节　ERCP 诊疗技术的发展历史

一、ERCP 技术的发展历史

经内镜逆行性胰胆管造影术（endoscopic retrograde cholangio-pancreatography，ERCP）是近 50 年来消化内镜领域的一项重大技术。1968 年，由美国学者 William McCune 率先报道，如今已走过了半个世纪的历程。此后，内镜领域的先驱者通过不断尝试和改进，形成今天 ERCP 这项成熟的技术。

20 世纪 20 年代，外科医师 Evarts Graham 和 Warren Cole 首次行胆管造影，静脉注射的碘化酚酞选择性地排泄到胆汁，使胆道显影。1965 年，放射科医师 Rabinov 和 Simon 制作了一种可弯曲的导管，经口插入后"盲目划伤"十二指肠内侧壁，产生了第一次非手术胰管造影图。1968 年，William McCune 用纤维十二指肠镜，把一根直径较小的塑料管固定在内镜上，在内镜引导下将导管推进至十二指肠乳头行胆道造影。在最初的 50 例报告中，其插管成功率仅有 25%，但正是这一项突破性的尝试，开创了内镜下经十二指肠乳头行胆道造影的先河。1969 年，日本学者 Oi 与町田公司、奥林巴斯公司合作开发了一种侧视式光纤十二指肠镜，提高了插管成功率。

1973 年，在全球不同地区，ERCP 研究者构想了 ERCP 治疗应用的概念，德国的 Demling 和 Classen 以及日本京都的 Kawai 各自独立开发了类似的方法来处理乳头括约肌。Demling 和 Classen 开发了一种高频透热圈套器，Demling-Classen 探针，由一根特氟龙导管和一根弓弦式的细钢丝组成，用于切开乳头肌。在犬的实验中证明乳头括约肌切开术可以在不出血或穿孔的情况下安全地进行。Demling-Classen 探针的另一个好处是，导管插管成功后可注入造影剂用于造影。日本的 Kawai 开发了一种乳头括约肌切开装置，由两个从导管尖端伸出的 2mm 长的单独的透热刀组成，可以用来切开乳头括约肌，类似于当今的针刀技术，对乳头括约肌嵌顿性结石特别有用。乳头括约肌切开术作为一种新技术，逐渐被世界各地的内镜医师所采用。

为解决从胆管中取出结石的临床问题，1975 年，Zimmon 及其同事们报道了用球囊头导管取出胆管结石的技术，这项技术更进一步扩大了内镜医师的治疗范围。1980 年，

ERCP 学组在英国和德国报道了早期放置胆道内支架治疗恶性胆道梗阻的病例。在接下来的 10 年里，即 1980～1990 年，由于放射、麻醉、病理学和外科等学科的新兴技术推动，ERCP 开展例数在世界范围内出现突飞猛进的增长。

20 世纪 70 年代，纤维内镜是 ERCP 内镜医师的平台，对 ERCP 的培训提出了挑战。记录内镜检查结果办法有限，因为相机头附件体积庞大，并且固定时无法实时显示内镜图像。为了分享内镜的经验，可以将教学设备连接到内镜上，以便 ERCP 培训医师或护士对内镜图像进行观察。主要的缺点是通过光纤传输到目镜的光减半，只允许一个观察者在教学装置上观察学习，以及 ERCP 护士只能一只手操作 ERCP 配件，另一只手握住教学装置。1984 年，美国的 Sivak 和 Fleischer 以及德国的 Classen 和 Phillip，在内镜末端嵌入一个小型摄像机并与一台能够将电子信号转换成可识别图像的计算机相连，组成了第一台电子内镜。

1990～2000 年的 10 年间，放射、内镜和外科方面的一些突破性技术影响了 ERCP 内镜医师对胆胰相关疾病治疗。这一转变部分是由于磁共振成像（MRI）和磁共振胰胆管成像（MRCP）的引入，以非侵入性的方式成像胆管和胰管。因此，ERCP 的胆道成像功能逐渐被 MRCP 所替代，ERCP 在胆道疾病中治疗的作用得到重视。

20 世纪 70 年代末，ERCP 引入我国。1978 年，陈敏章教授、王仪生教授分别率先报道了 ERCP 行胰胆管造影获得成功的案例。1980 年、1981 年，周岱云教授、安戎教授分别报道了采用自制切开刀行内镜下乳头括约肌切开术治疗胆管结石。

二、ERCP 相关技术在肝胆胰疾病诊疗中的应用现状

随着 ERCP 技术的不断完善，以及消化内镜及其附属器械的改进，ERCP 诊疗技术取得了突飞猛进的发展，已成为肝胆胰疾病诊疗不可或缺的手段。ERCP 相关技术主要包括内镜下乳头括约肌切开术、内镜下取石术、内镜下鼻胆管引流、内镜下支架置入术，以及和 ERCP 密切相关的超声内镜及 SpyGlass 等相关技术。

内镜下乳头括约肌切开术（endoscopic sphincterotomy，EST）现已广泛应用于治疗胆总管结石、胆道蛔虫病及急性胰腺炎等胆道疾病，将乳头括约肌开口扩大，有利于结石或蛔虫的取出、解除梗阻，保持胆汁及胰液引流通畅，提高了 ERCP 的成功率。但由于该技术有一定的不确定性，风险较大，应由经验丰富的内镜医师谨慎操作。目前，常用 EST 和内镜下乳头球囊扩张术（endoscopic papillary balloon dilatation，EPBD）相结合的办法。

ERCP 取石技术是在十二指肠镜下取出胆胰管结石的一种技术，常通过取石球囊、取石网篮等器械完成结石的取出。随着器械的不断完善及医师操作水平的提高，更多种复杂的胆石症，如 Mirizzi 综合征、胆囊颈或胆囊管嵌顿结石、胆总管巨大结石、部分肝内胆管结石等，都已成为治疗性 ERCP 的适应证和相对适应证。但大结石或高位胆管结石取石困难。碎石网篮无法圈套时，可采用胆道子镜下激光或液电碎石或置入塑料内支架，以达到磨损结石和引流胆汁的目的。放置塑料支架，一方面有效解除胆道梗阻，缓解急性胆管炎；另一方面硬质塑料支架可以较好地磨损和裂解结石，以便后期行机械碎石及

网篮取石。现在也有越来越多内镜治疗报道关注 Mirizzi 综合征及胆囊管结石，其操作关键点在于通过导丝引导技术将取石球囊或网篮带入胆囊管后，可将结石拉入胆总管或推回胆囊内，以此解除胆囊管或胆囊颈梗阻，达到治疗嵌顿结石的目的。一部分胰管结石需行机械碎石后分次取石，较大的嵌顿结石无法取出时，可以通过体外振波碎石后再行取石治疗。

内镜下鼻胆管引流（endoscopic nasobiliary drainage，ENBD）对于胆总管结石、急性胆源性胰腺炎、急性梗阻性化脓性胆管炎、多种原因引起的胆漏及 ERCP 术后并发症的预防方面起到至关重要的作用。如肿瘤继发，采用开腹手术后的并发症发生率随胆红素升高而增加，因此术前多借助内镜下鼻胆管引流减黄的办法，改善患者状态，再行手术治疗。对于不能进行根治性手术切除的患者，在减黄治疗、肝功能恢复后再行放化疗或细胞生物免疫治疗，以期达到减轻痛苦、延长生存期的目的。胆管在 Oddi 括约肌处起到支撑作用，可减轻各种原因导致的 Oddi 括约肌水肿或痉挛，解除胰胆管汇合区的暂时梗阻，确保胆汁胰液引流通畅，降低 ERCP 术后高淀粉酶血症及急性胰腺炎的发生率。置于胆道良性或恶性梗阻近端的鼻胆管也可以帮助胆汁的引流，缓解可能存在的胆道高压或黄疸。对于胆总管结石 EST 取石或碎石后行 ENBD 可防止残余结石嵌顿，可冲洗胆泥及细碎小结石。此外，对于各种原因引起的胆漏，ENBD 可避免严重并发症的发生和短期内再次外科手术，特别是危重患者和不能耐受手术者，应用 ENBD 引流减压更为安全，并且效果显著。急性化脓性胆囊炎既往常用的治疗方法是经皮经肝胆囊穿刺引流，但一些存在外科手术禁忌证或穿刺禁忌证的患者，可选择经 ERCP 放置鼻胆囊引流。如胆囊管过于扭曲、狭窄，引导丝无法通过时，可利用超声内镜引导下经胃或经十二指肠穿刺引流的技术达到治疗化脓性胆囊炎的目的，这在一定程度上成了治疗性 ERCP 技术的补充。

内镜下支架置入术包括内镜下胆道塑料支架置入、内镜下胰管塑料支架置入及内镜下胆道金属支架置入（endoscopic metal biliary endoprosthesis，EMBE），适用于良（恶）性胆道梗阻、慢性胰腺炎合并与胰管相通的假性囊肿的患者。胆道结石较大难于取出的患者放置塑料胆管支架具有通畅引流、碎石、消石的作用。另外，有国内学者研究 ^{125}I 粒子支架局部放疗对胆道肿瘤有一定的抑制作用，具有广阔的前景，但仍需要大规模临床试验。在金属支架选择方面，金属裸支架由于放置后支架内组织增生不能更换，支架再堵塞的概率较高，需再次在原支架内放置金属支架或塑料支架，金属覆膜支架在支架通畅率方面要优于裸支架，但移位率较高。

经口胆道镜（peroral cholangioscope，POC）包括胆道子母镜、SpyGlass 系统和经口胆管镜，是随 ERCP 的发展而出现的胆道内镜系统。由于子母镜的操作复杂，须由 2 名高年资的内镜医师熟练配合，才能将子镜顺利插入胆管，且镜身脆弱易折，其昂贵的成本让临床应用很难普及。2004 年，SpyGlass（波士顿科学公司）实现了从光学内镜向电子内镜的转变，其特别适用于微小胆总管结石的诊断、胆胰管狭窄和可疑病变的活检、胆管巨大结石联合激光或液电碎石、直视下联合光动力及射频消融治疗胆管癌、肝内胆管辅助超选等。

内镜超声检查（endoscopic ultrasonography，EUS）可不经十二指肠乳头直接观察胆胰管局部情况。EUS 与 ERCP 联合在胆管结石、恶性梗阻性黄疸、壶腹癌及早期胰腺与胆管癌筛查中应用广泛。如 ERCP 插管困难的患者行 EUS 引导下胆管穿刺后行 ERCP，胰管扩张时 ERCP 胰管插管失败，可行 EUS 引导下胰管引流术（主胰管透壁穿刺引流或 ERCP 经乳头会师技术引流）等。重症急性胰腺炎合并胰周坏死物积聚时可在 EUS 引导下穿刺引流，必要时需行内镜下坏死物清除术。EUS 引导下放射性粒子植入可达到近距离放射治疗的目的，延缓肿瘤的生长。

腔内超声（intraductal ultrasonography，IDUS）是将超声微探头通过十二指肠镜置入胆管或胰管内近距离扫描病变部位，因其隔绝了腹部脂肪和胃肠道气体的干扰，提高了对胆胰疾病诊断的准确率，有助于良（恶）性胆管狭窄的鉴别诊断。

近年来，随着 MRCP、CT 等影像技术的发展，逐渐取代了 ERCP 在诊断胆胰相关疾病中的作用，但 ERCP 仍是原发性硬化性胆管炎、胰腺分裂、胰胆管汇合异常诊断的金标准，通过 ERCP 留取胆汁，行细胞刷、细针穿刺及留取胰液等检查有助于查明部分特发性胰腺炎的病因和肿瘤的诊断。国内 ERCP 取得了突飞猛进的发展，但仍有很多不足：ERCP 发展不均衡、消化内镜培训制度不完善、治疗性 ERCP 操作规程不规范、ERCP 缺乏基础研究等，还需要内镜医师们团结协作、勇于创新、共同努力。

（李　汛　岳　平）

第二节　ERCP 手术相关设备及附件

ERCP 已经成为诊治多种胆胰系统疾病的首选技术。手术的成功及安全性取决于术者对适应证的把握、术者技术水平，以及组织有序、运行良好的 ERCP 相关的设备及附件。除了配备有放射线的 ERCP 操作间外，ERCP 还需要十二指肠镜和各种辅助设备或附件。为满足日益增长的需求及应对治疗性 ERCP 中出现的各种复杂问题，ERCP 附件也飞速发展。

一、内　镜

1. 侧视镜　十二指肠镜是配有抬钳器的侧视镜，配有抬钳器的目的是改变器械出镜身后的方向，便于器械进入目标管道。若仅进行一般性检查，可选用工作通道为 3.2mm 或 3.7mm 的十二指肠镜。若需要进行碎石、置入支架等治疗，则选用钳道为 4.2mm 的大工作通道十二指肠镜。超大外径的十二指肠镜，工作通道为 5.5mm（如 TJF-M20），以前适用于"子母镜系统"，由于操作困难，现在很少使用。

婴幼儿行 ERCP 是选用特殊的婴幼儿型十二指肠镜，配备 7.4mm 外径和 2.2mm 工作通道。用于新生儿的检查，小钳道限制附件的使用，所以婴幼儿型十二指肠镜多用于诊断。标准的成年人十二指肠镜可以用于 2 岁以上的大多数儿童。

2. 前视镜　胃镜、结肠镜和小肠镜属于前视镜，偶用于解剖学改变的患者，如既往进行胆管空肠吻合术、毕 II 式胃肠吻合术等。由于前视镜没有抬钳器，所以对于附件的控制受限，也影响对壶腹部的观察。当使用小肠镜检查或治疗时，需要用足够长的附件，部分胆道标准附件的长度受限。球囊辅助式小肠镜包括单球囊和双球囊小肠镜，可实现小肠深插管，使得大多数解剖结构改变的患者可进行 ERCP 诊断和治疗。但合适的附件较少，因为这些小肠镜有 200cm 的工作长度和小孔径工作孔道。

3. 超声内镜　当插管失败或乳头无法靠近时，可尝试线阵超声内镜成功穿刺进入胆胰管，治疗性线阵超声内镜配有 3.8mm 的工作钳道，允许标准 ERCP 附件通过。

二、ERCP 相关附件及配件

附件是内镜医师实施 ERCP 诊断和治疗胆胰系统疾病过程中使用的设备。选择性胆胰管插管成功是 ERCP 诊断和治疗的前提。

1. 插管导管　标准的造影管是 5 ～ 7Fr（1Fr ≈ 0.33cm）的尖头或圆头直导管，能通过直径 0.035in（1in ≈ 2.54cm）的导丝。使用双腔或三腔导管在不抽出导丝时注射造影剂。使用尖头（4.5Fr-4Fr-3.5Fr）或超尖头的（5Fr-4Fr-3Fr）导管可以更好地插管，但此尖头导管只能通过细导丝 [0.018in 或 0.025in]。使用尖头导管造成黏膜下注射的风险较高，常规造影管在接近乳头时的角度变化受限，头端可旋转的造影管可以向上下或左右方向弯曲导管头端，使胆管插管变得简单，也可选择性进入左肝管或右肝管。

2. 括约肌切开刀　拉式切开刀是最早使用的括约肌切开刀，也是目前使用最广的切开刀，由内含金属丝环的聚四氟乙烯导管构成，金属丝在距导管尖端一定距离有 2 ～ 3cm 裸露于管外。导丝的另一端是绝缘的，并连接于电外科工作站。切开刀是 ERCP 中的首要插管附件。括约肌切开刀的种类有单腔、双腔和三腔。双腔括约肌切开刀能插入导丝或注入造影剂以利于插管或完成治疗操作。抽去导丝或使用"Y"形适配器可以注射造影剂。三腔括约肌切开刀可以留置导丝时注射造影剂。插管时可调节切开刀刀丝的长度，调节切开刀头端的方向。

3. 括约肌预切开刀　括约肌预切开是指常规插管方法未成功前，采用切开刀对十二指肠乳头进行切开，便于胰胆管插管的操作。括约肌预切开刀主要指针状刀，它是从特氟龙导管末端伸出 5mm 左右的裸露金属丝。近年来改进的针状刀增加了导丝腔（双腔）或导丝和注射造影剂腔（三腔）。这种括约肌预切开刀可以实施乳头开窗术。亦可用 IT 刀、Dual 刀、拉式切开刀进行括约肌预切开。

4. 导丝　导丝是 ERCP 最基础的配件，使用导丝有助于插管并保持留置状态、置入或更换其他附件等。此外，导丝有助于通过狭窄段和狭窄扩张。ERCP 导丝有 3 种设计：①单根导丝，由不锈钢制成，导丝较硬，具有较高张力，目前较少使用。②卷曲导丝，由不锈钢制成，包括内芯单丝和外部的螺旋卷，内芯与螺旋卷分别提供刚性和柔韧性，其寻腔性能高，有利于通过扭曲的胆道狭窄。大多数卷曲导丝喷涂了聚四氟乙烯以减少阻力。③带涂层导丝，核心是不锈钢或镍钛合金，外涂层由聚四氟乙烯、聚氨酯或另外的超滑聚合物制成，外壳材料可提高导丝的 X 线可见性、超滑性及电绝缘性，内核逐渐变细使导丝头端具有弹性。许多导丝有铂类的核心头端，以提高透视下的可视性。导丝的形态有直头或弯头。导丝通常沿导管或切开刀推进，在导丝孔注水可以减小与管腔及附件的摩擦力。保持导丝亲水部分湿润可避免干涩情况的发生，避免导丝脱出可用带有位置标记或移动指示的型号。可以将导丝位于体外的一端固定在导丝锁上，以减少导丝移动，减少在更换附件时的射线使用。长度＞ 400cm 的导丝常用于交换附件。使用切开刀时只能用完整的、带涂层的导丝，可避免电传导引起的热损伤。导丝相关的主要风险是穿孔、附件置入失败、电损伤。研究显示，使用 0.025in 和 0.035in 导丝在插管成功率和 ERCP 术后胰腺炎发生率之间无明显差异。

5. 交换辅助设备　ERCP 中通过先前置入的导丝更换多种附件。交换辅助设备便于在导丝上更换附件，减少对助手的依赖并可使用短（260cm）导丝，从而减少射线使用时间、提高工作效率。更换辅助设备的潜在问题包括附件选择的限制、操作中难于再次使用同一附件及费用较高。

6. 胆道快速交换系统　胆道快速交换（RX）系统基于单轨设计，便于操作者对导丝的控制及附件更换。由 3 部分组成：导丝锁扣装置、RX 导管及 260cm 长的短导丝。锁扣装置在经导丝更换附件、推进附件及进行操作时可保持导丝的位置不变。锁扣装置可锁止多根导丝。造影管或切开刀末端有开口（从距尖端 5 ～ 30cm 处），便于导丝由此位置退出，而不是在内镜的插孔中退出。插管成功后，导丝便从导管中退出，并在吸引帽上的导丝锁上固定。快速交换系统的优势在于缩短总操作时间和插管后的操作时间，并能减少透视时间，但其费用可能高于标准设备，而且只能使用快速交换附件。

7. 融合系统　融合系统既能使用长导丝又可使用短导丝，包括双腔和三腔造影管及三腔的括约肌切开刀。该系统可以在不动导丝的情况下更换附件，也可在更换附件时不需要经过导丝的全长。融合特点在于距离附件导管头端的 6cm 处有一个侧孔（此系列产品的任何附件均有此设计，除支架置入系统的侧孔是放置在 2.5cm 的位置外），导丝的长度是 185cm，而大多数附件的长度则为 220cm。为了对这些短附件和导丝提供适当的控制，该系统采用了一种特殊的带锁扣的可弃式活检帽，以便于在进行附件更换时锚定导丝。融合系统的主要优点是可以在不退出导丝的情况下放置多个支架。使用这套系统，导丝通过狭窄部位或乳头后留在胆管内，在胆管内进行附件交换，有利于连续放置支架而无须担心无法再次通过狭窄部位。

8. V 型系统　V 型系统将奥林巴斯内镜和内镜附件整合在一起，也可使用其他设备和附件。V 型系统可以让医师或助手控制导丝，可以使用短导丝，也可更容易地更换附件。V 型系统内镜增加了抬钳器角度和 V 形槽，当抬钳器上抬时可以锁定导丝，还可提高选择性胆道插管的能力。除十二指肠镜抬钳器上的 V 形槽外，V 型系统还辅以 C 钩、V 标记和 V 鞘以便于控制附件。C 钩将附件固定于镜身活检孔下方，便于医师或助手对附件进行操控。V 标记位于 V 型系统所有附件的近端，当附件上的 V 标记到达内镜的活检孔时，导管的顶端就到达了内镜的抬钳器 V 形槽，提示在这点上抬高抬钳器将锁定 V 形槽中的导丝。V 鞘设计允许导丝的鞘与注射把手鞘分开，可以由内镜医师或助手来进行操控。V 型系统可以与不超过 0.89mm 导丝一起使用，也可以与其他制造商的 ERCP 附件一起使用。

9. 塑料支架　塑料支架由聚乙烯或聚四氟乙烯制成，各型号间粗细、形状和长度有所区别。塑料支架的置入系统结合了推送导管与引导导管，10Fr 支架的标准置入系统包括 0.89mm 的导丝（480cm）、6Fr 不透 X 线的特氟龙引导导管（260cm，其顶端逐渐变细以方便插管）以及推送导管，一些引导导管在远端有两个金属环（相距 7cm），以利于狭窄的识别和长度的测量。推送导管由特氟龙材料（8、10、11.5Fr）制造，用于调整支架放置位置。3 ～ 7Fr 的支架置入系统没有内衬管。支架直径与支架通畅时间有显著相关性，直支架似乎也能改善支架的通畅度。双猪尾结构有助于固定支架，以防止其向上或向下移位。其常用于治疗困难的胆管结石及肝门部狭窄的患者，前者通常没有明显的狭窄，而后者移位的比例较高。单猪尾支架用于胰管引流，以防止其向内移位。去除侧孔和尾翼的短支架可能会延长通畅期，并有助于胰管支架的自行脱落。支架通常用圈套器、网篮或异物钳取出，大口径（10Fr）支架可以通过治疗性内镜的钳道借助圈套器取出，较小的支架（3Fr 和 5Fr 的胰管支架）也可以通过内镜钳道借助异物钳或普通活检钳取出。Soehendra 支架回收器头部呈螺丝状，可通过导丝，可以在保持导丝位置不变的同时取出支架。

10. 自膨式金属支架　自膨式金属支架（SEMS）由不锈钢或镍钛合金制成，直径可扩张到 8mm 或 10mm，镍钛合金的柔韧性强，但其在 X 线下可视性较差，常加入不透射线物质（如黄金或铂）以增强其可视性，便于定位。自膨式金属支架分为裸支架、全覆膜支架和半覆膜支架。自膨式金属支架比塑料支架的通畅时间长，裸支架不会产生细菌生物被膜而造成阻塞。全覆膜 SEMS 主要用于治疗良性的胆胰管疾病，半覆膜的支架内除两端 5mm 以外有一层聚合物覆盖，作用是为了防止肿瘤长入支架，并可延长支架通畅的时间。全覆膜和半覆膜的 SEMS 可用圈套器和异物钳取出，但半覆膜支架的回收性略差。自膨式金属支架的置入系统各不相同，金属网眼支架在收缩状态下固定于 6Fr 或 6.5Fr 的内导管，其外套有 8Fr 或 8.5Fr 的塑料鞘管，也可以使用较小的 6Fr 的置入系统。整个系统在内镜孔道中沿导丝前进并使用不透 X 线标记提示在透视引导下越过狭窄。Wallstent/WallFlex 支架置入系统允许支架在到达 80% 标志之前可收回和重新定位，但支架存在纵向缩短，支架释放后近端和远端很难精准定位。Zilver 支架置入系统无纵向缩短，可精准定位支架释放后近端与远端位置，但该支架释放后无法回收。Zilver 635 支架置入系统外径为 6Fr，所以 4.2mm 工作通道的十二指肠镜允许同时置入 2 根支架。抗反流金属支架可以减少逆行性胆管感染并增加支架通畅时间。

11. 鼻胆引流管和鼻胰引流管　鼻胆引流管主要用于胆道的临时引流，其长度为250cm，直径为 5 ～ 7Fr，头端有 5 ～ 9 个侧孔用于引流，其头端形状分为前端弯曲形、前端猪尾形和前端直形。鼻胆引流管用于急性胆管炎、梗阻性黄疸治疗，还可以进行胆管造影、胆道引流，胆汁细胞学、微生物、肿瘤标志物或生化检查。鼻胰引流管直径为5Fr，可用于主胰管引流或冲洗、引流胰腺假性囊肿，还可收集胰液进行细胞学、肿瘤标志物或生化检查。胆胰内置引流管可沿着 0.035in 导丝放置，需要用转移管将引流管从口腔改道至鼻腔拉出，还需要用连接管进行重力引流。

12. 组织取样装置　细胞学刷检装置有单腔或多腔系统。使用单腔细胞刷系统时，由于刷子拉回时通过导管全长，不可避免会有细胞损失。双腔细胞刷系统允许导丝及刷子通过两个独立的管腔，保留导丝避免细胞刷脱出，无须拉回刷子通过整个导管，从而最大限度地减少了细胞损失。从导管抽吸胆汁以收集导管内脱落的细胞对提高诊断率是有用的。胆道活检钳有助于在透视下从胆总管选择性获取活检标本。

13. 狭窄扩张装置　胰胆管可用气囊或探条扩张，扩张球囊都是由非顺应性的聚乙烯制成的，其直径为 4mm、6mm、8mm、10mm 不等，长度为 2～4cm。使用大直径气囊（12～20mm）扩张乳头是安全的，对治疗胆总管结石是有效的。以 Soehendra 支架取出器进行的扩张技术是扩张探条扩张技术的延伸，直径 6～11.5Fr，可以沿导丝置入，10Fr 和 11.5Fr 的扩张器探条则需要通过较大内镜钳道进入。头端呈螺纹状的 Soehendra 支架回收器也可用于扩张重度狭窄。

14. 取石球囊导管　取石球囊导管由 7Fr 的双腔或三腔导管及其头端的球囊（直径 8～18mm）组成。取石球囊直径可通过注入球囊内空气的量调整球囊大小以适应胆道的直径。取石球囊导管主要用于胆胰管小结石的取出，或胆管开口充分扩张的较大的胆管结石的取出，或胆管阻塞造影。其优点是膨胀的球囊充分堵塞胆管，有利于小结石或结石碎屑的清除，还可以进行气囊堵塞造影以及肝内结石的清除。使用前测试球囊有无破损及注射造影剂或生理盐水以排出中央腔道的气体。

15. 取石网篮　取石网篮最常用的是 Dormia 网篮，四线"钻石形"是最常用的类型，由交错编织的钢丝或镍钛丝做成。当收紧网篮时，结石被套在钢丝中间，随网篮拖出胆道。网眼更小的网篮适合小结石的套取且不易脱出。用钻石篮或八线网篮取石时，如结石大于胆管开口而难以取出时，可重新打开网篮释放结石。螺旋网篮呈螺旋状的构型，适合小结石的套取及取石后胆管的清扫，当螺旋篮向外拖出时网篮呈螺旋状逐渐收缩从而将结石套住且不易脱出。但螺旋网篮一旦套取结石后难以再次释放。取石网篮在使用前应在体外反复张开及收紧网篮，评估其开启是否顺畅，网篮伸展是否充分，可适当整形。取石时可通过网篮管鞘注人造影剂，使结石显影。

16. 机械碎石器　碎石金属网篮可以将胆总管内的大于 15mm 的结石挤碎以便于取出。镜外碎石器需要在手柄处切断网篮后退出内镜再进行碎石，由一个 14Fr 的金属鞘和自锁式转动曲柄构成，用于结石和网篮意外嵌顿的情况。镜内碎石器可以沿导丝置入，分为一次性和重复使用式两种。取石碎石一体网篮碎石时，可在手柄上安装球囊加压器而施加压力。

17. 胆道镜及分类　直接经口胆道镜法是胆道镜经 Vater 壶腹直接进入胆总管。目前直接经口胆道镜通常使用超细胃镜检查，由于是直视镜，所以寻找乳头及插管较为困难，常需要圈套器辅助调整镜头角度。插管成功后一般需切开十二指肠乳头括约肌并扩张后才能通过十二指肠乳头进入胆道。由于直接经口胆道镜外径在 5mm 以上，所以进入肝内胆管困难，一般不能观察到肝内胆管。由于胆总管末端和壶腹部空间较为狭小，视野不清，很难观察。由于此方法操作困难，所以使用范围较小，全面推广受到技术限制。但由于超细胃镜具有高清画质，并搭载电子染色（NBI、IScan）系统，在不明原因胆管狭窄的性质判断上，有不可替代的作用。经口胆道镜不需要重新建立通道，相对于经皮经肝胆道镜，经口胆道镜可以节约时间、减轻痛苦。

胆道子母镜包括胆道母镜和 SpyGlass 胆道子镜直视系统。第一代子母镜设繁琐。胆道子母镜的母镜为十二指肠治疗镜，而子镜（CHF-B260/B160 和 CHF-BP260）外径分别为 3.4mm 和 2.8mm，分别具有直径为 1.2mm 和 0.8mm 的工作管道。先将母镜经口沿消化道导入十二指肠大乳头附近，行内镜下括约肌切开术。可用或不使用 0.035in（0.89mm）导丝引导子镜到达十二指肠乳头，子镜通过 Vater 壶腹推送入胆总管。由于子母镜需要两人操作，因为活动范围小、尖端脆弱、可操作性有限、手术时间长等，限制了其应用及发展。

SpyGlass 胆道子镜直视系统：SpyGlass 胆道子镜直视系统也需通过十二指肠治疗镜活检孔道进入胆道。一代 SpyGlass（SpyGlass™）为可进入活检管道的直径 0.9mm 光纤，虽然在完成单人胆道镜检查中具有明显优势，但由于光纤脆弱易损、画面成像质量不高、价格昂贵等因素，未能广泛普及。新一代的 SpyGlass（SpyGlass DS）包括可单人操作的头端，可四向调节的 10Fr 直视电子镜及一体化设计的主机光源，预设焦点和白平衡，大大提高了 SpyGlass 的可操作性及画面质量，可清晰显示胆管腔及胆管黏膜，逐渐在临床上推广普及。SpyGlass 可直视下观察胆道黏膜形态，在胆道狭窄性质的鉴别诊断起到重要作用，并且可以使用 SpyBite 直视下活检，提高活检准确性及阳性率。既可直视下取出微小结石，也可结合液电碎石或激光碎石治疗胆总管巨大结石或其他手段取出困难的结石。

18. 腔内超声探头　内镜超声探头通过十二指肠镜的工作钳道直接插管或导丝引导进入管腔，可实时评价胆管、胰管狭窄及周围血管结构。其可以提高分辨良、恶性胆管狭窄的能力。

19. 探头式共聚焦激光显微内镜　共聚焦激光显微内镜是一种新型的内镜成像技术，可使内镜医师在人体内进行组织学评估，这一探头式系统可沿胆道镜的活检钳道或造影管内置入，能在 ERCP 中实时显示胰胆狭窄。

三、X 线设备及放射防护

由于 MRCP 技术的不断发展，各级别医院用于诊断的 ERCP 逐渐减少，治疗性 ERCP 越来越多。随着疾病的复杂性增加及适应证范围的扩大，治疗性 ERCP 的操作时间也延长，患者和医护人员受到射线照射也越多。所以，了解 X 线设备，掌握放射防护，对于患者及医护人员的健康至关重要。

（一）X 线透视成像系统

多数 ERCP 的实时显像是在 X 线透视下完成的。基本的 X 线成像系统包括 X 线球管、影像接收器及视频成像系统。透视成像系统具备多种操作模式，因此内镜医师有必要了解透视成像系统的原理及使用方法。

X 线经调整能量（球压 kV）和强度（球电流 mA）后由球管发出。透视系统当中一个重要控制部件是自动曝光控制系统。当射线穿过患者身体时，X 线会随着患者皮下组织厚度及密度的变化而变化。因此，射线的能量及强度必须经过矫正，从而获得一致的成像效果。利用自动曝光控制系统，这些矫正会在成像时自动进行而不需要额外的操作。长时间的射线照射及多次图像的获取，球管会产生大量的热量，当热量承载量达到上限的时候，透视设备会自动终止运行或退出高剂量成像模式，以达到降温的目的。在球管的出口端安装有准直器，其由平行金属板组成，将发散射线变成平直射线束。准直器在放大模式及成像距离变化时自动将 X 线限制在图像视野（FOV）的范围内。另外，操作人员可移动准直器的金属板限制成像区域。

透视成像可通过持续或脉冲 X 线产生，帧率可在 30 帧 /s（fps）～ 100fps。脉冲成像的优势在于提高瞬时分辨率。因为图像获取时间缩短，动态模糊会减少，可用于动态变化的观察。此外，低脉冲还可减少辐射的剂量。透视停止时，最终图像保持技术可显示末张影像，方便医师对图像的研究分析。图像循环记录可储存或回顾短的视频片段。高剂量图像可通过单曝光或者帧频在 30 帧 /s ～ 1 帧 /s 的多次曝光的方式获取。图像记录方式包括透视视频的捕捉以及获取图像的输出。

目前有两种影像接收器用于透视成像系统：图像增强器和平板探测器。①图像增强器，通过电子放大将 X 线转化为可见光产生圆形图像。照相机捕获输出的图像，并显示在显示器上。图像增强器可选择的输入界面直径为 10 ～ 40cm，并设置了多种放大模式。当 FOV 减小时，为了获得均一的输出影像，X 线的曝光也会增强，这时患者所接收照射剂量也会增加。②平板探测器，是可产生数字电信号的固态探测器。透视平板的面积由 17cm×17cm 至 40cm×40cm。同样包括了多种放大模式。与图像增强器对比，平板探测器的亮度均匀，不会出现图像增强器在图像边缘的枕形失真（放大倍数减小）及光晕（亮度降低）等现象。

现代的透视系统在显示图像前会进行数字图像处理，包括灰阶处理、边界强化及瞬时帧平均化。灰阶处理通过调整图像造影剂亮度突出对比，同时可减少亮区的出现。亮区是指影像中由于信号饱和、减弱或者完全消除形成的区域。亮区尤其容易出现在图像增强器系统中，与平板探测器相比，其动态范围较小。边界强化处理可增强微小物体的锐度及不同密度区域之间的边界。瞬时帧平均化处理可减低图像的噪声。采用瞬时帧平均化处理可导致移动物体显像模糊或者使高对比物体在移动中出现多重伪像。根据临床应用和使用者偏好调整图像处理参数方式优化图像质量是设备配置中的关键一环。

这些基本的透视设备组件通过不同配置来进行特定的诊断或治疗。常见的固定式 ERCP 透视系统设备包括操作台、操作台下的球管及操作台上的影像接收器组成。另一种的设计相反，球管位于操作台上而影像接收器固定于操作台下。

（二）透视过程中的放射剂量管理

内镜医师可调整多项参数来调节患者在透视操作期间所受到的辐射剂量。尽管因放射而受到损伤的风险很低，皮肤烧伤及白内障和可能提高患癌症的风险率是可能发生的。组织损伤仅发生在辐射剂量超过阈值的情况下。透视操作过程当中即可发生皮肤损伤。当放射剂量超过 2000mGy 会导致短暂红斑，甚至会出现脱发、脱皮等现象。尽管单例 ERCP 操作所受到的辐射不太可能超过阈值，导致皮肤损伤，但如果同一部位在 60d 内受到多次辐射，应该对患者皮肤的辐射剂量进行评估并采取相应的保护措施。为了避免可能造成的损伤，需采用防护措施减低操作中的射线辐射。辐射剂量优化需要注意以下几个基本原则。

1.限制透视时间是最直接的减低辐射剂量的方法。间断显影通常已足够满足观察需要，并不需要持续长时间曝光。最终图像保持或循环记录等技术可保证在无辐射曝光的情况下有效地分析讨论影像资料。最终图像保持也可将影像储存，避免了再次曝光所带来的放射。同时减少透视时间还可控制 X 线管热量的产生。

2. 一般应尽量使用低剂量率透视模式。低帧频的脉冲透视模式是普遍减低放射剂量的方式。透视系统应该默认设定为低剂量模式，然后根据操作者的需求调整放射剂量。患者与 X 线管及影像接收器三者之间的位置关系也会影响照射剂量。X 线光束密度与距离的平方呈负相关。因此，使用 C 臂时，患者的固定位置应尽可能远离球管。由于球管出口处辐射强度最大，C 臂定位器上应配有内隔圈，使患者与球管之间保持一定距离。此外，缩短 X 线源影像接收器距离，即将影像接收器固定于距患者尽可能近的位置也可减少患者所受的辐射。如球管位于操作台下时，操作者应降低影像接收器的位置，使之接近患者。

3. 准直器的边缘应调整到需要观察的区域，通过降低组织的暴露范围减轻患者所受辐射强度。缩小范围减少亮区可以提高图像质量，特别是当图像与肺野或躯干边界相邻时。散射 X 线也可能影响图像质量，当初始照射进入人体组织时，一些 X 线发生散射，这些散射线会影响图像背景，特别是那些暗区会降低图像质量。照射剂量越大散射线也越多，因此限制范围可以提高图像对比。

4. 放大模式可提高空间分辨率和图像对比度，这样有利于操作者对影像细节的观察。然而随着放大倍数的增加，放射剂量也会随之增加。因此，影像放大模式应根据具体情况谨慎使用。还应该注意到体表面积相对较大的患者，所受的放射剂量率较高。患者皮下组织厚度每增加 3cm，患者的初始放射剂量率约增加 1 倍。皮下组织厚度的增加同时还会增加 X 线散射。散射线显像会导致图像对比度减低，也就使得肥胖患者的成像质量减低。

5. 操作者应严密监控患者在整个操作期间所受到的累积辐射剂量。术后，应将患者的最终剂量记录在病历当中。监控和记录操作中的辐射剂量对内镜医师也是有提醒作用的。不同设备的监控流程也不尽相同，具体由放射安全人员决定。辐射监测可以将一个剂量监测仪放在领口水平铅衣外，或是两个监测仪一个在铅衣外，另一个在铅衣内。为准确估计跟踪辐射剂量，应始终佩戴监测仪并定期更换。推荐年度辐射剂量全身不超过 50mSv，眼睛不超过 150mSv。直射 X 射线是患者的首要放射源。透视期间，操作间工作人员所受到的辐射照射主要来自散射的 X 线。散射剂量率通常为 1 ～ 10mGy/h，该数值与患者的体积成正比，与距离的平方成反比。随着患者的初始放射剂量的增加，散射剂量也成比例地升高。因此，控制患者的放射剂量也可减低散射辐射的水平。

（三）职业电离辐射暴露

为减轻职业射线照射，医护人员应了解操作间散射射线强度较高的区域，并有意识地避开高散射线区域。在操作过程当中，远离射线照射区域可有效避免辐射照射。对于 C 臂透视系统，球管应安置于操作台下。当 C 臂与操作台成一定角度或者平行于操作台时，工作人员应向接收器靠近，因为该区域的散射强度较低。对于固定式上球管透视系统，散射辐射强度主要集中在操作者的上身及头部，操作者应佩戴特殊的防护设备。

不同类型的防护设备被应用于临床以减轻工作人员受到的辐射伤害。防护设备包括围裙、护颈、眼罩和可屏蔽射线的移动设备。防护设备应在不延长操作时间及影响患者安全的情况下尽可能多使用。所有操作间内的工作人员在透视期间必须穿着防护衣。辐射防护衣的铅层厚度一般为 0.25 ～ 1mm。常规情况下铅层的厚度为 0.5mm，这一厚度的铅层可吸收约 90% 的散射 X 线。

工作人员需对透视设备、规避辐射的措施及优化影像质量的方法有清楚的了解。加强安全防护教育是避免不必要辐射伤害的有效手段。

四、电外科工作站及相关设备

电外科系统利用电实施多种操作，包括切开、消融及止血等，电外科系统的基本原理是高频交流电在细胞水平上产生热能。特别是靶组织内电流密度足够强时，细胞内的水分很快被加热，使细胞破裂、汽化，表现为组织分离，产生有效的切割。在低电流密度的时候，使细胞失水干燥、蛋白质变性，产生组织凝固和脱水效应。

十二指肠镜和各种微型化的电外科工具的出现，使得电外科方法在乳头括约肌切开、肿瘤消融和液电碎石顺利开展。

在内镜应用中，电外科工作站充当电压源，患者充当阻抗元件，然后电流经过患者的回流电极返回到电外科器械。电外科工作站使用 30 万～ 100 万 Hz 的高频交流电，可以达到理想的切割和凝固效果。电外科工作站的微处理器可以控制频率、电压及电流，以及估算与电极接触的组织的电阻，可以在不同阻抗情况下保持功率的相对稳定。例如，括约肌切开术中当导线缩短、接触的组织面积减小，恒定的功率有助于可控的切割而不是"拉链式切割"。

高频电技术根据电流路径可分为单极技术和双极技术。①单极技术，是指高频电流通过电刀传导至靶组织，通过人体传导至中性电极，最终流回设备主机，形成一个工作回路。单极装置的优点是利用高水平的热效应达到多种多样的切开和凝固效果。内镜手术中单极模式应用，如息肉的圈套切除、括约肌切开、针状刀预切开和氩气刀。②双极技术，高频电流是由双极器械一极发出，经由少量人体组织到达另一极，最终回流至主机。双极器械因为电流流经人体组织少，损伤小，热效应仅仅局限在与靶电极直接接触的组织内，其优点是将强能量精确传递到很小的区域内，例如液电碎石。

高频电设备种类很多，无论使用哪种设备，内镜医师需充分了解所使用的设备。主机功率的设置应该综合考虑手术类型、切割组织的类型、不同型号的电刀、操作者的内镜操作水平等，参照电外科厂商建议设置参数，尽可能使用最低有效功率来实现效果。启动设备前，医师与助手应再次检查并确定功率设置，如暂不启动，应远离脚踏或切断电源，以防意外启动。当观察到电流输出不足，立即中止程序，系统故障时可关闭电源开关作为紧急措施。电外科设备须接地以尽量减少对内镜或其他设备的干扰，漏电流也可能导致内镜设备、电外科设备失灵或内镜绝缘破损，最终可能导致医护人员或患者烧伤。

（一）高频电设备的安全性及使用注意事项

1. 中性电极应该在有效期内使用。超过有效期后，电极黏合剂可能会变干，与患者皮肤接触不良、回流部位电流密度高，发生回流部位热损伤的可能性增加。

2.中性电极应该放置在肌肉丰富组织上，最好靠近靶区域。内镜手术中放置回流电极最常用的区域是侧腹部或肾脏正上方最宽阔的背侧肌肉。另一个常用的区域是大腿和上臂的前面，但是这些区域都增加回路的长度。

3.中性电极不能放置在骨性隆起、金属置入物或义肢、皮肤皱褶、瘢痕组织、多毛发的区域、皮肤变色、损伤、血液供应受限的四肢，也不应近距离放置在心电图电极、起搏器和置入式除颤仪、受压区域等。

4.粘贴后严禁液体浸到电极板边缘。

5.勿重复使用一次性中性电极。

（二）电外科在 ERCP 中的临床应用

1.括约肌切开术　括约肌切开刀有单腔、双腔和三腔之分。三腔刀的3个独立管腔可容纳切割刀丝、引导导丝及造影剂。在进行括约肌切开术时，电流沿着导管内的绝缘部分传递到暴露的刀丝。刀丝长度常为 20 ～ 30mm。根据切开刀的不同用途，可分为拉式刀、推式刀和针状刀。其中，拉式刀亦称为"弓刀"，是最常用的切开刀。推式刀或称为"鲨鱼鳍切开刀（毕Ⅱ式切开刀）"，其主要应用于毕Ⅱ式术后的乳头切开；针状刀主要作为拉式刀的补充，常用于乳头结石嵌顿和困难乳头插管的预切开。针状刀头端较小的面积可以明显地增加电流密度，必须小心防止不可控的拉链式切割及对深层组织的损伤。

2.液电碎石术（EHL）　液电碎石术通过放置在一个狭窄的纤维尖端的两个孤立电极（双极）之间产生的高压电火花达到对结石的破坏。电火花以短脉冲传递造成周围液体立即膨胀。引起的球形压力波产生足够粉碎结石的压力。波形包括开头的振动波、压缩相和拉长时相。拉长时相被认为是负压，可以造成空洞，是导致结石碎裂的关键。由于传导的能量是不加选择的，必须注意避免损伤胆道壁。

3.胆道内射频消融（RFA）　通过 ERCP 技术治疗恶性胆道狭窄的射频消融探头已经用于临床。其每次治疗狭窄的长度限于 25mm，较长的胆道狭窄必须进行多次治疗。并发症包括 RFA 对毗邻结构的灼伤、RFA 治疗后胆道再插管困难、出血和 RFA 部位脓肿形成等。

（周文策　柴长鹏）

第三节　十二指肠镜及超声内镜的消毒与维护

一、十二指肠镜清洗消毒

近年来，随着现在消化内镜诊疗技术的普及与发展，消化内镜的种类越来越多，但由于内镜的材料特殊、精密度高、管道细长、结构复杂，使用后的清洗消毒难度大，不适于高温消毒，同时也由于其价格昂贵，购置数量有限，检查人数与内镜数量不相匹配，不能确保充分的消毒时间，造成消毒不彻底，有引发疾病传播的危险。医院规范化的清洗消毒环境以及专业人员的高效安全规范的清洗消毒流程，既能保证内镜及附件的使用寿命，又能防止交叉感染的发生。因此，做好内镜清洗消毒的质控也是术前最重要的准备之一。

在所有种类的内镜中，十二指肠镜的清洗消毒是最复杂、清洗难度最高的一种。十二指肠镜与其他软式内镜结构不同，在细长的抬钳器管道中有抬钳器钢丝通过，前端有可拆卸的先端帽及结构复杂的抬钳器，是清洗消毒的难点。若一些隐藏的部位遗漏清洗或者消毒不彻底很容易发生相关感染。2015 年 3 月，美国华盛顿州一医院报道了 32 例 ERCP 相关耐药大肠埃希菌感染暴发，出现了严重胆道及胰腺感染，超过 30% 的患者死亡。研究表明，污染的十二指肠镜引起多重耐药的肺炎克雷伯杆菌传播率为 45%，感染发生率为 11%，国内外相关学会会议针对近年来十二指肠镜污染问题出台了相应的十二指肠镜再处理注意事项：强调"三高"，即高关注、高要求、高标准；"三严"，即严培训、严控制、严管理；以此标准来加强对十二指肠镜清洗消毒。

（一）十二指肠镜清洗消毒基本原则

所有软式内镜每次使用后均应进行彻底清洗和高水平消毒或灭菌，软式内镜及重复使用的附件、诊疗用品应遵循以下原则进行分类处理。

1. 进入人体无菌组织、器官或接触破损皮肤、破损黏膜的软式内镜及附件应进行灭菌。

2. 与完整黏膜相接触，而不进入人体无菌组织、器官，也不接触破损皮肤、破损黏膜的软式内镜及附属物品、器具，应进行高水平消毒。

3. 与完整皮肤接触而不与黏膜接触的用品宜低水平消毒或清洁。

（二）十二指肠镜清洗消毒流程

彻底的手工清洗是手工和机器消毒的先决条件。目前对于内镜（包括十二指肠镜）再处理的指南推荐中，处理流程包括床旁预处理、测漏、手工清洗、高水平消毒及灭菌、干燥、储存等步骤，消毒时内镜设备应完全浸泡在 0.55% 的邻苯二甲醛或其他等效的化学消毒剂内进行灌洗，所有的孔道内必须充满消毒剂，邻苯二甲醛浸泡及循环消毒不少于 5min。有条件的单位可使用内镜消毒机，根据不同内镜消毒机选择相应的消毒剂。在完成手工清洗程序后，遵循消毒机操作说明规范进行机器消毒。灭菌后的内镜、附件及相关物品应当遵循无菌物品储存要求进行储存。

1. 手工清洗

（1）将内镜完全浸泡在洗涤液中，将所有按钮及活检阀门取下。

（2）用绒布彻底擦拭内镜所有外表面，顺序从导光插头杆部到操作部最后擦至插入部，擦拭镜头时应顺着注气注水孔方向，以免堵塞孔道。

（3）用水枪及短毛刷冲洗、刷洗三个孔道（吸引孔道、注气注水孔道及活检孔道）。用长毛刷刷洗内镜活检孔道及吸引孔道，直至无污染物。

2. 先端部清洗

（1）取先端帽，一手握住弯曲部的保护套，另一只手握住先端帽的顶端。

（2）向着内镜方向推入先端帽约 1mm，逆时针旋转 2 ～ 3mm。

（3）从内镜上轻轻拉出取下先端帽。

（4）保持弯曲部平直。

（5）选用软毛刷插入内镜先端部的钳子管道开口，来回刷洗钳子导丝锁定槽，钳子管道开口凹槽。

（6）重复此步骤，直到清除所有碎屑。

（7）手握先端部并保持抬钳器，低于手指的同时，使用刷子刷洗抬钳器两侧、抬钳器内部凹槽以及抬钳器的中轴，周围用软毛刷刷洗内镜先端部，刷洗时应保护镜头避免划伤。

3. 抬钳器管道的清洗

（1）将抬钳器浸入洗涤液，反复升降抬钳器 3 次，用 30ml 注射器连接专用管向抬钳器内部注入洗涤液进行冲洗。

（2）将专用清洗管与抬钳器管道接头相连，用 5ml 的针筒注入 15ml 洗涤液冲洗后卸掉清洗管并浸入洗涤液中。

（3）最后灌洗完后排出管道中的洗涤液。

（4）用 5ml 的针筒向抬钳器管道冲洗 5ml 水，用 5ml 空针注入 10ml 空气。

4. 先端帽及按钮的清洗

（1）先端帽进入洗涤液中，用 30ml 注射器冲洗先端帽内部和凹陷部位。

（2）用软毛刷将先端帽外表面、内部金属部及凹槽进行刷洗，直至无污染物。

（3）取出吸引帽、注气注水帽及活检阀门进行相应管道刷洗，最后进行 5min 的 33～48kHz 超声清洗。

5. 漂洗

（1）将清洗后的内镜连同全管道灌流器、按钮、阀门移入漂洗槽内。

（2）使用动力泵或压力水枪充分冲洗内镜各管道至无清洗液残留。

（3）用流动水冲洗内镜的外表面、按钮和阀门。

（4）使用动力泵或压力气枪向各管道充气至少 30s，去除管道内的水分。

（5）用擦拭布擦干内镜外表面、按钮和阀门，擦拭布应一一更换。

6. 消毒灭菌

（1）将内镜连同全管道灌流器，以及按钮、阀门移入消毒槽，并全部浸没于消毒液中。

（2）使用动力泵或注射器，将各管道内充满消毒液，消毒方式和时间应遵循产品说明书。

（3）更换手套，再向各管道至少充气 30s，去除管道内的消毒液。

（4）使用灭菌设备对软式内镜灭菌时，应遵循设备使用说明书。

7. 终末漂洗

（1）将内镜连同全管道灌流器，以及按钮、阀门移入终末漂洗槽。

（2）使用动力泵或压力水枪，用纯化水或无菌水冲洗内镜各管道至少 2min，直至无消毒剂残留。

（3）用纯化水或无菌水冲洗内镜的外表面、按钮和阀门。

（4）采用浸泡灭菌的内镜应在专用终末漂洗槽内使用无菌水进行终末漂洗。

（5）取出全管道灌流器。

8. 干燥

（1）将内镜、按钮和阀门置于铺设无菌巾的专用干燥台，无菌巾应 4h 更换 1 次。

（2）用 75%～95% 乙醇或异丙醇灌注所有管道。

（3）使用压力气枪，用洁净压缩空气向所有管道充气至少 30s，致其完全干燥。

（4）用无菌擦拭布、压力气枪干燥内镜外表面、按钮和阀门。

二、超声内镜清洗消毒

超声内镜与十二指肠镜都属于软式内镜，其清洗消毒过程规范与十二指肠镜基本一致。唯一不同在于超声内镜没有先端帽，所以省去了先端帽这一步清洗，但是超声内镜前端有超声探头和水囊。以下就超声内镜特殊的水囊管道部分的清洗方法进行阐述。

1. 取下水囊　使用干纱布轻轻擦干水囊表面，揭起水囊的后端取下水囊丢弃。取下时勿在超声换能器表面挤压水囊，否则超声换能器可能损坏，导致图像异常。取下后需再次确认超声换能器的表面有无划伤。

2. 水囊管道的刷洗　使用水囊管道专用清洗刷插入吸引活塞侧壁，直至水囊安装槽末端。将清洗刷拉出管道，并在清洗液中清洗刷毛。反复清洗直至完全除去所有污物。

三、内 镜 储 存

十二指肠镜及超声内镜清洗消毒后都需要储存，镜体需悬挂于内镜柜中，弯角固定钮置于自由位，储存柜每周清洁消毒一次，污染时随时清洗。灭菌后的内镜，遵循无菌物品存放要求进行储存。有指南认为安全的储存时间应更短，每次使用前应进行消毒，终末漂洗及干燥。

四、十二指肠镜及超声内镜日常保养

十二指肠镜、超声内镜是一种会发生老化、疲劳及损伤的高级消耗医疗器械，内镜需定期进行检测与维护，可以延长内镜的寿命，减少维修成本，从而提高工作效率，提高检查和治疗质量，确保患者的安全，也可以规范操作技术。

（一）内镜的测漏

每次清洗前进行测漏是早期发现内镜破损的有效办法。对测漏的忽视是导致内镜寿命降低的重要因素；同时，内镜内腔破损也是消毒失败的重要原因之一，必须重视测漏。但鉴于国内大多数医院患者数量大，内镜数量相对较少，周转快，每次使用后即测漏可操作性较差，因此规定"内镜使用后应按以下要求测漏：宜每次清洗前测漏，条件不允许时，应至少每日测漏 1 次"。内镜测漏的基本顺序如下。

1. 连接光源装置。

2. 按入内里的金属棒，测试送气正常。

3. 连接通气阀。

4. 把整支内镜放入水中。

5. 在水中打弯，并仔细观察 30s。

6. 发现有连续的气泡冒出，说明内镜漏水，立即联系维修人员。

7. 将整支内镜从水中取出。

8. 依次关掉光源，拔下测漏器。

9. 待内镜的空气逸出后，才从内镜上拔下测漏器，若内镜残留过高的气压可造成损坏。

10. 测漏时内镜要完全浸在水中，切勿在水中连接或拔下测漏器或防水盖。切勿在水中关掉光源装置，避免产生反压力，令水倒流入内镜，造成损坏。

（二）内镜的保养

1. 清洗消毒保养

（1）检查内镜后必须先进行床旁的预处理，预处理后随即盖上防水盖，然后再进行测漏、手工清洗、消毒液浸洗、无菌水洗净、干燥保存、妥善保管的程序进行。

（2）清洗后需用干净的毛巾或纱布蘸取乙醇或洗涤液擦拭，禁用有机溶剂清洗，更不要用锋利尖锐的物品碰击以免划伤外表皮。

（3）内镜进行灭菌时，不可进行高温高压灭菌。一般高温高压标志一般标有"AUTOCLAVE"或"AUTOCLAVABLE"或涂有绿色标识。

（4）内镜进行清洗时不可将内镜折叠弯曲过度，放入洗消机时一定要观察内镜全部放入，防止夹伤。

（5）消毒后的内镜需有所标识。

（6）清洗过程中发现的破损的按钮配件需进行标注或处理。不可再次使用。

2. 储存的保养

（1）在保存内镜之前，请确认内镜表面和所有管道完全干燥，残留水气有助于空气中的细菌在内镜内外繁殖增生，造成污染。

（2）不可将紫外线直接照射于内镜表面，会导致内镜外皮破损。

（3）干净的内镜应该垂直挂放在干燥、温度适中的地方，手提箱不宜用作保存清洗和消毒后的内镜，只可用作运输工具。

（4）长期不用的内镜应每 1～2 周检查 1 次，注意有无发霉、生锈，各牵引钢丝是否灵活，并定期吹干活检管道。镜面污物可用乙醚、乙醇或硅蜡擦净。

（5）在存放内镜时，按照生产厂家说明需将所有盖子、按钮、阀门卸下，储存超过 24h 后应再次重新清洗消毒使用。

（6）超声内镜在储存时尽量使用保护套将前端探头部分保护起来存放。

3. 操作保养

（1）内镜轻拿轻放，操作规范。

（2）不配合的患者需专人看护口垫，防止意外咬破内镜。

（3）在插入配件时如有阻力立即取出，不可使用暴力，选用符合内镜孔道的配件进行操作。

（4）取支架时，若需用异物钳时，异物钳在未出钳道时不可将异物钳张开，防止划伤钳道。

（5）超声内镜在进行穿刺或其他治疗时，不可暴力进出器械，每次使用穿刺针在结束穿刺时一定将针完全收回针鞘内，以免划伤内壁。

五、十二指肠镜及超声内镜常见故障及原因

（一）内镜漏水

1. 镜头漏水　发现镜头积聚雾气，致使影像模糊。

2. 抬钳器管道漏　进入镜进水，光纤发霉，损坏导光性能。

3. 电子零件浸湿　浸湿的电子零件（包括 CCD）除了导致零件本身及连接的电子产品损坏外，更会造成触电的危险。使用漏水的内镜进行高频电烧操作时，会对患者及手术者造成危险。

4. 内镜弯曲角度过大　内镜操作时弯曲角度不当可导致钳子管道变形，产生附件插入的问题，弯曲部位橡皮会被注射针或者和谐夹划伤损伤。

5. ERCP 配件直径预估错误　暴力进行插入或拔出或使用穿刺镜、穿刺针未完全收回均可导致内镜内壁损伤。

6. 内镜放置不当　内镜放置时先端部位与其他设备发生剐蹭损伤。

7. 口垫脱落内镜咬伤　操作时患者突然清醒或口垫脱落导致内镜咬伤。须立即进行测试是否有漏水。若发现内镜漏水须立即联系工程师进行维修不可再进行操作或清洗。

（二）送气送水不通畅

1. 送气水瓶"O"形环损坏、遗失、变形、安装不宜导致送气送水不畅。

2. 活检帽、吸引、注气注水帽安装不当、堵塞或破损。

3. 清洗不当或者使用后未能立即清洗使污垢在注气注水口堵塞。

4. 清洗附件不当，脏物把喷嘴堵住。

5. 擦拭镜面时方向错误，棉纱絮头堵塞喷嘴。

6. 在操作完毕后应将内镜先进入清水及多酶液清洗过后再进入消毒液中，有时会使用戊二醛消毒内镜，而戊二醛是一种组织固定剂，使蛋白质变性而固定，脏物结晶淤留在管道内及表皮。

7. 使用了损坏的附件，附件在管道里打结。

（三）吸引故障

1. 刷洗管道时，管道刷洗方向不正确，损坏按钮装座，使之漏气。

2. 活检钳道处的堵塞。

3. 吸引按钮孔道堵塞。

4. 吸引装置密封不良。

（四）显示故障

1. 湿的光源接头端直接插入光源。

2. 各种操作不当导致操作按钮损坏或失灵。

3. 冷光源连续应用时，不必每次关闭电源，以免减少灯泡寿命。换灯泡时要小心，位置要准确，勿用手指触摸反光罩内面。如有灰尘，宜用绸布轻擦，或用毛笔轻弹，也可用吹灰球吹去灰尘，以防减弱光线。备用灯泡宜保存于干燥处。

规范的内镜操作，严格的内镜检测与维护保养，及时发现问题，解决问题，延长内镜寿命，既能保证患者的安全，也是对自身的保护，可以更加顺利进行检查与治疗。

（苗　龙　马燕妮）

第四节　ERCP 诊疗基本技术

一、十二指肠镜插入

十二指肠镜是完成 ERCP 诊疗手术的主要设备之一，能够顺利将十二指肠镜插入十二指肠并明确定位十二指肠乳头是 ERCP 成功的最基本条件，熟练的十二指肠镜插入技术是 ERCP 医师具备的基本技能。但是十二指肠镜是侧视镜不同于胃镜、肠镜，视野受到侧视镜的局限性而无法像胃镜那样全面，十二指肠镜的插入应当缓慢而仔细，避免插入造成损伤或者遗漏病变。

（一）术前准备

1. 患者准备　十二指肠乳头状态是 ERCP 成功与否的重要条件，而患者的情绪、精神状态可以影响其处于紧张或者松弛状态。由于患者对 ERCP 缺乏了解，患者及其家属对手术具有一定的恐惧心理，因此术前应向患者做好解释工作，以缓解患者的紧张情绪，消除其顾虑。

（1）向患者重点介绍 ERCP 优点，说明十二指肠镜是经口入镜，患者会产生不适感，应教会患者做吞咽动作及张口呼吸，以便术中更好地配合。

（2）ERCP 开始前采集上腹部 X 线平片，以备后续拍片对比诊断。同时可提供直观的信息，可以用作造影剂注射后的参照基准，也有利于判断胰腺钙化、肋软骨钙化、手术夹、游离气体和胆道积气等情况观察。还可以避免不必要的 ERCP 操作（如取支架患者，显示支架脱落位置）或是延迟进行当前的 ERCP 操作（如术前 CT 检查口服的造影剂蓄积干扰 ERCP 术野的观察）。

（3）患者进行镇静用药前应再次检查静脉通道的位置、输液器规格和合适的效果，确保术中静脉输液通路通畅。如果一条静脉通路无法保证安全时，需要建立第二条静脉通道。

（4）在术前确定患者是否有药物过敏史，特别是对抗生素或造影剂。ERCP 术中造影剂的不良反应十分少见，术中人体吸收的造影剂剂量较少，若患者曾有静脉注射造影剂引起不良反应的病史，术前 12 ～ 13h 给予糖皮质激素或抗组胺药物。内镜医师需要有预防变态反应的方案及必要的药品准备。

（5）术前常规进行心电图、凝血功能、血压等检查，排除有严重心、肺、脑、肾疾病，碘过敏试验及抗生素过敏试验阳性患者，备好造影剂。

（6）患者穿衣不宜太厚，以适应 X 线拍摄要求，取出义齿和金属物品。

（7）术前保证上消化道空腹状态。

（8）术前 30min 肌内注射山莨菪碱 10mg、地西泮（安定）5 ~ 10mg，以起到镇静、松弛平滑肌及减少腺体分泌的作用。术前 30min 口服利多卡因胶浆 20ml。特别紧张的患者给予哌替啶 5mg 肌内注射。

2. 患者体位及 X 线检查　准备开展 ERCP 时，患者可有多种手术体位，包括俯卧位、仰卧位、倾斜位、左侧卧位。不同的术者对患者有不同的体位习惯；但患者手术体位的选择，受以下情况影响。

（1）患者自身情况，例如体型、腹部存在伤口或引流管、颈部活动受限度麻醉方式和气道因素及 X 线成像需求。

（2）左侧卧位及倾斜位可以清楚地呈现肝外胆管的影像但是不能充分观察到胰管或肝门部胆管的影像。

（3）患者处于俯卧位或仰卧位更利于观察胰管及肝门部胆管。然而，使用 C 臂透视仪可以克服任何由患者体位引起的图像盲区，患者的体位与手术成功率及不良反应发生率也无明显相关性。

在临床实践中，当患者仰卧位时，为了维持内镜能够直视十二指肠乳头，需要采取顺时针旋转以维持十二指肠镜位置。一般需要旋转内镜来调整视野轴，术者多需背对着患者进行操作，调整内镜室监视器的位置有助于图像的观察。患者呈仰卧位时，如果没有保护措施，容易引起吸入性肺炎。仰卧位时 ERCP 的操作难度可能增加。

（4）检查过程中密切观察患者的血压、心率及血氧饱和度，必要时给予氧气吸入，如发现异常情况及时报告术者。协助患者将牙垫咬好并固定，防止恶心、呕吐时牙垫脱出，患者一般取左侧卧位，屈膝，头后仰（使咽喉部与食管呈直线），轻轻咬住牙垫，嘱患者口水自然流出不要吞咽。

3. 操作医师准备　进镜前首先保证自己是在患者和显示器之间合适的位置，以便操作和观察。检查大小旋钮，检查固定阀、送气 / 水装置、吸引装置是否正常，进行操作器平衡调节及检查 ERCP 相关的电外科工作站。

（二）十二指肠镜进镜方法

右手持镜身于 20cm 处，左手持操作柄置于左前胸，活动大小旋钮看清十二指肠镜前端活动方向。内镜进入时将镜身前端贴近患者舌面，看见舌中线后将舌面图像调整至显示器正上方进镜，距门齿约 15cm 时可见到声门（图 2-1）。

先观察两侧梨状隐窝（图 2-2），一般选左侧梨状隐窝作为进镜方向。此时左手右旋操作柄（顺时针方向）并上推大钮，右手轻轻推送镜身。向前推送的过程中遇到阻力时可以一边旋转镜身，一边向前推送或嘱患者做吞咽动作（局麻患者）。进入食管时会有落空感，视野中看到直行血管和淡红色黏膜（胃黏膜橘红色），即可确定已进入食管。

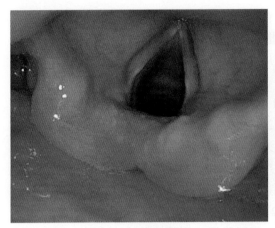

图 2-1　进镜观察声门

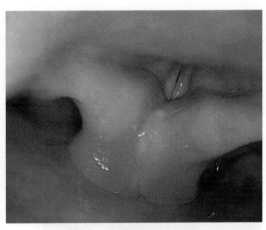

图 2-2　进镜观察梨状隐窝

如果视野中看到的是无规则的网状毛细血管，说明很可能是在梨状隐窝内或食管憩室内，需退镜重进；如果看到视野中一片苍白或灰白环状结构，说明进入气管了，必须立即退镜。

进入食管后即可"循腔进镜"，适当注气观察食管有无狭窄、炎症等病变，并采集图片。进镜至齿状线时注气，在齿状线清晰时采集图像并观察齿状线范围（图 2-3）。

继续进镜至胃内，胃内会因为镜头与胃黏膜贴近而显示橘红一片，需少量注气使胃体轻度张开，此时可看到胃黏膜皱襞和黏液湖（如黏液湖

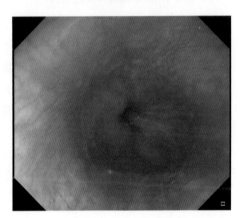

图 2-3　内镜下齿状线

量多可以吸引），然后上推大钮、下打小钮沿胃体上部小弯侧循腔进镜。若在通过胃体时看到黑色镜身，说明胃镜已在胃底反转，此时可退镜至贲门下方调整方向后再进入。看到胃部病变及时拍照。在胃体循腔向前进镜时会看到一拱形结构，为胃角，是胃体和胃窦的分界线。镜身前端位于胃体和胃窦的交界处时，左手下打开大钮、右手慢慢向前推送，此时镜身会反转过来，可以看到胃角和黑色镜身，观察胃角并拍照。向后退镜，一边退镜一边注气，展开胃黏膜，胃镜前端沿胃体小弯侧提拉至胃底，左手旋转操作手柄观察胃底、黏液湖和贲门，黏液量多时可吸引，视野不清可注水冲洗。胃底拍照后缓缓放开大钮，继续进镜，通过胃角会看到平坦的胃窦黏膜和幽门。胃窦部有蠕动波，会影响胃窦部的观察和拍照，可待蠕动波过去后注气展开胃窦进行观察拍照。

因为个体差异，胃形不同会影响从胃窦进入十二指肠。此时需不断调节旋钮和镜身对准幽门口进镜，通过幽门时也会有较明显的落空感，若看到绒毛状的黏膜，说明胃镜前端已进入十二指肠球部。观察十二指肠球部有无病变并拍照，继续向前进镜，在进入十二指肠降段前会看到一新月形结构——十二指肠上角，是球部与降部的分界线。

从球部进入降部有一定的难度，向前进镜到十二指肠上角右侧视野即将消失的时候充分右旋镜身（左手持操作柄右旋，一定要充分），缓慢下压大钮到底并保持，进镜，

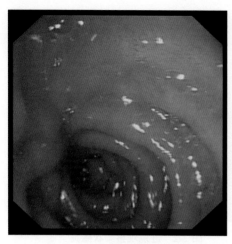

图 2-4　十二指肠降段起始部

如果看到有环形皱襞的肠黏膜，说明已经进入十二指肠降部。

（三）正确的十二指肠乳头摆位

1. 十二指肠镜到达十二指肠降段起始部后（图 2-4），术者可通过两种操作使内镜前端到达主乳头对面。内镜稍左旋，轻轻推进 2 ～ 3cm，右旋并固定小钮，然后右旋镜身，稍上推大钮 / 回拉镜身，内镜前端便可到达主乳头下方。

2. 深插内镜，经内镜前端越过主乳头，送镜至十二指肠降段，再将小钮完全右旋、固定、回拉内镜操作。当十二指肠降段处于游离状态（如肝叶切除术后）或主乳头异常低位时，只有通过深插内镜才能达到理想位置。进镜开始时将主乳头开口置于视野中心位置进行观察。然后插管，器械将从视野右下方进入，理想的主乳头开口位置应控制在视野稍偏上偏右。成功完成胆管插管。

3. 术者应持稳十二指肠镜，保持内镜前端低于或接近十二指肠主乳头（将主乳头稳定在视野水平中点之上）。若内镜前端置于主乳头上方，插管将非常困难。

4. 在插管之前，需要尝试尽可能将主乳头保持在一个理想位置。有时需要采用"长镜身"状态才能达到理想位置，即向下推进并左旋（向视野中的左侧壁）镜身，镜身将抵住胃体大弯，内镜先端到达主乳头下方位置，通常情况下内镜前端将从主乳头下方接近乳头开口（当主乳头开口置于合适位置后，向上或向下推动大钮将分别使内镜前端离开或靠近主乳头）。

5. 微调小钮将内镜头端在乳头上方或下方移动，旋转小钮幅度要小，过大将使内镜头端从一边移向另一边。

6. 主乳头的大小、形态、方向与十二指肠的关系，腔内、腔外段胆管的假想方向，都是影响胆管插管的重要因素。如乳头周围存在憩室，则可能会改变插管方向。大量注气致胃肠腔过度膨胀，则不易保持理想的插管位置。

（四）术后管理

1. 一般管理　观察生命体征及腹部情况，注意有无消化道出血症状，术后禁食 24h，并于术后 6h 抽血查淀粉酶，术后 24h 复查血淀粉酶。如血淀粉酶大于参考值 3 倍，同时伴腹痛、腹胀，应立即按急性胰腺炎处理；如淀粉酶正常，可根据情况逐步恢复饮食，腹痛无明显不适，可由流质饮食到低脂半流质饮食，直至正常饮食。

2. 并发症的观察　ERCP 的常见并发症为急性胰腺炎、胆囊炎、出血及穿孔。急性胰腺炎表现为中上腹及左上腹痛，伴有呕吐、发热、左上腹压痛，术后血淀粉酶升高。胆管感染表现为右上腹疼痛、发热、黄疸，如并发化脓性胆囊炎可有中毒性休克表现。出血及穿孔相对较少，如有黑粪或腹胀、腹部膨隆、腹膜刺激征，应积极检查和治疗范围。

3. 出院指导　指导患者出院后注意休息，保持良好的饮食习惯，少食多餐，避免暴饮暴食和高脂肪食物，告知患者出现腹痛、呕吐、发热等情况应立即返院就诊。

（五）总结

术前良好的心理护理和充分的准备，术中准确的配合，术后严格的饮食管理及腹部情况的观察，血尿淀粉酶的监测及加强对并发症的观察，促进胆管系统的充分引流是ERCP 成功的重要条件。患者个体差异千差万别，根据具体情况选择合适的方法。如果操作困难多次尝试未能成功，适时放弃也许是明智的选择。

二、ERCP 技术 - 插管

ERCP 的首要难点即为插管，反复或长时间的尝试插管可增加术后胰腺炎的发生概率。术前合理选择适应证，仔细评估手术风险，选择合适的操作方式，做好术前准备，是优化治疗效果，减少并发症的前提。总之，快速顺利完成插管是 ERCP 成功的第一步。

（一）括约肌切开刀（方形刀）乳头插管

乳头插管现多采用括约肌切开刀（图 2-5），其在插管过程中能调节方向，更容易进入胆管末端，优于造影导管。插管动作要轻柔，根据胆管的走行调整插管方向，不可蛮力操作，避免损伤胆管。

（二）造影

造影引导下插管术可以显示管道系统解剖位置，并可根据造影图像及时调整插管方向（图 2-6），但反复多次注射造影剂可使胰管显影，增加 ERCP 术后胰腺炎发生率，研究显示其发生风险与胰管显影次数及程度成正比。与之相比，导丝引导插管术在提高插管成功率、降低术后胰腺炎发生率

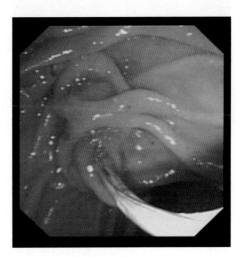

图 2-5 括约肌切开刀

方面更具优势，特别是柔软亲水导丝，插入胆管更加容易，可减少造影需要，即使插入胰管，相关文献显示其术后胰腺炎发生率较造影剂注入胰管更低。

（三）导丝引导插管

导丝引导插管术是利用导丝确认胆道深部走行，从而避免造影。可选用括约肌切开刀直接深插入胆道，再用导丝探入确认方向完成插管（图 2-7）。此法快捷高效，适于经验丰富医师。面对一般难度较小者，也可先用括约肌切开刀进入乳头内共同段，向胆管方向深入 2 ～ 3mm，再用导丝探及深部胆管走行，引导完成插管。亦或直接将导丝置于括约肌切开刀前 2 ～ 3mm，一边确认胆管走行，一边进入完成插管。

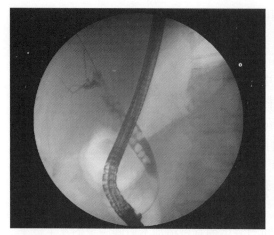

图 2-6 插管成功后道管显示胆总管结石

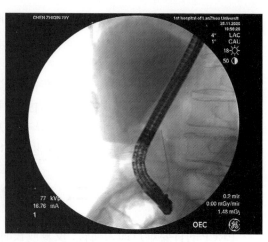

图 2-7 导丝引导插管

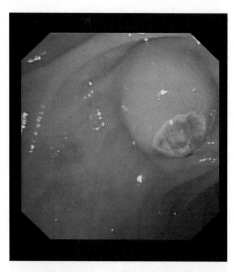

图 2-8 乳头最高点 12 点位置

（四）插管

以乳头的长轴作为参照线，其与乳头的最高点对应为 12 点位置（图 2-8），但亦可因解剖改变而移动。胆管开口一般位于 9 ～ 12 点位置，多位于 11 点位置。胰管方向多位于 5 点位置。

胆管开口与跨越十二指肠壁之间的胆管部分，常被称为腔内段。使用括约肌切开刀对着乳头开口 11 点位置，向着假想的腔内段胆道轴向轻柔插入，接着导丝向前探路，根据走向判断胰管和胆管，因为胰管和胆管有可能相伴而行，除非导丝显而易见地插入胆管，否则不能排除导丝进入了胰管分支的可能。一旦成功，术者可能会有括约肌切开刀进入胆总管（CBD）的落空感。如尝试几次仍未成功，可开始时注射小剂量造影剂明确胆管走行，采集一个静态的图像，将其与动态 X 线透视图像即时比对，引导下一步插管操作，该种造影方式可减少造影时胰管显影，降低术后胰腺炎发生率。如在 X 线透视下见导丝头端在乳头内形成"J"形环，可能是导丝顶在共同段或胆管括约肌侧壁，可缓慢推拉导丝或括约肌切开刀以消除弯曲。有时因为插管时扭曲乳头致使导丝无法插入，轻微回撤括约肌切开刀以消除扭曲。

（五）小乳头

如乳头较小时，括约肌切开刀头端比乳头可能要大，选择性插管会难度增加，此时可用导丝引导下插管或选用 5Fr 或 4Fr 或 3Fr 的超细造影导管完成插管。

（六）十二指肠憩室旁乳头插管

如果十二指肠降部存在憩室，乳头常位于憩室的下侧边缘或憩室内，通常在憩室 4 ～ 8

点位置（图 2-9）。约有 10% 患者的乳头藏于憩室内，导致插管困难。存在憩室时胆道解剖常发生变异，胆道和胰管开口位置可能发生移动，乳头开口位于憩室边缘或内部时其胆道起始段可沿水平方向走行，这就需要用特殊的操作技术。用导丝或者括约肌切开刀外翻乳头，暴露开口，判断胆道走行后再行插管。如憩室够大可伸进内镜，便可在直视下插入胆管入口（图 2-10），但应注意精细操作，避免憩室穿孔。

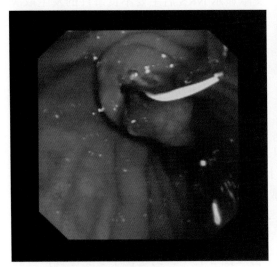

图 2-9 十二指肠壶腹部存在憩室

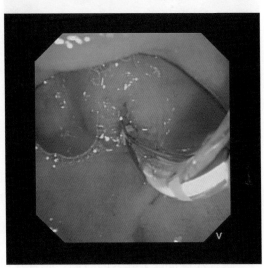

图 2-10 憩室内乳头插管

（七）困难插管

一般认为困难插管指使用常规插管技术无法实现 ERCP 附件导丝进入胆管称之为困难插管，换句话说就是利用常规插管技术尝试插管的最少次数（5 ~ 15 次）和使用标准插管技术进行插管花费时间（通常 5 ~ 20min）。ESGE 指南中定义的困难插管有两种：①完整乳头的胆管插管持续时间超过 5min；②导丝意外插管主胰管超过 1 次，遇到这种情况，可用亲水导丝轻柔置入胰管并留置导丝，另用一枚导丝，再次行胆道插管，完成后沿胰管导丝留置胰管支架（图 2-11）。亦可先行在不超过胰管弯曲部的尖内侧端置入胰管支架，再用括

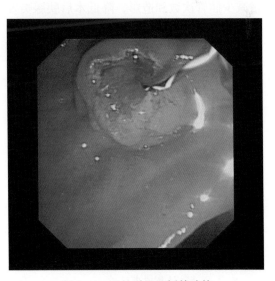

图 2-11 导丝引导下插管胰管

约肌切开刀直接插入胆管或者导丝引导完成插管。如若此方法失败，熟练内镜医师可以考虑沿支架上方行针状刀括约肌切开术（needle-knife precut sphincterotomy，NKS）。亦可选择停止手术，待 2d 后乳头水肿消退，再次尝试插管。或者转院至专科医疗中心尝试再次插管。

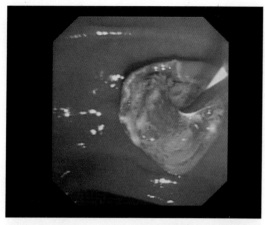

图 2-12　切开乳头后显露胆管开口

（八）NKS

NKS 或括约肌预切开术是切割分离乳头表面黏膜及黏膜下层以显露胆管开口（图 2-12），是一种面对困难插管的补救措施。文献显示 NKS 后主要不良事件的发生取决于插管情况而不是 NKS 本身，建议其由经验丰富的内镜医师操作，以降低术后胰腺炎的发生率及严重性，并提高插管成功率。针状刀的切割刀丝伸出部分应调整在 2 ～ 3mm，便于控制切割深度，抵在乳头开口的上方，以可控的、逐步切割的方式，沿乳头长轴向上 12 点位置逐渐切割胆管开口上方的软组织，显露胆管开口，随后完成插管操作。插管成功后，应以常规方式行胆道括约肌切开。预切开前建议放置胰管支架，保护胰管开口并协助定位胆管开口，并在完成插管操作后继续放置 72h 以上。

（九）胰管插管

胰管开口常位于乳头的右侧、胆管开口下方（图 2-13），约定位于 5 点位置，可静脉注射促胰液素促进胰液分泌从而使胰管开口扩张，方便寻找。完成定位后，选用直径小的导丝沿水平向右轻柔插管（图 2-14），或者少量注射造影剂完成胰管显影，但应尽量减少插管次数和造影，降低术后胰腺炎发生风险。

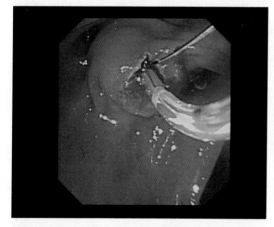

图 2-13　胰管插管

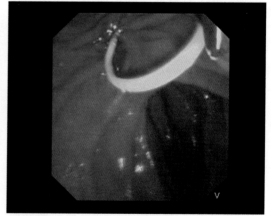

图 2-14　胰管支架

（十）质量控制

高质量插管技术是安全有效地完成 ERCP 手术的基石。要严格遵守插管操作规范，以患者安危为第一要求，不要过分追求操作完美，困难插管应交予经验丰富的高年资医师和三级医疗中心。随着个人和团队的操作经验增加以及器械的进一步完善，插管会更加得心应手。

三、ERCP 术中造影

ERCP 操作过程中，胆胰管是内镜医师准确显示病变部位及性质的主要手段。无论是诊断性还是治疗性 ERCP，操作期间所获得的图像顺序应当能描述诊疗的过程。

（一）造影剂

内镜医师对造影剂的选择不尽相同，有些情况下可能需要二氧化碳气体造影。对于常规的造影剂（如泛影葡胺）在寻找结石时可选择将造影剂稀释到 50% 的浓度，也可用原浓度的造影剂缓慢注射，以便发现充盈缺损，还可将原浓度的造影剂注射后追加注射生理盐水，以提高透明度，因此可用原浓度造影剂。各种浓度可产生不同的成像效果。

ERCP 操作前，患者于俯卧位摄 X 线片可以显示残留的造影剂、钙化灶、引流管、已放置的支架及其他一些可能在造影时干扰目的区域的物品。大多数胆石为 X 线阴性结石，即不能在平片上看到，但胰腺结石常能看到。

一旦注入造影剂，管腔内的 X 线阳性结石可能会被掩盖。诊断性图像应包括造影剂早期充盈和完全显影，在肝胰壶腹内向主乳头注射造影剂可以显示胆总管远端。肝外胆管注射后正常管径为 3 ～ 9mm，年长者及胆囊切除术后的患者可能更宽，但胆管直径不会在术后立即显著增加（图 2-15）。

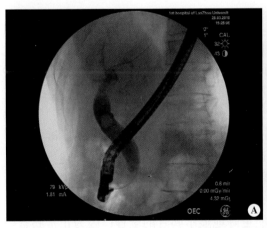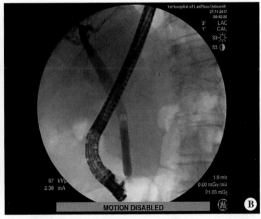

图 2-15　造影显示胆总管结石

（二）获得高质量的 ERCP 造影图像

1. 调整体位获得最佳图像　胆囊管汇入胆总管的变异使得显示胆囊管时需要患者调整体位。当胆总管与胆囊管颈部之间形成较长的共同通道时，是发现胆囊管颈部入口或胆囊管结石的最佳位置，通常是左前斜位。

显示肝左、右管汇合处的最佳体位是右前斜位，特别是在评估肝门部肿瘤时。患者取俯卧位或左侧卧位时，由于重力原因，左侧肝内胆管优先显影。嘱患者取右侧卧位或仰卧位，有助于右侧胆管显影。后段分支则在患者仰卧位时最容易显示。有些时候需要将操作台头端向下倾斜才可使右侧肝内胆管显影。

2. 造影时需要考虑的其他问题

（1）肝总管近端注射造影剂或球囊阻塞注射造影剂都有助于所有肝内胆管同时显影。

（2）如果肝内胆管系统充分显影，而患者改变体位后胆囊管和胆囊仍不显影，则要怀疑胆囊管是否阻塞。为充分显示所有的肝内胆管，改变患者的体位对肝管汇合处附近显示尤为重要，注射造影剂应在狭窄处附近进行注射。

（3）造影剂注入后迅速消失的需要警惕是否存在异常胆管或根本不在胆管内。如果存在变异或重叠交错的胆道结构时，改变患者的体位也有助于准确判断胆瘘的部位。当发现造影剂渗漏时应持续注射，同时改变成像角度以发现渗漏的位置。成像在狭窄区域附近注射造影剂可以更好地鉴别其狭窄的程度和特征，同样在胆瘘或梗阻部位（或利用球囊封堵）附近注射造影剂可以更充分地掌握病理状况。

（4）为显示胆道被内镜遮挡的部分（通常在肝外胆管的胰腺上段），需改变内镜的位置。如果胆道狭窄段较长，通常需要体位变动90°后获取影像，以显示狭窄的特征及腔外的影响。对于由肝实质性疾病（如多囊肝或者肝硬化造成的肝内胆管异常）也应如此。观察造影剂引流状况时可以在摄片前将操作台头端抬高几分钟。最终图像提示支架不通畅或位置不当时有必要进一步干预。

（三）胰管造影显像

胰头和胰尾的位置相对于胰颈和胰体更靠后。因此，当患者俯卧于操作台上时，向乳头水平注射造影剂，造影剂必须对抗重力后才能到达胰尾部。改变患者体位至仰卧位时常可使胰尾部胰管更快显影。主胰管长约20cm且其内径变化不一。通常胰管内径在下游或乳头附近的胰头区最粗，越往远端或胰尾区时胰管的内径则越细（图2-16）。正

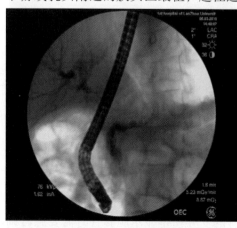

图 2-16　胰管造影

常情况下，注射造影剂后胰管的内径：胰头部4mm、胰体部3mm、胰尾部2mm，年长者可超过此管径。如患者的胰腺在腹部走行有明显由前至后的曲线（CT或MRI轴向成像可见），那么左前斜位和右前斜位影像比仰卧位或俯卧位能更好地显示胰管的全程，因为正常胰管引流迅速，所以在注射造影剂期间以每秒2～3张的速度获取影像不仅可避免重复注射的危害，而且能使包括病变节段在内的所有胰管完全显像。重复高压注射造影剂可增加患者ERCP术后发生胰腺炎的风险。

（四）胰胆管造影诊断

1. 胆胰管内径的局部变化提示存在局部病理改变，需要进一步获取图像。如果导管放置于可疑狭窄或充盈缺损部位的上方，医师能确定受累区域已经充分显像。当狭窄的远端或下

游出现腺泡显影时，可以确信管腔狭窄或阻塞，绝非技术因素。同样重要的是当造影剂通过狭窄区域进入附近扩张管道时，造影剂会被稀释，有时还会分层，造成在评估狭窄长度或远端扩张程度时出现误差。在伴有显著狭窄和慢性假性囊肿的慢性胰腺炎中，常可以看到从狭窄部位的远端管腔出现造影剂外渗，这只能通过深插管至主胰管受累区域，注射造影剂才能观察到。患者复查时为了证明漏口是否已被封闭，可在先前外渗的部位注射造影剂有助于排除技术因素（目的管腔充盈不佳）造成的假阴性结果。无论外渗出现于胰管还是胆管，空腔的大小（当造影剂局部存留而非自由外渗）都可以因为造影剂剂量有限而被低估。

2. 内镜医师和放射医师需要充分交流，判断管腔内的充盈缺损情况，进行正确的评估。结石产生的充盈缺损与血凝块和胆管内软组织相似，但在操作中会有明显不同。可通过改变患者体位的方式来区分圆形或椭圆形气泡和有棱角的（亦可为圆形）胆结石或胰腺结石。当抬高操作台头端时，胆结石在胆道中向下移动，而气泡将向上运动。括约肌切开后会有气泡，有时大量气体进入胆道可影响结石的发现。在括约肌预切开或副乳头切开的病例中，气体在初次造影前就进入胆胰管，因而无法清楚显示结石的存在。即便在这种情况下，特别注意肝内胆管充盈缺损的形状和运动也有助于区分两者。

（五）总结

总之，现今 ERCP 的操作中有相当大的比例是治疗性操作，并且放射医师与内镜医师常同时在内镜 X 线室。因此，为了提交合格的放射诊断报告并与内镜诊断一致，相互交流就变得非常重要。

四、十二指肠乳头括约肌切开术

内镜下乳头括约肌切开术（endoscopic sphincterotomy，EST）是在经内镜逆行性胰胆管造影术的基础上。进一步发展起来的治疗性 ERCP 技术之一，内镜下利用高频电切将十二指肠乳头括约肌及胆总管末端部分切开的一种治疗技术。

（一）适应证

1. 十二指肠乳头疾病　壶腹周围良（恶）性肿瘤、乳头良性狭窄、Oddi 括约肌功能障碍（SOD）。

2. 胆道疾病　胆管结石、胆道寄生虫病、胆管癌、急性胆管炎等。

3. 胰腺疾病　急性胆源性胰腺炎、胰腺癌、复发性胰腺炎、慢性胰腺炎。

4. 配合内镜操作　为便于内镜治疗操作，扩大十二指肠乳头开口，如胆道内支架术、网篮取石术等。

（二）禁忌证

1. 上消化道梗阻，十二指肠镜进镜不能到达十二指肠降部乳头处。

2. 严重心、肺疾病不能耐受内镜检查及治疗，严重的肝肾衰竭。

3. 患者存在凝血功能障碍或出血性疾病。

（三）术前准备

1. 患者准备

（1）了解患者的病史、手术史、药物过敏史，了解影像检查及血（尿）常规、淀粉酶及生化检查，并全面了解患者一般情况。

（2）向患者及其家属介绍检查目的、检查中注意事项、可能出现的并发症及处理方法，消除患者的恐惧心理，并签署手术同意书。

（3）需要使用碘离子造影剂，应术前做过敏试验。

（4）术前 1 周停用非激素类解热镇痛药及其他抗凝血药物。

（5）术前禁食 8h 以上，禁水 4h 以上。

（6）术前 30min 肌内注射哌替啶（度冷丁）50 ～ 100mg，地西泮（安定）10mg，山莨菪碱/异可利定（654-2/解痉灵）10mg。有青光眼或前列腺肥大的患者禁用山莨菪碱（654-2），对于一般情况较差、心肺功能不良、肝衰竭等患者，慎用地西泮和哌替啶，应给予静脉输液，根据患者的反应调整用药，心电监护。

（7）术前咽部麻醉。

2. 器械准备

十二指肠镜，高频电发生器，各种十二指肠乳头切开刀；各种导管、导丝；其他，如心电、血压及血氧饱和度监测，常规药物、急救药物、造影剂等。

（四）操作方法及程序

1. 常规 EST

完成 ERCP 后将切开刀深插入胆管，缓慢退出切开刀至刀丝露出，轻收刀丝成弓形，用抬钳器控制切开刀，以防止其滑出胆管，切开刀的位置最好是刀丝的前端 0.5 ～ 0.7mm 位于乳头内，视野中并可见刀丝尾端，刀丝与乳头黏膜垂直于 11、12 点位置，利用抬钳器逐渐上举进行切开，切开愈趋于完成时，胆管内刀丝应愈少。

2. 导丝辅助切开

完成插管造影后，通过造影导管置入绝缘导丝，利用双腔或三腔切开刀（同时可注入造影剂）进行切开。其优点是可避免重复插管，且切开刀从胆管脱出后可循导丝再插入胆管，也不会误入胰管，但助手要注意导丝的位置，随时推进导丝，防止导丝与切开刀一起脱出。

3. 预切开

（1）针型刀乳头切开术：ERCP 未成功、乳头部黏膜水肿、壶腹部肿瘤或壶腹部结石嵌顿，可用针型切开刀行预切开（图 2-17）。调整乳头位置呈"低头位"，利用抬钳器自乳头隆起最高位向开口处逐层切开。通常打开十二指肠乳头黏膜及黏膜下组织后即可见胆胰壶腹括约肌，继续切开可进入胆管，可见胆汁流出，将针刀插入胆管，造影。必要时更换为十二指肠乳头切开刀，扩大切口，完成治疗。能通过导丝的双腔针式切开刀，可使附件更换更加容易。

用针型刀行十二指肠乳头切开时忌一点式切开；频繁电凝可造成周围组织损伤、水肿，应尽量较多地打开黏膜，使其呈扇形分开，容易发现白色的胆胰壶腹括约肌。乳头部水肿时，水肿的黏膜较厚，不易掌握深度，较难发现胆管肌层，切开过深容易引起穿孔，故要慎重操作。

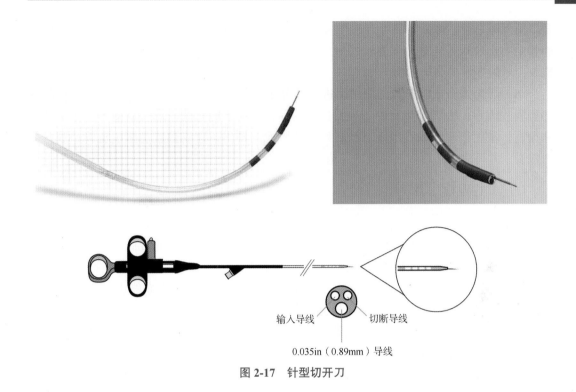

输入导线　切断导线

0.035in（0.89mm）导线

图 2-17　针型切开刀

（2）推进切开法：将犁状乳头切开刀或超短鼻乳头切开刀置于乳头开口处，顶住开口，沿胆管方向向上推进切开，同时切开主乳头黏膜及胆胰壶腹括约肌，切开过程中要靠抬钳器轻轻沿乳头隆起平行推进切开刀，防止其滑脱或深切，避免造成十二指肠黏膜损伤或穿孔。

（3）经胰管胆管切开法：胰管深插成功而胆管不显影，可将切开刀插入胰管，向胆管方向（11 点位置）做小切开后，于切开口左上方插入胆管，可根据情况进一步扩大切口。

（4）沿导管针型刀切开法：常用于毕Ⅱ式胃切除术后。插管成功后，于胆管内置入塑料内支架，用针型切开刀于胆管方向（6 ～ 7 点位置）沿支架切开十二指肠乳头。

在行 ERCP 治疗时，应以十二指肠乳头在肠腔内的隆起为切开标志，来确定切开的长度。

大切开或全切开：自十二指肠乳头开口切开至十二指乳头根部；中切开：自十二指肠乳头开口切开乳头的 4/5；小切开：自十二指肠乳头开口切开乳头的 1/2 ～ 3/5。

4. EST 后胆道取石术法

（1）网篮取石术：应用取石网篮直接将结石取出，可取出直径 10mm 左右的结石。

（2）气囊取石：适用于胆管内较小结石，或碎石残渣及胆泥的取出。

（3）内镜下机械碎石术：适用于胆管内较大结石，或相对于胆管开口较大的结石。

（4）经网篮机械碎石术（应急碎石术）：用于网篮取石时结石嵌顿于胆管内或十二指肠乳头开口，或结石不能从网篮中脱出时，首先剪断取石手柄，退出内镜，将碎石器金属蛇皮导管沿网篮送至结石处进行碎石。

（5）经口胆道镜下液电 / 激光碎石术：适用于其他方法难以取出的大结石。是将经口胆镜（子镜）通过十二指肠镜（母镜）的大活检通道（4.2 ～ 5.5mm），经十二指乳头切开口插入胆总管，部分病例可直达肝内胆管，在直视下用液电／激光将胆总管结石和肝内胆管结石击碎后，再进行取石，同时可以对胆管内其他病变进行观察、摄影和活体组织检查，对病变做出明确诊断。

（6）药物排石：EST 后，使用促进胆汁分泌，胆囊收缩及残余括约肌舒张的药物，如胆囊收缩素、去氧胆酸及中药利胆排石汤等，有利于胆石的排出。目前不主张单纯药物排石，常用于胆管取石术后对结石残渣及胆泥的排出，建议预置鼻胆引流管，观察排石效果，并可防止结石嵌顿导致的胆道梗阻。

（五）并发症

1. 出血

（1）原因：乳头切开过快，局部电凝不完全；各种原因引起的凝血功能障碍；切口位置偏于右侧，损伤十二指肠后动脉小分支；血管畸形，切开部位有变异血管通过等。

（2）涌血：应立即行局部冲洗或气囊压迫（压迫 3～5min），出血停止后可继续治疗。若出血仍不能控制，用 1 ：10 000 肾上腺素生理盐水局部注射，注意避开胰管开口处注射，EST 后胰管开口多位于 4、5 点位置的位置，注射时可于 8 点、10 点、12 点、1 点位置注射，每点位置注射 0.5～1.5ml；或用血管夹直接钳夹出血处。出血停止后尽量行鼻胆管引流术，密切观察 48h，若无继续出血，可进行下一步治疗。

（3）喷血：为小动脉出血，应立即行血管夹夹闭或局部注射治疗止血，若无效果，应紧急开腹手术止血。

（4）迟发性出血：多发生于 EST 后 4～12h，早期症状不明显，出血量多时出现呕血，甚至便血，要正确估计出血量，患者出血量常较所估计的要多，应及时输血，紧急内镜下止血，无效应紧急开腹手术止血。不要过分依赖内镜下止血，出血量较大，估计内镜止血困难或内镜止血后再出血则要果断决定开腹手术止血。

2. 穿孔

（1）原因：乳头周围有憩室，切开过大，用针型刀或犁状刀切开过深。

（2）预防：行 EST 时切开刀插入胆管后，调整好乳头位置，使切开刀刀丝与黏膜成垂直位置，轻收刀丝成弓形，此时抬钳器位置在下，边切开边缓慢上举抬钳器，利用刀丝的前1/3 进行切开（刀丝长度 2.5mm）。切开时不要过度收紧切开刀，尤其是使用长刀丝切开刀行EST 时使黏膜与刀丝过度接触，不易控制切开速度和长度，切开口过大可引起穿孔；切开过程中不要上旋钮，因上旋钮时内镜先端靠近乳头部，使切开刀过深入胆管，增加穿孔的机会。

对于结石嵌顿的十二指肠乳头进行预切开时，要注意切开过程中针式切开刀针头长度的变化，针式切开刀的针头伸出的长度可随导管的弯曲和移动而变化，应不断调节，即使固定了有效长度，操作中仍可变化，不熟练者及助手较难控制其操作，切开时针头伸出过长并深入黏膜中不能被发现，造成深切引起穿孔。

3. 胰腺炎

（1）原因：不适当的胰管造影所致。常发生在不能有效地进行乳头切开时，乳头开口部位过度电凝，导致胰管开口水肿，胰液排出受阻。电凝过度导致胰腺组织损伤。

（2）预防：行 EST 时，尽量将切开刀置入胆管内，避免开口部位的无效操作，将切开刀尽可能地插入足够深度（刀丝与组织至少有 0.5cm 的接触），再进行切开，否则用其他方法进行切开。

在行 ERCP 时避免胰管过度充盈或反复多次胰管显影，以减少术后胰腺炎的发生。

胰管开口损伤，或术中估计术后胰液引流障碍，应做胰管引流、ENPD 或胰管内支架术。

4. 其他　以下情况应尽量避免过大的切开。

（1）憩室内、憩室旁或憩室间乳头：十二指肠憩室存在于乳头周围，壶腹部 Oddi 括约肌常较薄弱，可根据结石的大小行小至中度切开，只要网篮能够进入胆总管，可取出 1.5cm 以下的结石，大的结石应用碎石器。完成治疗后，要置入鼻胆引流管于胆管内，有益于术中未发现的小穿孔的治疗。

（2）小乳头：如扁平乳头或小的半球状乳头，胆管于肠壁内潜行的长度较短，尽量不做大的切开，避免穿孔后需行紧急或外科手术，一旦取石失败，则碎石，可避免结石嵌顿于壶腹部。

（3）大的结石嵌顿于壶腹部：肠腔内乳头隆起为非正常状态，有时是将胆总管下段压向肠腔，故行预切开时应避免从隆起根部切开，可于乳头开口至隆起根部靠近开口处约 1/3 处向开口处切开，结石不能取出时，不要盲目扩大切口，以免造成穿孔。可将结石顶入胆总管内碎石后取出，或置入鼻胆引流管，待患者一般情况好转后，根据壶腹部情况扩大切开后取石或碎石取石。

（4）处理：EST 造成的十二指肠穿孔绝大部分是很小的穿孔，可经非手术治愈，内镜治疗过程中发现穿孔，应立即行 ENBD 或者胆管支架，猪尾型鼻胆引流管因其于胆总内盘曲不易脱出，较常用。内镜治疗术后发生穿孔则不再行内镜治疗，并按上消化道穿孔进行治疗，禁食、补液、胃肠减压，腹膜后腹水可在 B 超引导下穿刺引流，非手术治疗无效或腹水过多并继发感染者，应手术治疗。

（六）解剖结构变异患者的 EST

面对解剖结构复杂患者，完成插管后，应留置导丝确定方向，将切开刀头端几毫米置于乳头内并适度弯曲，暴露乳头顶部，沿导丝方向进行可控切开，并避免刀丝接近憩室的底部引起穿孔。

对于毕Ⅱ式吻合术后患者，可使用十二指肠镜使视野下乳头开口更加清晰，由于解剖结构改变，预弯的常规切开刀更容易进入胰管，建议选用新的 ERCP 直造影管和直亲水管导丝插管，并在导丝置入后，使用可旋转的推进型或"S"形切开刀完成下一步操作。为了将导丝保持在 5 点位置，一般先行置入 7Fr 胆管内支架，再在支架的右下方乳头顶部进行切开。此项 EST 操作同样适用于十二指肠或幽门梗阻并已行胃空肠吻合术的患者。

如果由于解剖结构异常操作失败可考虑会师方法，将 7Fr 导管经皮经肝置入胆总管，再插入十二指场镜，经皮插入一根 400cm 长的导丝，通过乳头，再在内镜下将其用圈套器抓住经内镜拖出，牵引内镜头端到达乳头处。这时可将切开刀经导丝插入或经皮送入进行 EST。如果此方法依然不能成功，可在经皮经肝胆管镜及 X 线透视引导下实施顺行性括约肌切开术，但考虑到其高风险，应该严格限制在有丰富经皮经肝介入治疗经验的医学中心开展。

五、取 石 术

内镜下取石术常用金属网篮（图 2-18）或取石球囊（图 2-19），视结石大小和胆管下端直径，如结石过大下端较窄者可行碎石术，缩小结石大小，常用碎石网篮机械碎石，或者导管内液电碎石术及激光碎石术，体外冲击波碎石术（ESWL）少见。如果内镜暂时不能取出，可先放置临时支架，减轻胆道压力，控制胆道感染，并口服溶石药物尝试减小结石大小以便下一步操作，如果内镜下不能取出，应考虑外科手术治疗。

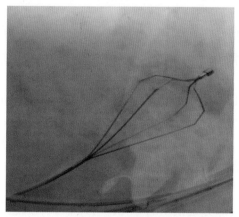

图 2-18　金属网篮

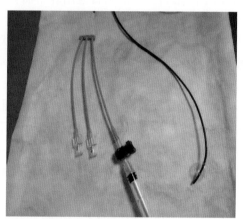

图 2-19　取石球囊

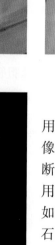

图 2-20　胆管成像

为了明确结石存在及具体位置，可以用未稀释的浓度 60% 的造影剂进行胆管成像（图 2-20），对胆总管可疑结石进行判断；如果胆管梗阻致其明显扩张，建议选用稀释造影剂避免造影剂掩盖小结石影；如若怀疑肝内胆管结石或狭窄处之上有结石，可在胆囊管之上用球囊堵塞后注射造影剂行胆管成像，但有导致胆管炎及败血症风险。为避免遗漏隐藏在内镜后的结石，可以推进内镜至略成祥位置以暴露结石。

（一）取石适应证

胆总管结石、壶腹结石嵌顿、肝内胆管结石。

（二）禁忌证

生命体征不稳定、不能耐受 ERCP、不能配合的患者；解剖结构改变或者管道异常不能到达乳头或病灶处；有上消化道穿孔伴腹膜炎者。

（三）取石操作

取石前，要对结石、胆总管末端、括约肌开口大小进行初步评估，判断结石出口通道大小是否允许结石取出。尤其是括约肌切开口径，可用拉紧的括约肌切开刀试探，或者将球囊充气至结石大小，沿取石通道进行取石预测，根据预估结果对球囊进行调整。如有胆道狭窄，可选用与狭窄胆道旁正常管径相同扩张球囊，用导丝置于狭窄处，注射稀释的造影剂至球囊，标定压力进行扩张。应及时观察球囊腰部是否持续消失，判定扩张的有效性和随后通过狭窄处取石的难易度。如果狭窄依然存在，则需行碎石减小结石直径使其能通过狭窄段或放置支架，以便后续再次操作，可使用球囊扩张术或小切开加大扩张技术取出大结石。

1. **壶腹嵌顿结石的取出** 壶腹嵌顿结石可先将结石推入胆囊方便插管，使用导丝引导括约肌切开刀从结石旁进行，有时需要用针状刀剖开隆起的乳头方便插管完成取石，或者切开括约肌直接取石。对于嵌顿于乳头致急性胰腺炎者，可用圈套器套扎乳头，之后回拉挤出嵌顿结石解除梗阻，如依然有残留结石存在，随后可进行胆管括约肌切开取石，如果有乳头肿胀和淤血可以放置胆道支架以保持引流通畅，预防胆管炎。

2. **球囊取石** 球囊取石前应预先评估胆道与结石直径大小，确保胆道出口允许结石取出。将球囊放置到胆总管结石下方，扩张至胆道最大径轻轻拉回，确定球囊通过出口时是否有阻力，注意球囊有无明显的变形。如胆管狭窄可致球囊变形呈"香肠"形，取石可能会有困难。若无明显阻力可将球囊沿导管送入到结石上方，充气至合适大小（胆管直径大小），牵拉球囊完成取石（图 2-21）。

3. **网篮取石** 网篮进入胆管后，将网篮在结石上方轻轻打开，然后回拉至结石处。将打开的网篮轻轻回拉，通过快速、简短、来回移动的动作，将结石套入篮内（图 2-22）。套入结石后，应立即关闭网篮避免结石脱落，但避免网篮过分收紧导致网线嵌入结石出现嵌顿，不能在结石下方打开网篮，以免将结石推进腔内。对于小结石，标准网篮往往效果不佳，可换用花样网篮或者螺旋网篮，如果结石大于 2cm，多需要取石钳或者碎石网篮进行碎石。如果为肝内胆管结石，取石网篮往往不易打开，可尝试使用球囊。

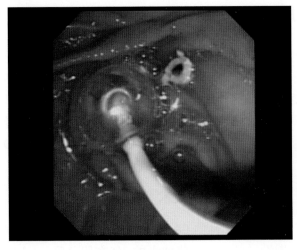

图 2-21 球囊取石

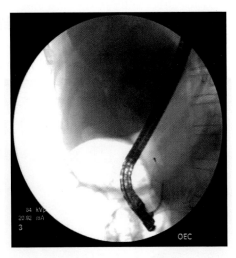

图 2-22 结石套入篮内

4. 碎石　结石直径较大、胆道出口较小、标准球囊或网篮取石失败，扩大括约肌切口难度较大或出血穿孔风险增大时，可进行机械碎石，常用碎石网篮捕获结石，然后用手柄强力牵拉，通过金属外套管压碎结石。亦可选择腔内碎石，包括液电碎石和激光碎石。腔内碎石是在胆道镜和透视的监测下，将 EHL 探针贴近结石，结石与探针浸于生理盐水中，用探针尖端的双极电极在液体中激发产生超声波，直视下完成碎石。之后用网篮或球囊取干净结石碎块，并行造影检查，或者放置支架或鼻胆管，降低胆管内压、预防可能的胆管炎，之后择期再次清理残余结石。对于坚硬的结石，激光碎石术较 EHL 更为有效，且可在透视监控下完成，当然最好也是在直视下进行。

5. 胆囊管结石的处理　胆囊管曲折，而且内径往往比结石小，插管困难，网篮和球囊不易越过结石进行操作，但可尝试使用亲水导丝或导丝引导网篮尝试插入，球囊扩张和括约肌切开增大出口，亦可尝试在结石下方将球囊充气，迅速后撤，通过短暂负压将结石吸入胆总管，或者胆道镜直视下胆囊管碎石。

6. 不良反应及其处理　如果球囊被强行牵拉，可能发生破裂；或者因为结石较大而括约肌切口较小，充气球囊可能变形滑出致滑脱的结石发生嵌顿，这时处理方式上文已述，要么推进去暂时放置支架保障引流方便日后处理，要么扩大切开口取出来。

如果在网篮取石过程中不小心将结石推入肝内胆管，这时可换用导丝引导的球囊将结石拉回肝总管或胆总管，然后行取石。或者利用导丝引导的网篮取肝内结石。如果网篮与结石发生嵌顿，推送网篮和结石至肝门部分叉处，缓慢打开网篮使网篮弯曲，边推送网篮导管边回收网篮，以释放结石。如果当结石过大或者括约肌切开较小，捕获结石的网篮在出口或狭窄处发生嵌顿，可扩大切口或行机械碎石解决困境。

网篮在取石过程中发生断裂或结石嵌顿在胆管，可先行扩大的括约肌切开，然后用TTS 碎石网篮套取断裂的网篮和结石，并取出残余结石碎块。如果机械碎石网篮套取失败，可暂时留置嵌顿的网篮和结石，切断余下未断的的金属丝留于胃内，将胆道支架置入嵌顿的网篮和结石旁，择期取出支架、结石和网篮。

六、十二指肠乳头球囊扩张术

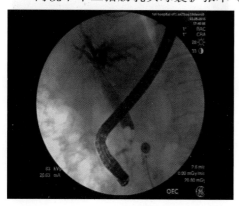

图 2-23　内镜下十二指肠乳头球囊扩张术

内镜下十二指肠乳头球囊扩张术（EPBD）（图 2-23）是 EST 的替代方法，理论上可避免对乳头括约肌功能的永久损害，由于不必切开括约肌，诸如出血、穿孔等并发症明显减少，而且胆道括约肌功能也得以保留。二者术后并发症总体发生率无明显差异，但 EPBD 的术后出血发生率较 EST 明显降低。

（一）操作技术

在诊断性的 ERCP 和选择胆道插管后，将球囊沿导丝送入，将球囊的 2/3 在胆总管，1/3 位于乳头括约肌开口外，缓慢注入稀释造影剂（生理盐水：造影剂 =1 ：1），直至球囊"腰部"消失为止，并保持其扩张状态持续 30s，扩张后，如若结石较小，直接常规用取石网篮和（或）取石球囊取石；若结石的直径＞10mm，可以先使用碎石器碎石后再取石。首次 ERCP 操作时间应限制在 1h 内，球囊扩张术后无须常规放置支架；但如果结石不能一次完全清除干净，可放置胆道支架或鼻胆管避免结石嵌顿，待下次再行去除。

（二）适应证

EPBD 可用于口服抗凝药物的患者替代 EST，部分肝硬化凝血功能障碍患者，十二指肠乳头结构异常导致 EST 不安全，结石数 ≥ 3 个，结石大小＜10mm，胆总管近端最细直径＜12mm，无严重的急性胆管炎，术时及既往无胰腺炎，年龄＜50 岁，插管无困难。

（三）并发症及预防措施

EST 术后的显著出血发生率为 2% ～ 5%，而 EPBD 术后的出血发生率明显低于 EST 术后，故对那些有凝血功能障和术前 3d 内仍需要抗凝治疗的患者，EPBD 成为更优的选择。

早期并发症是指在术后 24h 内发生的并发症，常见有胰腺炎、出血、感染（胆管炎或胆囊炎）和穿孔。EPBD 组与 EST 组早期并发症总体发生率大致相等，出血的发生率在 EST 组要高于 EPBD 组，EPBD 组的胰腺炎发生率高于 EST 组。对那些考虑可能发生 EPBD 术后早期并发症的高危患者，术后 24h 应监测全血细胞计数、肝功能、血淀粉酶，必要时可拍摄腹部 X 线平片、B 超或 CT。EPBD 术后可发生高淀粉酶血症和急性胰腺炎，可能是因为球囊对十二指肠乳头或胰管开口的压迫引起乳头周围水肿或奥迪括约肌痉挛。胆道插管本身或经乳头的操作（取石、鼻胆引流）也可引起水肿或痉挛，乳头的水肿或痉挛可能会阻碍胰液的流出，进而引起胰腺的水肿和伴有高淀粉酶血症的胰腺炎。造影剂的注入和胰管的插管也会对胰腺和胰腺的分泌产生一定的影响从而诱发胰腺炎。

机械碎石术是 EPBD 术后胰腺炎发生的危险因子。置入胰管支架可降低发病率。另外，其他预防 EPBD 术后胰腺炎的方法包括扩张球囊时较低的压力缓慢扩张、静脉注射硝酸异山梨酯或放置鼻胆管引流，可以防止残余结石或十二指肠乳头水肿导致的胰管阻塞。

七、支架置入术

ERCP 术中置入胆道塑料 / 金属支架是常见的 ERCP 诊疗操作，支架保证了胆道引流通畅，胆道支架按材质分为固定直径的塑料支架（plastic stent，PS；图 2-24）和自膨式金属支架（self-expanding metal stent，SEMS；图 2-25）。SEMS 主要用于恶性胆道梗阻，SEMS 分为全覆膜、部分覆膜和无覆膜 3 种，PS 治疗胆道狭窄是安全有效的，但由于生物被膜的形成，PS 置入 3 个月内 30% 患者会发生支架堵塞，6 个月内 50% 的患者发生支架堵塞。因为胆道恶性梗阻患者的生存期通常＜1 年，SEMS 具备在患者整个生存期内缓解胆道梗阻症状的作用，从而在很大程度上避免了重复行 ERCP 以更换支架。

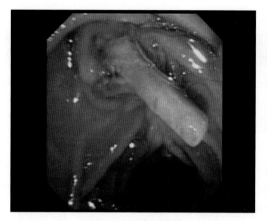

图 2-24 塑料支架

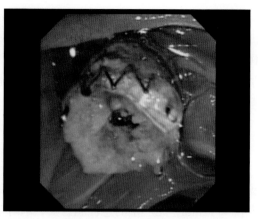

图 2-25 自膨式金属支架

（一）胆道金属支架置入

1. 适应证　SEMS 适用于缓解生存期有望超过 6 个月的恶性胆道梗阻患者，主要目的是缓解症状。非覆膜 SEMS 适用于减轻恶性胆道梗阻，全覆膜 SEMS（图 2-26）在良性胆道疾病中的疗效凸显。SEMS 与 PS 的治疗成功率、病死率和不良事件发生率相似，但较胆肠吻合手术低，PS 阻塞发生率较高且常需要更换。非覆膜 SEMS 比 PS 拥有更长的通畅时间和更短的累计住院时间。通常 SEMS 不作为首选，但以下情况建议置入 SEMS：最初置入的 PS 发生堵塞，患者身体状况预示生存期超过 6 个月，明确的病理诊断，肿瘤晚期无手术机会。

全覆膜 SEMS 在治疗良性胆道疾病（狭窄、胆瘘、瘘管形成、乳头括约肌切开术后出血、肝移植术后胆道并发症等）的效果良好，目前已有多篇文献支持。

2. 使用方法　术前使用未稀释的造影剂或者行 MRCP 或 CT 扫描确定梗阻部位的位置、长度及形状，释放并完全扩张的支架应超出狭窄远、近端至少各 10mm，可用带有长度标记的导管和导丝（图 2-27）来计算长度，并据此选择合适的支架，避免支架末端顶在胆管壁或十二指肠壁上。根据具体情况选择是否行括约肌切开术。常规 SEMS 置入时不需要对狭窄段进行扩张。放置支架时使用导丝进入并定位于狭窄处。

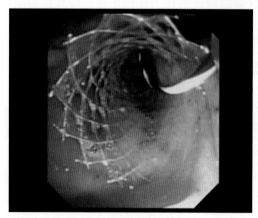

图 2-26 全覆膜金属支架

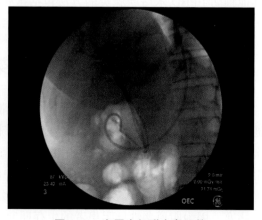

图 2-27 金属支架联合鼻胆管

SEMS 释放前被压缩在外鞘管内，释放后非覆膜 SEMS 嵌入肿瘤和周围组织中，在扩张胆道的同时可防止移位。覆膜支架可防止恶性肿瘤和良性增生的上皮组织长入支架内部，从而避免过早的支架堵塞，但覆膜支架的金属丝并不嵌入组织，容易取出，但发生移位的概率较高。非覆膜 SEMS 可用于任何部位（包括肝门部胆管）的胆道梗阻，但容易发生肿瘤内生长并且极难取出。覆膜的 SEMS 可防止肿瘤内生长及上皮增生所致的支架堵塞，但覆膜 SEMS 不能用来治疗肝门部或肝内梗阻，因可导致对侧肝内胆管或同侧肝内胆管分支的堵塞。覆膜 SEMS 可被取出，但同时移位率高，可移位堵塞胆囊管和胰管开口致胆囊炎和胰腺炎。

跨越乳头的 SEMS 置入是治疗胆总管梗阻的常用方法，一般在十二指肠腔内留置 5 ~ 10mm，此长度有利于再次插管，过长则会增加对侧肠壁发生机械性损伤的风险，可能造成溃疡、出血和穿孔，但不会引起胰管堵塞或胰腺炎。

释放 SEMS 前，可应用生理盐水冲洗润滑支架推送装置的内腔，便于导丝和支架移动。释放支架通常都在 X 线透视和内镜监视下进行，以确保 SEMS 放置在合适位置，释放时应用力拉紧或逐步退出外鞘管，防止移位。随着外鞘的退出，支架近端会逐渐张开，此时可通过回撤整个支架装置以调整支架向远端移动。如果要调整支架的近端位置，则常需要完整回收部分释放的支架，这可通过推进外鞘管和回撤推送杆而实现。导管及导丝随后移除。对于严重狭窄时支架常不能立即张开，会环绕在内引导管上，为克服回撤内引导管时导致支架移位或错位，内引导管可以螺旋旋转的方式缓慢回撤或在退出内引导管时逐渐将外鞘管往前推进，后者可引导内引导管以便其通过支架狭窄部。另一种方法是术者等待几分钟，当支架扩张到充分程度，导管便有足修的空间完成回撤。释放后的 SEMS 不能再向近端调整，可用鼠齿钳将其向远端调整。大多数支架可在释放后即用鼠齿钳移动。全覆膜支架或带有回收环的支架更易在释放后进行移动。

（二）特殊情况下金属支架置入

1.会师技术　当胆道插管失败或导丝不能通过狭窄段时，SEMS 放置可使用会师技术，先将导丝经皮肝穿或利用超声内镜引导进入胆道并进入十二指肠。在内镜下可用活检钳或圈套器抓住导丝，沿导丝将导管或支架置入。

2.肝门部胆管梗阻　肝门部狭窄、胆管癌、胆囊癌和肝门部肿大淋巴结均可导致肝门部胆管梗阻。其预后不佳，术前行 MRCP 或行造影剂注射明确梗阻部位，支架置入多可有效减轻黄疸，行造影后常规放置支架引流，以防止胆管炎发生，导管置好后行局部造影，哪侧显影就在哪一侧放置支架。双侧 SEMS 可并行置入，但在支架旁置入新的支架有时非常困难，可使用小内径的支架经第 1 个支架的网眼置入，必要时须对网眼行球囊扩张，或第 2 根 SEMS 经第 1 根 SEMS 的网眼置入形成"Y"形。如若梗阻的肝内胆管引流仍不充分，须辅助进行经皮穿刺引流和使用抗生素。预防严重胆管炎发生。

3.十二指肠梗阻　超过 10% ~ 12% 的胰腺和壶腹部肿瘤患者会出现十二指肠或胃流出道梗阻，可置入肠道支架缓解梗阻症状。如二者同时存在，胆道 SEMS 一般先于肠道支架置入，先扩张十二指肠狭窄，置入胆道 SEMS 支架，然后置入肠道支架。

（三）并发症

SEMS 的相关并发症包括 ERCP 相关并发症，常见的 SEMS 相关并发症包括出血、穿孔、胰腺炎、胆管炎及镇静相关的心肺损害，SEMS 失效的直接原因包括装置故障、释放失败及支架错位。

1. 急性胆管炎　胆道造影后若引流不畅可能发生胆管炎，可使用抗生素进行预防和处理，当抗生素使用对胆管炎无效时，则需要再次介入 PTCD 引流治疗。

2. 胆道出血　SEMS 置入触碰胆道内质脆的肿瘤时可导致胆道出血，其多为自限性的，残留的血凝块可被经导管冲洗或取石球囊清理。

3. 穿孔　移位的 SEMS 也可引起胆道穿孔或造成对侧十二指肠壁的溃疡、出血和穿孔。

4. 其他　支架堵塞：最常见的 SEMS 迟发并发症是支架堵塞，肿瘤长入及过度生长、组织增生、胆泥淤积和反流的食物均可导致支架堵塞。塑料支架堵塞的最常见原因是胆泥淤积。对于非覆膜支架而言，堵塞的最常见原因是肿瘤和（或）上皮长入。可在 SEMS 内置入一个新的支架或机械疏通。覆膜 SEMS 偶尔会移位堵塞胆囊管开口引起胆囊炎。如果患者生存期超过 6 个月，置入 SEMS 性价比最高；否则，塑料支架为首选。

（四）胰胆塑料支架置入术

1. 适应证

（1）胆道适应证：恶性胆道梗阻是放置塑料支架最常见的适应证。胆道金属支架发生阻塞时亦可放置塑料支架来解除梗阻。良性狭窄可通过扩张治疗及置入多根塑料支架来缓解。

（2）胰腺适应证：塑料支架常用于缓解胰管阻塞、胰瘘所致的胰性腹水或胰性假性囊肿、预防某些高危患者的 ERCP 术后胰腺炎。对于创伤性胰管损伤患者，塑料支架可有效地桥接损伤的胰管，利于胰管损伤的愈合。

2. 使用方法　直径≤ 8.5Fr 的支架可用带导丝的推送管直接置入；直径＞ 8.5Fr 的支架可经内套管和导丝的引导下由推送管推送至合适位置。内套管可提供较强的稳定性和硬度，往往在通过狭窄部位是必需的。

下段胆道梗阻插管后行胆道造影明确狭窄部位及范围，接着将导丝跨过狭窄处到达的近端，依导丝将合适的支架置入。一般不需要行胆管括约肌切开，如为治疗良性胆管狭窄置入多个支架，则必须切开。单个 10Fr 支架（图 2-28）置入时一般无须扩张狭窄处，置入多个支架时可用 10Fr 扩张探条，如果探条不行可换用柱状球囊。置入多个支架（图 2-29）需要多根导丝，可通过一个大的导管（如用三腔细胞刷的鞘管）一次放置，亦可使用单根导丝，放置一个支架后在支架旁引导另一根支架置入。当放置多个支架时，最好先置入稍长的支架，防止支架间产生摩擦使短支架上移整体进入胆道。支架的合适长度应为十二指肠乳头至狭窄近端边缘的距离加 2cm。支架过长可能抵触对面的十二指肠壁而导致穿孔，大部分胰腺肿瘤导致的胆道梗阻通常用长度为 5cm 或 7cm 的支架。对狭窄段长度的测量有多种方法，一种方法是退出已插入的导管进行测量；另一种方法是利用放射影像进行测量。测量狭窄段顶端与紧压十二指肠乳头内镜端的距离，以内镜直径作为参照计算出放大倍数，再用下面公式求解未知变量 X（代表狭窄段长度）。实际狭窄段长度 X／测出的狭窄段长度＝实际的内镜直径／测出的内镜直径。也可用某些导管或导丝上间距已知的不透 X 线标记或球囊扩张导管中的球囊长度也可作为测量的参照。

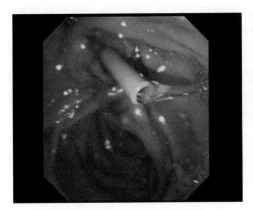

图 2-28　单个 10Fr 塑料支架

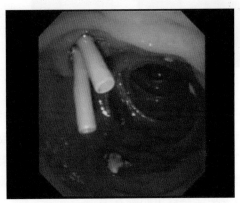

图 2-29　两枚胆道塑料支架

支架逐渐变细的一端应置于狭窄段近端，当支架抵达预定位置时，可将内套管和导丝抽出，同时用推送管给支架施加向前推力防止支架向远端移位。如果需进行造影，可退出导丝保留内套管进行胆道造影。

3. 猪尾形支架置入

（1）无法取出胆道结石的支架放置：如果胆道结石无法取出、胆管明显扩张而下端无狭窄的患者，可置入猪尾形支架（图 2-30），其不易向远端移位。猪尾形支架在释放时需要回撤内镜，以便在十二指肠降段形成猪尾结构。

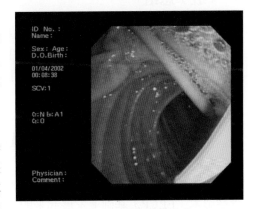

图 2-30　猪尾形胰管支架

（2）肝门部胆道梗阻：肝门部胆道梗阻放置支架时，一般需要进行扩张和括约肌切开。支架长度通常至少需 12cm，稍长于狭窄段到十二指肠乳头的距离。如需放置双侧导管，可使用双导丝技术，即在左、右肝管各置入一根导丝，亦或单导丝，先完成一个支架置入，并于其旁用导丝完成第二个支架置入。

4. 胰管支架的置入　与放置胆管支架的操作步骤相似，必要时行扩张，无须行胰管括约肌切开术。放置短而小的胰管支架时小心插得过深而全部进入胰管内致取出困难，故可使用单猪尾形支架（图 2-31）可避免移位。小内径塑料支架主要用于高风险患者（Oddi 括约肌功能障碍、壶腹切除术后等）或拟行高风险操作的患者（如胆道括约肌预切开术、胰管括约肌切开术），目的是预防 ERCP 术后胰腺炎发生。这些支架多可在短期内自行排出，故可将对胰管损伤的程度缩减到最小。

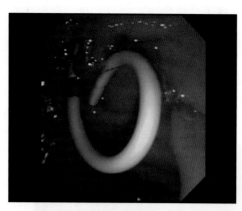

图 2-31　单猪尾形胆道塑料支架

5. 胰腺积液的引流　双猪尾形支架经胃或十二指肠置入常被用于胰腺囊肿的引流。双猪尾形支架较直型支架有其明显优势，当囊液引流囊壁塌陷时，直型支架末端会磨损囊壁，易于引发囊肿延迟性出血。支架放置和胆道支架置入的方法类似，放置猪尾形支架时置入胰腺假性囊肿中的部分不能过长，否则在支架释放过程中整个支架可能会被推送入假性囊肿中。

6. 并发症　与支架置入直接相关的并发症包括胆管炎（常由支架阻塞或移位造成）和胆囊炎（由胆囊管阻塞所致）。由细菌生物被膜和（或）植物性物质的沉积引发的胆道支架闭塞可导致胆道梗阻和胆管炎复发。约 5% 的病例可发生支架移入或移出胆管，由此导致复发性胆道梗阻和胆管炎。少见并发症包括十二指肠穿孔，常与留置于十二指肠的支架末端过长或支架移位有关，该并发症较少见且很隐蔽，常在拔除支架或更换支架时才被发现。罕见并发症包括肠梗阻和小肠穿孔，常与支架完全移出胆管有关。

（五）总结

与胆总管探查 T 管引流术相比，塑料支架能快速解除胆道梗阻和缩短住院时间。某些情况下，通过放置支架还可避免外科手术。金属支架比塑料支架有更长的引流畅通时间，但价格更高，对于预期生存期＜4 个月的远端胆道恶性肿瘤患者，放置塑料支架有更高的效价比。

八、鼻胆管置入技术

内镜鼻胆管引流术（endoscopic nasobiliary drainage，ENBD）是在内镜下逆行性胰胆管造影术（ERCP）基础上发展起来的，是一种较为常用的内镜胆道引流方法，它采用一细长的引流管在内镜下经十二指肠乳头进入胆管内，另一端经十二指肠、胃、食管、咽部，从鼻腔引出体外，建立胆汁的体外引流途径。不仅能充分将胆管进行引流，还能反复冲洗胆管，清除泥沙样结石，防止胆道感染，并可行胆管造影，一旦有残余结石能及时发现。

（一）适应证与禁忌证

1. 适应证　急性梗阻性化脓性胆管炎，肿瘤或肝胆管结石所致的胆管狭窄，胆源性胰腺炎，创伤性或医源性胆瘘，预防 ERCP 或内镜取石术后胆管炎。

2. 禁忌证　有 ERCP 禁忌证。食管胃底静脉曲张者，以防术后引起静脉破裂出血。

（二）术前准备

治疗型十二指肠镜，造影导管，导丝，各种规格的鼻胆管（根据其前端形状的不同，分为直型和猪尾形，分别适合不同放置胆管内）。

（三）操作方法

1. 操作时，需常规 ERCP 插管造影，发现胆道梗阻时，应尽可能将造影导管插至梗阻以上胆管，进入梗阻部位以上胆管才是胆管引流成败的关键，然后注入适量造影剂，明确胆道情况，然后将造影导管退出。

2. 保持导丝位置不变，沿导丝插入鼻胆引流管，并送达至理想的引流部位。

3. 确定 ENBD 的引流部位，若为胆管结石则应将引流管前端越过结石，引流近侧扩张的胆管；若为胆道梗阻，一般应引流梗阻部位近端胆管扩张最明显的胆管。

4. 在 X 线透视下，撤回导丝并调整鼻胆管放置的位置，这是鼻胆管放置和引流成功的关键。

5. 退镜前内镜的大、小旋钮先解锁，边推进鼻胆管边退镜身，保持鼻胆管位置不变，逐步退出内镜，将鼻咽引导管插入鼻孔中经咽部从口中取出，借助这一导管将鼻胆管引出鼻孔。X 线监视下，进一步调整鼻胆管的位置，并固定。

（四）操作要点

1. 插管成功导丝进入理想位置以后，如何保持导丝位置不变，退出造影管很重要。术者和助手要观察斑马导丝保持静止不动，术者边拔除造影管，助手同步推送导丝。

2. 鼻胆管应选择狭窄段或结石以上胆管扩张最明显、胆系最丰富的优势胆管支进行引流，以获得最佳引流效果。若狭窄程度严重，可先行扩张探条扩张，依次扩张至鼻胆管能顺利插入。

3. 为了防止胰腺炎的发生，对于胆道下端相对狭窄者应先行十二指肠乳头适当切开，然后置入鼻胆管。

4. 引流不通畅的原因多为鼻胆管扭曲打折，扭曲部位主要在咽部或胃腔内，可在 X 线透视下，调整鼻胆引流管的位置。如果引流管引流不畅或引流物为胃液则应透视下注入少量造影剂明确鼻胆管位置，若是移位可调整鼻胆管先端引流位置，若是脱出胆道则应重新置入。

（五）并发症及处理

1. 胆管炎　或使用抗生素治疗，引流效果不佳的患者，应尽早在透视下调整引流管位置或重新置管引流。

2. 鼻胆管脱出　引流量突然减少或引流物由胆汁变成胃内容物时，需及时行造影检查，根据病情需要尽早重新置管。

3. 电解质失衡　将胆汁引出体外可造成体液、电解质缺失，所以要加强补液及静脉营养，并可在内镜术后排除胰腺炎等相关并发症的情况下，尽快让患者恢复流质或无渣半流质饮食，可大大减少电解质紊乱的发生。此外，有些患者（如老年人、小儿或有精神疾病症状的患者）不能耐受长时间留置鼻胆管或不合作，可能自行拔除引流管，尽可能采用支架引流较为合适。

九、腔内超声检查技术

ERCP 下腔内超声（intraductal ultrasonography，IDUS）是将微型超声探头（图 2-32）通过内镜工作管道插入胆胰管内（图 2-33），进行超声检查（图 2-34），特别适用于胆胰管疾病的早期诊断。

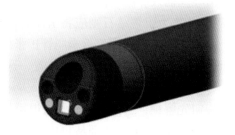

图 2-32 探头

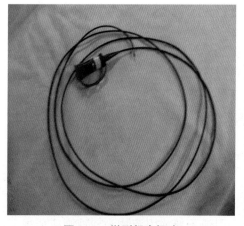

图 2-33 微型超声探头

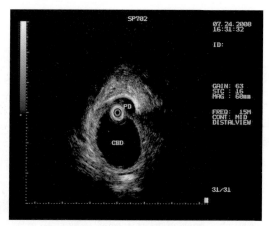

图 2-34 IDUS（腔内超声图像）

（一）微型超声探头的构造

临床上用于 ERCP 时的微型超声探头多为机械环扫式，由微型电机驱动，声束与导管长轴垂直。常规使用的探头直径在 2.0 ～ 3.1mm。频率通常采用 12、15、20、25MHz，能显示 2cm 范围内管腔及周围的结构。微型超声探头主要有过导丝及不过导丝两种。过导丝探头可以沿导丝插入，操作相对简单，探头也不易损坏。

（二）适应证与禁忌证

1. 胆管腔内超声的适应证　鉴别胆管良、恶性肿瘤，胆管癌的诊断及分期评价，慢性胆管炎，胆总管结石，胆道狭窄的定性及定位诊断。

2. 禁忌证　同 ERCP。

（三）术前准备

同 ERCP。

（四）检查方法

1. 与通常的 ERCP 相同，在完成 EST 后留置导丝，沿导丝将探头插入胆总管内。需要注意的是探头先端的超声振子非常脆弱，容易损坏，插入先端部后，在确认驱动器之前不要使用抬钳器，并且观察时要把探头置于管腔中心。

2. 探头插入胆总管后，在 X 线透视下将探头送至肝总管，开启超声，自上而下缓慢退镜，边退边扫查，以清楚显示病灶及其毗邻结构。

3. 将探头置于病变位置，通过 X 线透视确定探头和病变的位置。

（五）腔内超声图像解析

1. 正常胆管壁　IDUS 显示的正常胆总管壁厚度为 1 ～ 2mm，3 层结构，胆管壁由内向外其声像图呈强回声—低回声—强回声，内层强回声系胆总管黏膜层及界面波，中层低回声系纤维肌层及外筋膜，外层强回声系浆膜下脂肪组织层（图 2-35）。

2. 胆管炎　IDUS 显示胆管炎主要表现为胆管壁增厚，主要为第二层增厚，但其 3 层结构清楚，且胆管壁均一增厚，无胆管壁破坏和周围组织的浸润像（图 2-36）。

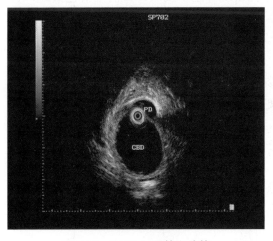
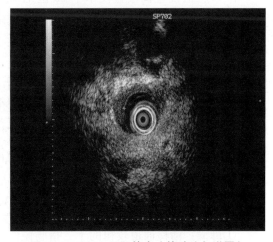

图 2-35　IDUS 示胆管和胰管　　　　　图 2-36　IDUS 示胆管炎（管壁均匀增厚）

3. 胆管癌　IDUS 显示胆管癌表现为受累胆管壁局限性增厚，近端胆管明显扩张，并有截断感，肿瘤多呈低回声向胆管腔内隆起，肿瘤内部回声不均匀，起源于胆管壁并侵犯胆管壁三层结构，可致胆管腔狭窄，并可见周围组织浸润像（图 2-37）。

4. 胆管结石　IDUS 显示胆管结石主要表现为胆管腔内恒定的强回声或中等回声团，后方伴声影（图 2-38），结石的强回声影随探头的上下移动而移动，回声团与胆管壁之间有明确分界，近端胆管可有扩张；泥沙样结石呈絮状强回声环绕探头周围，无声影。

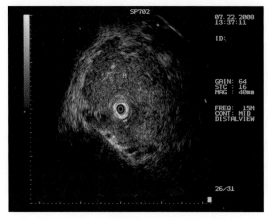

图 2-37   IDUS 示胆管癌（管壁不规则增厚）

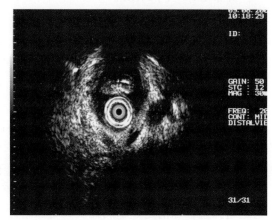

图 2-38   IDUS 示胆总管结石

十、ERCP 技术 - 经口胆道镜直视检查技术

ERCP 是目前诊治胆胰疾病的重要手段之一，但胆胰管影像为注入造影剂充盈胆胰管获得的 X 线影像，相较胆胰管内的直视下诊断存在一定的局限性，并且，直视下可进行更为精准的治疗，因此在 ERCP 基础上进入胆胰管直视下操作的探索一直在进行。

经口胆道镜直视检查技术于 20 世纪 70 年代出现并逐步发展，目前主要包括经口直接胆道镜和胆道子母镜，目前最常用的子镜系统为 SpyGlass。

（一）适应证

1. 良性胆管狭窄与恶性胆管狭窄的鉴别诊断。

2. 治疗大而无法取出的胆总管结石或直视下碎石。

3. 非 X 线介导的 ERCP。

（二）经口胆道镜系统

1. 子母胆道镜

（1）设备组成

①母镜：活检通道较粗的十二指肠镜作为母镜。

②子镜：另一个操作者通过母镜活检孔插入管径较细的子镜。控制子镜在胆道中的方向。1974 年，经口胆胰管镜最早是由 Takekoshi 等首先应用于临床，术前需要行 EST 术。20 世纪 80 年代末，由于直径在 1.0 mm 以下的胰管镜的问世，胰管镜的应用才有了很大的发展。目前电子子母可视胆道镜有 Olympus CHF-BP260 和 Olympus CHF-B260/B16，国内为纤维子母胆道镜 Olympus CHF-BP260（表 2-1）。

表 2-1 Olympus 子母可视胆道镜

项目	CHF-BP260	CHF-B260/B160	CHF-BP30
视角	90°	90°	90°
电子与否	是	是	否（纤维）
外径（mm，远端/插入端）	2.6/2.9	3.4/3.5	3.1/3.4
弯曲度（上/下）	70°/70°	70°/70°	160°/130°
弯曲度（左/右）	NA	NA	NA
工作长度（mm）	2000	2000	2190
工作管道直径（mm）	0.5	1.2	1.2
导丝引导与否	否	是	否
内镜图像增强	NBI	NBI	否

（2）操作方法：以 4.2mm 钳道的十二指肠治疗镜作为母镜，常规 ERCP 操作行乳头切开后，经导丝引导或直接子镜进入胆道，生理盐水冲洗和二氧化碳充气可有利于观察胆道，镜子本身头端可调节角度，电子经口胆道子母镜也可采用 NBI 成像技术观察病变。

（3）应用：电子子母胆道镜所提供的更高质量的数字图像，可观察胆道壁的表面结构和黏膜细节，从而区分在胆道造影下观察到的不明原因充盈缺损；判断胆道狭窄的良（恶）性，除了观察表面结构的异常，还可应用 3Fr 的活检钳准确对病变组织进行活组织病理检测。

由于工作管道较小的限制了电子胆道镜的治疗作用，但 1.9 ～ 3Fr 的液电碎石和激光碎石术可以用于子母胆道镜直视下操作。

（4）评价：子母胆道镜可引起胆管炎及胰腺炎等不良事件；子镜存在较脆易损坏、修理比较繁琐、仅有两个方向转向、不便于冲洗等问题，并且本操作需要两名医师配合操作、对操作的技巧要求很高，并不能得到广泛普及。

2. 单人操作胆道镜系统（single operator choledochoscopy） 单人操作胆道镜系统（SpyGlass®）系统，亦称作 SpyGlass 子镜光纤直视系统，它为 4 个方向调节的单人操作胆道镜，具有十二指肠镜与胆道镜均由同一人操作、四方位转向、独立的冲洗通道、可进行诊断与治疗等优势。

（1）设备组成：该设备由主机系统，包括主机、注水泵、摄像机、光源，以及显示器等组件和消耗性附件，包括 SpyScope 子镜传送导管、光纤摄像头、SpyBite 活检钳等组成（图 2-39，图 2-40）。

（2）操作：和子母胆道镜一样，光纤经传送导管通过十二指肠镜钳道进入胆道，不同于子母镜，单人即可将控制部固定在十二指肠镜工作管道下方，进入胆管后可见将四个方向旋转调整方向，稳定镜身尽可能的使视野足够清晰；同时可以通过踏板进行胆道冲洗，方便取活检及碎石等操作。

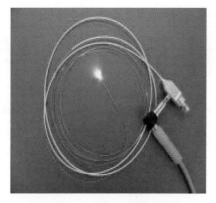

图 2-39　SpyScope 光纤探头

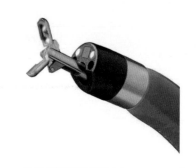

图 2-40　SpyBite 胆道直视系统及
SpyBite 活检钳

（3）应用

①直视下胆管巨大结石碎石：SpyGlass 可在 ERCP 术中采用激光碎石或液电碎石设备，协助胆管大结石碎石，为激光或液电设备提供可靠的内镜视图，其原理和价值同子母胆道镜，但 SpyGlass 操作简便，定位于结石碎石（图 2-41，图 2-42）。一项临床研究中有 5 例结石患者均成功进行了 SpyGlass 引导的液电碎石，成功率为 100%；之后便有较多的关于应用 SpyGlass 取胆管结石的报道，结石完全取出成功率 73% ～ 92.3%。SpyGlass 引导的 ERCP 操作并不增加 ERCP 总体合并症的发生率。

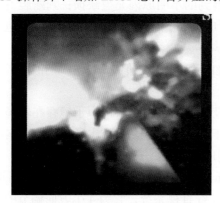

图 2-41　直视下胆道激光碎石

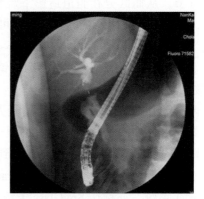

图 2-42　胆总管巨大结石 X 线图像

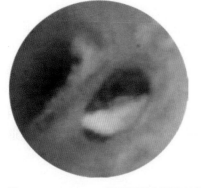

图 2-43　SpyGlass 直视下肝内胆管结构

②在不明原因胆管狭窄中的应用：SpyGlass 可以进入胆道管腔内，直视下观察狭窄部位胆管的表面结构（图 2-43），并且进行直视下活检，活检的部位比较准确，得到的病理结果及诊断结果准确率相对比较高。2012 年，Draganov 等报道了对不明原因胆管狭窄的患者进行传统细胞刷检查、标准活检以及 SpyGlass 直视下 SpyBite 活检的比较，显示三者提供足够标本质量的比率分别为 96.2%、100% 和 96.2%，但 SpyGlass 直视下活检和以往的细胞刷检查以及传统的活检相比具有更高的准确度。

③非 X 线介导的 ERCP 中的应用：对于有症状的患有胆石症的孕妇，进行 ERCP 治疗时射线会对胎儿造成一定的伤害，这时候非射线介导的 ERCP 就是一种比较安全、有效的治疗措施。2008 年，Shelton 等报道了对孕妇进行非 X 线介导 ERCP 治疗的研究，5 例通过 SpyGlass 治疗，均成功插管并取出结石，无合并症发生。

④其他疾病中的应用进展：除了胆管结石的取石治疗以及不明原因胆管狭窄的诊断外，SpyGlass 还应用于其他的一些操作，如超选胆管、胆囊引流等。Wright 等报道了肝移植术后胆管狭窄病例，通过 SpyGlass 引导导丝超选胆管。Barkay 等和 Shin 等分别报道了对于急性胆囊炎患者通过 SpyGlass 进行胆囊的经十二指肠乳头引流，分别放置了支架和鼻胆囊引流管，使患者避免了创伤较大的治疗措施，较快恢复健康。在 SpyGlass 辅助胆囊插管的同时也可以通过此种方法结合液电碎石或激光碎石进行胆囊管结石取石。

（4）不良事件与局限性：关于 SpyGlass 操作合并症，总并发症发生率为 4.8% ～ 13.5%，主要包括胆管炎和胰腺炎。但不是大宗的多中心研究，其总体共识的不良事件尚不明确。

SpyGlass 设备目前已更新到第二代，但第一代光纤容易损坏、第二代产品仅供一次性使用，诊疗代价较高，这是制约临床广泛应用的问题之一（图 2-44）。

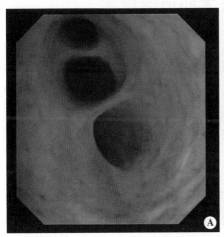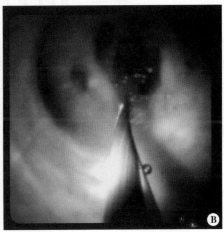

图 2-44 观察肝内胆管

A. 经口胆道镜观察肝内胆管；B. SpyGlass 观察肝内胆管

3. 直接经口胆道镜 2006 年，首次报道应用超细胃镜直接经口进行胆道镜的诊断及治疗。

（1）设备：直接经口胆道镜通常使用超细胃镜检查（图 2-45）。镜子外径 5 ～ 6mm，行 EST 大切开或柱状水囊扩张后镜身通过乳头括约肌进入胆管比较顺畅。一般超细胃镜本身就有 4 个方向的角度钮和 2mm 的工作孔道。

（2）操作方法：现在已报道的直接进

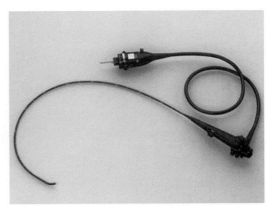

图 2-45 超细胃镜

入胆道的方法有没有任何辅助设备直接插入、导丝引导插入、球囊外套管辅助插入、外部牵引固定协助、及导管内球囊固定辅助插入。

（3）应用：到达目标胆道后，直接经口胆道镜可以完成一些诊断和治疗，同子母镜和 SpyGlass。

（4）局限性：超细胃镜并不是为插入胆道设计，故镜身较硬，且为直视镜，对准和插入胆道困难（表 2-2）。进入胆道后伸直镜身同样困难，较易脱出，同时镜身呈屈曲，通过钳道置入器械操作困难。目前操作也仅限于部分中心进行尝试。

表 2-2　超细胃镜

项目	Olympus（GIF-XP260NS）	Fuji（EG-580NW20）	Pentex（EG1580K）
外径（mm，远端 / 插入端）	5.4/5.8	5.8/5.8	5/5.2
工作管道直径（mm）	2	2.4	2
内镜图像增强	NBI	FICE	—

十一、ERCP 技术胆道活检术

胆胰疾病的病理诊断对合理选择治疗方式、判断预后、放疗、化疗等都有重要意义。但是胆胰管内病变深在、ERCP 为造影间接影像，除位于十二指肠乳头部胆胰管开口的病变可直视下取活检外，其他位置的病变距镜头远、一般不能直视下活检，精确取检困难，为提高活检成功率相继发展专有的胆道活检技术。

常用的病理组织学获得方法包括细胞学检查和组织病理检查两大类。

（一）细胞学检查

1. 胆汁脱落细胞学检测

（1）操作方法：在 ERCP 检查时或鼻胆引流管留取胆汁 50 ～ 200ml，对收集的胆汁行离心、重悬、分离、染色等脱落细胞学检测并寻找癌细胞，对胆管癌的诊断有较高的特异性。

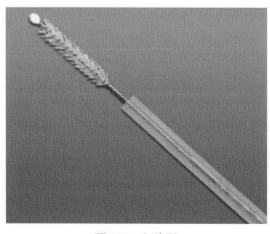

图 2-46　细胞刷

（2）评价：这种方法操作简单安全，特异度高，但敏感度低。其诊断胆管癌的敏感度仅为 6% ～ 24%。

2. 细胞刷检　为了提高细胞学检查敏感度，目前更多应用胆道细胞刷检（图 2-46）方法。

（1）操作方法：在行 ERCP 时将细胞刷送入胆管，越过胆道病变部位（一般为狭窄部位），将细胞刷推出套管，反复通过病变部位进行刷检获取标本后，收回套管内，并将器械去除。所得标本行细胞学检查。反复胆管细胞刷检（一般不超过 3 次）可提高敏感度，降低假阴性率。

（2）评价：内镜下细胞刷检诊断胆管癌的敏感度为 23%～80%，特异度 100%。细胞刷检仍存在较高的假阴性率，因此胆管细胞刷检的敏感度低，差异较大。而反复胆管细胞刷检（一般不超过 3 次）可提高敏感度，降低假阴性率。

（二）组织病理检查

1. 内镜下胆道组织活检（ERFB）　内镜下胆道活检获得组织块的方法包括十二指肠镜下常规活检钳活检、胆道镜直视下活检、超声内镜引导下细针穿刺活检及其他经导丝引导的胆道活检装置辅助下活检等（图 2-47），通过组织活检可获取胆管病变深部组织，克服刷检取细胞检查的不足，提高诊断敏感度，更容易鉴别良性或恶性肿瘤。

2. 常规活检钳活检

（1）操作方法：胆道常规活检钳（图 2-48）活检，ERCP 过程中在透视下进行，但是其操作难度高。

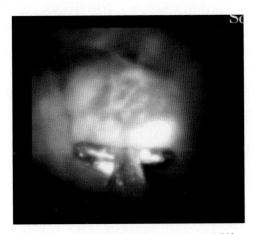

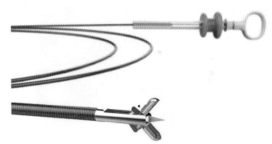

图 2-47　直视胆管内腺瘤 SpyGlass 下活检　　　　图 2-48　常规活检钳

（2）评价：部分病理得不到一个较为准确的病理标本，并有严重胆道出血及穿孔的风险，因此其病理诊断有一定的局限性。

目前，有不少改良的器械和方法，使得取材更加准确，标本获得更加便捷，以便于病理检查。

3. 胆道镜直视下活检　胆道镜直视下获取病理标本在诊断方面的独到之处是可直视病变，清晰显示肝外胆道全貌，确定有无癌肿及其位置及范围，准确获取组织学标本（图 2-49，图 2-50）。但其获取标本量少，从而影响病理医师对结果的判断。

4. 超声内镜引导下细针穿刺活检术（EUS-FNA）　有相关研究提示细胞刷检阴性的肝门部胆管癌中行 EUS-FNA，其诊断敏感度、特异度及准确度分别为 77%～89%、100%、79%～91%。

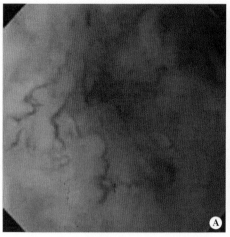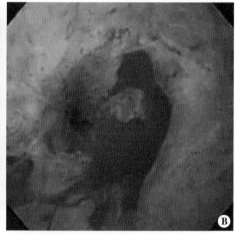

图 2-49   经 PTCD 胆道镜直视下胆道肿瘤（A、B）

EUS-FNA 较内镜下细胞刷检诊断方法的优点：在评估胆道狭窄上有明显优势。可以在内镜超声引导下直接从肿瘤中取组织样本，能从更加合适的肿瘤团块中取得质量较高的肿瘤病理组织。在超声内镜检查中，可以看清楚的显示其他影像学检查未明确显示的病灶。但 FNA 的一个潜在风险是可能造成腹腔内的肿瘤种植（图 2-51～图 2-53）。

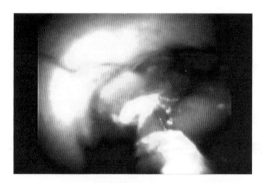

图 2-50   SpyGlass 下直视下活检

（三）展望

相关研究显示一些新辅助细胞学技术如数字化图像分析 DIA 和荧光原位杂交 FISH 技术等可提高组织细胞学检测的敏感度，但仍处于研究阶段，尚未广泛应用于临床。

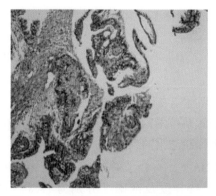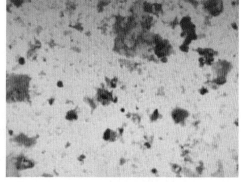

图 2-51   病理回报：绒毛管状腺瘤伴高级别上皮内瘤变，局部恶变   图 2-52   细胞学涂片

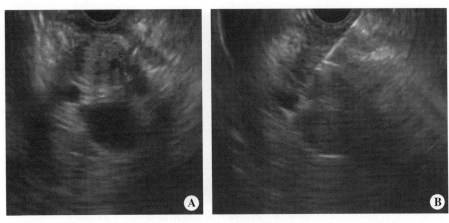

图 2-53　EUS-FNA

十二、ERCP 下的碎石技术

内镜下逆行胰胆管造影术（ERCP）既能明确诊断胆总管结石，同时还可行内镜下取石或胆道引流等治疗，是目前微创诊治胆管疾病的主要方法，然而对于一些胆管巨大结石或嵌顿结石，采取单纯普通取石网篮取石往往难以成功，而 ERCP 往往是老年胆总管结石特别是巨大结石患者的唯一选择，因此多需先进行碎石治疗，常用的 ERCP 下的碎石方法有机械碎石、激光碎石及体外冲击波碎石术等。

（一）适应证与禁忌证

1. 适应证　胆总管内巨大结石，胆管内嵌顿结石，胆总管远端狭窄评估近端结石不能通过。

2. 禁忌证　同 ERCP。

（二）机械碎石法（EML）

1. 取碎一体网篮碎石　ERCP 明确胆总管结石位置、大小、数量后行内镜下括约肌切开术（EST）。对于巨大结石普通取石网篮及球囊无法取出时给予机械碎石（EML），将碎石网篮插入胆总管套住结石，收紧加压手柄，收拢碎石网篮，结石受网篮的顶端金属外套管挤压碎石，再由普通网篮或取石球囊逐一取出碎结石并留置鼻胆管引流（图 2-54）。

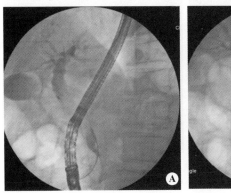
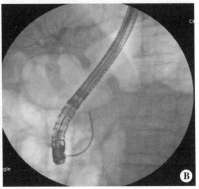

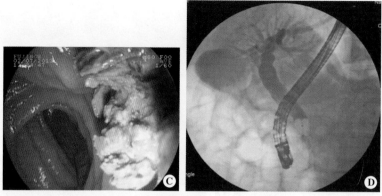

图 2-54　网篮插入胆总管取结石

A. ERCP 造影示胆总管巨大结石；B. 取碎一体网篮套住结石；C. 内镜下取出大量碎石；D. 球囊造影取净结石

2. **体外应急碎石器碎石**　由于结石较大较硬而乳头相对较小或憩室旁乳头，应用普通取石网篮勒紧结石无法取出而发生滞网，需行体外应急碎石（图 2-55）。要剪断网篮手柄，拔出内镜，透视下监视碎石器经乳头部缓慢推送到达胆总管内，把金属套管送至胆总管内结石下方。网篮与碎石手柄固定，旋转手柄向外逐渐收紧网篮，继续旋转手柄直至结石粉碎，阻力消失，网篮松脱，此时将网篮及金属套管收回。再次进镜，取石网篮投入胆管取出碎结石，最后用气囊清理胆道。

操作要点：①碎石时要遵循自下而上、由外而内的方法。②碎石网篮先端要先越过结石，再轻拉网篮并收紧结石，防止结石滑脱。③套取结石后将结石推入扩张的胆管位置，

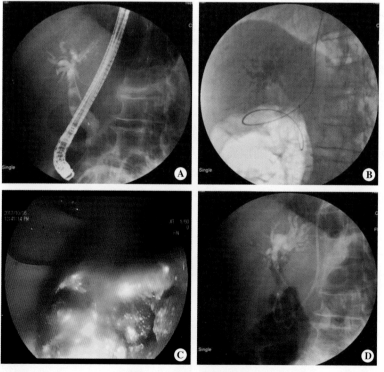

图 2-55　ERCP 下机械碎石

A. 造影显示巨大结石；B. 应急碎石；C. 取出大量碎石；D. 取净结石后置入鼻胆引流管

以避免结石勒碎后碎石堵塞胆管下端造成取石困难。④碎石过程中网篮要与胆管轴向一致，防止网篮割伤胆管壁及十二指肠肠壁。⑤操作过程中始终保持视野清晰，必要时应用生理盐水持续冲洗保持视野清晰。

由于 ERCP 下机械碎石的应用，结石大小已不再是限制内镜下取石的因素。机械碎石成功率达 90% 以上，且不会对胆管壁造成较大损伤，并发症少。

（三）激光碎石术

SpyGlass DS 单人操作胆道镜系统直视下操作方便，具有注水管道及更大的工作通道，可直视下观察及清除胆管内结石，其克服了传统机械碎石不易套取胆管内嵌顿结石、巨大结石及肝内胆管结石的缺点，特别是对于较大的胆管结石则可通过置入激光探头直视下碎石，能明显提高胆总管巨大结石的碎石率及一次取石成功率，有报道应用 SpyGlass 引导下胆管结石取石成功率可达 92.3%。

操作方法

（1）ERCP 插管成功后造影确认胆管结石的位置和大小，留置导丝至病变部位以上，根据病变具体情况对乳头括约肌进行切开和（或）扩张。

（2）将预装激光光纤的 SpyGlass 成像导管推送至结石部位，通过调节手柄的方向旋钮角度对病变进行直视下观察。将激光光纤末端推出导管对准结石进行直视下碎石，边碎石边调整光纤位置，直至结石完全粉碎（图 2-56）。

（3）直视下判断碎石成功后，用取石网篮及球囊取石，造影证实无结石残留后常规置入鼻胆引流管。

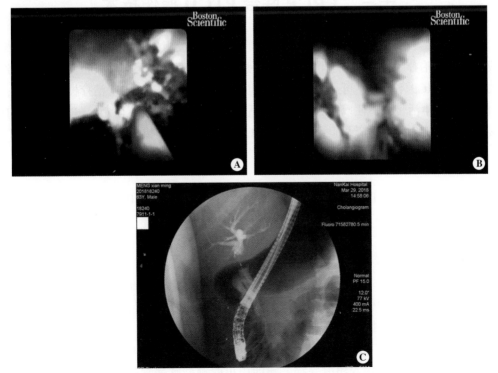

图 2-56 激光下碎石

A. SpyGlass 下激光碎石；B. 巨大结石碎裂；C. 内镜下取石球囊清理碎石

（四）体外冲击波碎石术（extracorporeal shock wave lithotripsy，ESWL）

体外冲击波碎石原理为利用体外产生巨大能量的冲击波聚集击碎结石，由于冲击波通过与水的密度相当的肌肉、内脏时并不会产生上述作用，因此对于人体损伤较小。ESWL 联合 ERCP 可以提高胆总管巨大结石的碎石成功率及一次性取石成功率，也可缩短 ERCP 取石的操作时间。

1. 操作方法

（1）常规 ERCP，造影确认胆管结石的位置和大小，行乳头括约肌切开（EST），置入鼻胆管引流。

（2）次日行 ESWL 治疗，选择右斜卧位，工作电压为 12～22kV。采用静脉麻醉下体外冲击波碎石，碎石完成后行 ERCP，应用取石网篮及球囊取净碎石，并留置鼻胆引流管，择期造影。

2. 操作要点

（1）需静脉麻醉下行 ESWL，碎石过程中体位的改变会影响焦点位置，会使得体外碎石成功率降低、并发症增加。

（2）术中通过鼻胆管注入造影剂明确结石位置、大小，从而冲击波靶向更准确，提高结石清除率，减少操作时间。

（3）术中不断经鼻胆管注入生理盐水保证胆道内充盈，能冲洗胆道内的碎石同时减少胆道内气体，以减少能量损耗及对胆道的损伤。

十三、ERCP 联合 PTCD 操作技术

对于胆道结石及胆道狭窄的治疗，特别是恶性胆道梗阻患者，内镜下取石及内支架引流成为重要的治疗手段，但仍有因各种原因使得导丝及切开刀无法进入胆道，从而导致治疗失败。当 ERCP 不成功，可采取经皮经肝胆道穿刺引流术（PTCD）治疗梗阻性黄疸，但外引流给患者生活带来不便以及身心上的不适，使其应用受到一定限制。ERCP 联合 PTCD 对接技术则为治疗胆道狭窄及胆管结石等 ERCP 失败的病例提供了一种新途径。

（一）适应证与禁忌证

1. 适应证　经 ERCP 插管不成功且不耐受或不接受手术治疗的胆道梗阻患者。

2. 禁忌证　同 PTCD 及 ERCP 禁忌证。

（二）操作方法

1. PTCD 穿刺方法　在 B 超下先经皮经肝用穿刺针穿刺，选择扩张明显的胆管，易于穿刺并且达到较好的引流效果。选择所穿刺的肝内胆管方向与肝外胆管所形成的角度不要太大，特别是用手操纵导丝通过狭窄的胆管进入肠腔失败，而要用切开刀进入胆管来超选时，要先用 7F 扩张探条扩张穿刺通道，如果角度太大，可能会使扩张探条前端盘曲不易通过甚至脱出。导入超滑导丝，随即用单腔颈静脉导管替换穿刺针进入胆管，抽

出导丝，行胆管造影，了解胆管的梗阻部位及胆管的走行。

2. 导丝超选方法　在体外直接用手不断试探，以将超滑导丝通过狭窄的胆管导入肠腔；如果用手不能将导丝导入肠腔，则先用 7F 扩张探条扩张穿刺通道，再将超滑导丝导入 ERCP 的切开刀到胆管，拉紧切开刀利用其弯曲角度来调整导丝进行超选。

3. 对接方法

（1）导丝与切开刀体外对接：当导丝进入肠腔后，在十二指肠镜下，用圈套器套住导丝的亲水部分，将导丝经内镜钳道拉出体外，并将切开刀沿导丝插入胆总管，如一方的速度太快或太慢，则导丝可能存在较大的张力，造成导丝对肝实质的切割损伤。有学者建议 PTCD 成功后先插入导丝至肠腔，然后循导丝插入 PTCD 管至肠腔，用 PTCD 管做保护，避免导丝对肝实质的切割损伤。

（2）导丝与切开刀直接对接：在十二指肠镜下，在肠腔内用切开刀与导丝直接对接，将导丝引入切开刀的腔道内，再将切开刀沿导丝插入胆管，切开刀与导丝直接对接可以避免导丝对肝实质及十二指肠腔的切割损伤（图 2-57）。

4. 对接时间

（1）同步对接：PTCD 与 ERCP 对接最好是穿刺当日进行，但不强求一次性行 PTCD 与 ERCP 的对接。

（2）择期对接：当 ERCP 失败后，特别是患者较虚弱，应及早采取减黄措施，可先行 PTCD 引流术，待一般情况好转，约 4 周后再行与 ERCP 对接治疗。

（三）操作要点

1. 右侧相对固定 PTCD 管不易从胆管内退出。

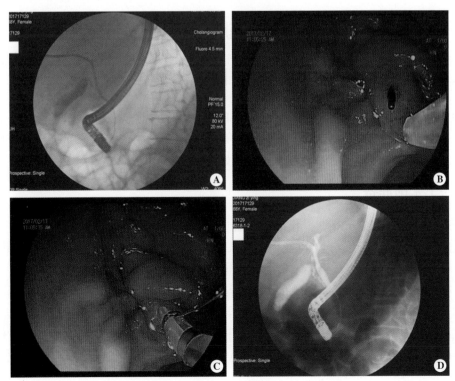

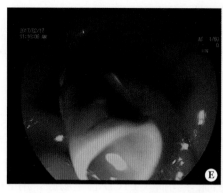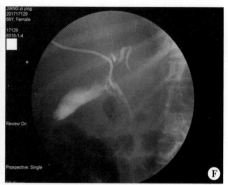

图 2-57　ERCP 联合 PTCD 对接技术

A. 经 PTCD 管导丝通过狭窄段；B. 内镜下见导丝头穿出乳头部；C. 导丝和切开刀对接成功；D. 切开刀沿导丝通过狭窄段；

E. 胆道塑料支架置入；F. 透视下见 PTCD 管和 ERBD 管

2. 选择所穿刺的路径与远端胆管的夹角成钝角，有利于导丝头端朝向十二指肠乳头方向，提高其通过狭窄段的成功率。

3. PTCD 穿刺路径要直并尽可能放置较粗的引流管，可以避免引流管脱出及便于导丝的超选对接。

4. PTCD 与 ERCP 体外对接时导丝顺入和牵拉的速度保持一致。

5. 直接对接时经 PTCD 导丝头端出乳头部分要尽量短，这样可以固定导丝的方向，并通过不断调整切开刀的方向和角度，有利于对接成功。

（王震宇）

第五节　ERCP 围术期管理及并发症的防治

一、ERCP 围术期管理

2018 年，中华医学会消化内镜学分会 ERCP 学组、中国医师协会消化医师分会胆胰学组、国家消化系统疾病临床医学研究中心联合发布了"中国经内镜逆行胰胆管造影术指南（2018 版）"，建议 ERCP 围术期管理如下。

（一）术前准备

1. 知情同意　实施 ERCP 操作前，术者或主要助手应与患者或其家属沟通，告知其操作适应证、目的、替代方案、可能存在的风险，详细表述 ERCP 术后可能出现的并发症，并由患者或患者指定的委托人签署书面知情同意书。

2. 凝血功能检查　拟行 EST 的患者需行血小板计数、凝血酶原时间或国际标准化比值检测，检查的有效时间不宜超过 72h，指标异常可能增加 EST 术后出血风险，应予以纠正。长期抗凝治疗的患者，在行 EST 前应考虑调整有关药物，如服用阿司匹林、非甾体抗炎药（nonsteroidal anti-inflammatory drug，NSAID）等，应停药 5～7d；服用其他抗血小板凝聚药物（如氯吡格雷、噻氯匹定等），应停药 7 ～ 10d；服用华法林，可改用低分子肝素或普通肝素，内镜治疗后再酌情恢复使用。

3. 预防性抗生素应用　通常情况下拟行 ERCP 的患者术前无须预防性使用抗生素。但有以下情况之一应考虑预防性应用：①已发生胆道感染的脓毒血症；②肝门部胆管狭窄；③胰腺假性囊肿的介入治疗；④器官移植 / 免疫抑制；⑤原发性硬化性胆管炎；⑥有中、高度风险的心脏疾病（心脏瓣膜疾病）。均建议使用广谱抗生素，抗菌谱需涵盖革兰阴性菌、肠球菌及厌氧菌。

4. 预防胰腺炎　有研究表明直肠应用吲哚美辛和术中留置胰管支架均能显著降低术后胰腺炎的发生率。

5. 镇静与监护　术前应对患者病情及全身状况做全面评估，根据实际情况选择合适的镇静和麻醉方式，实施深度镇静或静脉麻醉时须有麻醉专业资质的医师在场，并负责操作过程中的麻醉管理与监护。操作过程中，应予患者心电、血压、脉搏及氧饱和度等实时监测。

6. 术前建立静脉通道　选择建立合适的静脉通道，尽量选择右前臂静脉，以利于病情急危重患者的抢救及术中快速补液、输血等，是手术顺利进行的重要保证。

7. 术前讨论　ERCP 术前均应进行术前讨论，对于疑难病例建议多学科诊疗模式术前讨论（MDT），结合病史、化验检查、影像学资料权衡 ERCP 的获益与风险，制订切实的诊疗方案，并详细书写讨论记录。

（二）术后处理

1. 操作报告及相应影像资料　操作完成后，主操作者及助手应及时完成操作报告。标准化的 ERCP 报告应包括是否到达目的腔道，以及在插管及治疗时所用的器械（造影导管、括约肌切开刀、导丝、网篮、球囊、鼻胆管及支架等），还应该包括术中出现的异常情况、操作的主要目的、操作后的预期结果、术后可能存在的并发症以及应对建议。操作过程的图片在条件允许的情况下应按照相关规定存档管理。有代表性的内镜下以及造影图片是证明手术操作过程的最佳客观依据，完善的操作记录有助于临床医师制订基于患者自身情况的个体化治疗方案。

2. 恢复与病情观察　术中采用深度镇静或麻醉的患者，应按照相关规定于专用恢复室进行复苏，由恢复室安排特定护士严密观察患者生命体征、神志及肌力变化情况，并注意观察患者复苏期间是否存在腹痛、恶心、呕吐、呕血等异常表现。患者转出前注意交代相关注意事项。

3. 鼻胆管的管理　术后放置鼻胆管的患者应于体外妥善固定导管，以防意外脱出。动态观察引流量，若引流量减少或无胆汁引出，应怀疑导管堵塞、脱出或是否扭曲打折，可行 X 线透视证实，给予 5ml 生理盐水低压冲洗或注射空气通畅管道，或重新置管。置管期间要注意维持水电解质和酸碱的平衡。若为取石术后置引流管，临床症状改善、各种指标恢复正常或造影未见明显结石影，可尽早拔除。

（三）小儿 ERCP

1. 由于小儿对放射线暴露更为敏感，应严格掌握指征，并加强防护，在 ERCP 过程中，甲状腺、乳腺、生殖腺、眼睛等部位应有严格的防护措施。

2. 建议由经验丰富的内镜医师操作。

3. 一般年龄超过 1 岁或体重大于 15kg 的小儿可采用成人十二指肠镜操作，也可选用小儿专用内镜。

4. 尽量保留括约肌功能。

小儿 ERCP 术后并发症发生率略高于成人，最常见的并发症是 ERCP 术后胰腺炎，多为轻度，术后胰腺炎发生与胰管造影、胰管括约肌切开术、胰管支架置入术、胰管狭窄扩张等因素相关。

（四）妊娠期 ERCP

1. 育龄期女性行 ERCP 前应完善血、尿检查，以排除妊娠。妊娠期间施行 ERCP 具有一定的风险和技术困难，诊断胆总管结石时可考虑行超声、MRCP 或 EUS。当胆管结石引起胆管炎、胰腺炎时，应优选 ERCP 治疗，可避免妊娠期间手术干预的并发症。

2. 妊娠期 ERCP 建议由经验丰富的内镜医师操作，可能的情况下，尽量将操作推迟到妊娠中期（4～6 个月）实施，妊娠后期的孕妇建议将操作推迟至妊娠 36 周以后或生产后进行。

3. ERCP 期间孕妇应采取平卧位，以避免操作期间胎盘血流减少，导致胎儿缺氧。应做好孕妇及胎儿的放射防护与生命体征监护，尽量采用简短的透视，减少胎儿的放射线暴露，包括暴露时间和暴露剂量（暴露剂量应小于 100mSv），同时应记录放射线暴露时间和暴露剂量。对于有条件的医院，可应用 SpyGlass、胆道镜或 EUS 观察胆管内病变情况，以减少胎儿的放射线暴露，但该方法会导致 ERCP 耗时增加，其对婴儿的影响还有待进一步研究。利用胆汁抽吸可验证胆道插管是否成功，可避免不必要的 X 线暴露。

4. 妊娠期 ERCP 相关并发症包括术后胰腺炎、穿孔、胆囊炎等，其并发症发生率高于非妊娠人群，支架置入率低于非妊娠人群，但 ERCP 总体上不增加孕妇病死率、早产率及流产率等，亦不会延长总体住院时间。存在妊娠并发症（如胎盘剥离、胎膜断裂、惊厥或先兆流产等）的孕妇，应视为禁忌。

二、ERCP 常见并发症高危因素

随着技术的进步和术者操作经验的不断丰富，内镜手术变得越来越安全。然而，尽管被认为是安全的，但 ERCP 仍然有很高的并发症发生的可能性，第一次评估 ERCP 相关并发症发生率的研究是在 1974 年下半年，也就是 ERCP 手术开展近 6 年后进行的。ERCP 常见并发症有术后胰腺炎（post-ERCP pancreatitis，PEP）、胆系感染、出血、穿孔等；罕见并发症有门静脉显影或置管、空气栓塞、气胸、肝包膜下血肿、脾脏损伤等。现将这些常见并发症相关危险因素进行归纳总结。

1. PEP 相关危险因素

（1）患者相关因素：青年（＜ 60 岁），女性，胆管不扩张，Oddi 括约肌功能障碍（SOD），PEP 病史，初次 ERCP。

（2）操作相关因素：困难插管（＞ 10min），胰管内注射造影剂，乳头括约肌预切开术，腔内超声，单管括约肌气囊扩张。

2. 胆系感染相关危险因素

（1）患者相关因素：高龄、既往 ERCP 治疗史，原发性硬化性胆管炎，肝门部恶性狭窄，免疫力低下（化疗、肝移植等）。

（2）操作相关因素：胆管引流不充分，术者缺乏经验，恶性狭窄支架置入。

3. 消化道出血相关危险因素

（1）患者相关因素：凝血功能障碍，急性胆管炎，术后 3d 内使用抗凝剂。

（2）操作相关因素：术者经验（＜1 台 ERCP 手术/周），术中出血，乳头括约肌预切开术，乳头口狭窄。

4. 穿孔相关危险因素

（1）患者相关因素：外科手术后解剖改变，（如毕Ⅱ式术后）。

（2）操作相关因素：内镜粗暴操作，针状刀预切开，拉直镜身，括约肌切口过长，胆管狭窄扩张，操作时间过长，十二指肠狭窄扩张术。

三、常见并发症的诊断与处理

1. ERCP 术后急性胰腺炎（PEP）　诊断：ERCP 术后血清淀粉酶≥正常值上限 3 倍（伴上腹痛或原有腹痛加重）超过 24h 诊断为术后胰腺炎（PEP）。PEP 是 ERCP 术后最常见的并发症，总体发生率为 3%～10%，高危患者 PEP 发生率达 15%～20%。

2016 年，我国进行的关于吲哚美辛在预防 PEP 的多中心、单盲、随机对照研究结果显示，在 ERCP 操作前对所有人群使用吲哚美辛，不仅可以降低 ERCP 后胰腺炎风险，同时不会增加出血风险。所以在没有禁忌证的情况下，应该对所有进行 ERCP 的人群在操作前常规直肠予以吲哚美辛肛栓。其他药物预防 PEP 的相关研究发现，生长抑素和奥曲肽是最常用的预防药物，其次是皮质醇激素类（如氢化可的松、泼尼松和甲泼尼龙），还有加贝酯。但是药物预防目前尚无结论性共识，这可能与选择病例标准、采取的用药方法、病种的不同等因素有关。国内有研究显示大剂量低浓度静脉滴注奥曲肽可减少 PEP 及高淀粉酶血症的发生率。另外，硝酸甘油被认为可以降低 Oddi 括约肌压力，增加经乳头的胆汁引流，可以预防术后胰腺炎发生。

2. 胆道感染

（1）诊断：ERCP 术后出现寒战、发热，体温大于 38℃，白细胞及中性粒细胞超出正常值高限，排除腹膜炎及肺部和泌尿系等其他部位感染者，诊断为术后胆道感染。常见的有急性胆管炎、胆囊炎、十二指肠镜相关的感染、造影剂相关并发症等。

（2）处理：胆系感染发生的最主要因素是胆道梗阻或引流不畅，应积极抗感染、抗休克治疗，若考虑感染与胆汁排泄不畅有关，可行 ENBD 或内支架引流。若内镜下胆汁引流失败，应及时行经皮肝穿胆道造影引流术（PTCD）。

3. 消化道出血

（1）诊断：出血是内镜下括约肌切开术（EST）最常见也是 ERCP 严重的并发症之一，

其发生率为 0.3% ～ 2%。胆道出血也是 ERCP 相关并发症，尤其是在狭窄部位扩张后、胆道活组织检查及消融治疗后。出血包括早期出血及迟发性出血，早期出血是指在操作过程中及操作结束时出血，迟发型出血是指操作后数小时甚至数周发生的出血。

（2）处理：首先应禁食、禁水，并根据失血情况给予补液、输血、药物止血等常规治疗，观察生命体征和凝血功能变化。术中少量的渗血不需特殊处理或喷洒肾上腺素，活动性出血可行内镜下止血，如内镜下通过电凝、气囊导管压迫、钛夹、局部注射肾上腺素或硬化剂（避开胰管开口）等，若内镜下止血失败，可行介入动脉栓塞或外科手术治疗。

4. 穿孔

（1）诊断：虽然 ERCP 术中穿孔的发生率低，但也是 ERCP 最严重并发症之一。目前主要采用 Stapfer 分型：Ⅰ型，十二指肠侧壁穿孔；Ⅱ型，乳头周边穿孔；Ⅲ型，胆管或胰管穿孔；Ⅳ型，仅表现为腹膜后积气，无明显临床症状。

（2）处理：穿孔一旦发生应迅速处理，否则将会引起脓毒症和多器官衰竭，病死率可达 8% ～ 23%。大多数穿孔采取非手术治疗可以治愈，如禁食、持续胃肠减压、冰生理盐水洗胃、口服凝血酶、抑制胃酸分泌、补液、抗感染、鼻胆管引流及内镜直视下注射硬化剂等，若非手术治疗无效或内镜下穿孔较大，钛夹封闭切口困难时，应立即行开腹探查手术治疗。

四、加速康复外科在 ERCP 患者中的应用

加速康复外科（enhanced recovery after surgery，ERAS）是指以循证医学证据为基础，以减少手术患者的生理及心理的创伤应激反应为目的，通过外科、麻醉、护理、营养等多学科协作，对围术期处理的临床路径予以优化，从而减少围术期应激反应及术后并发症，缩短住院时间，促进患者康复。这一优化的临床路径贯穿于住院前、术前、术中、术后、出院后的完整治疗过程，其核心是强调以服务患者为中心的诊疗理念。

有研究显示，ERAS 相关路径的实施，有助于提高患者围术期的安全性及满意度，可减少 30% 的术后住院时间，从而减少医疗支出，并不增加术后并发症发生率及再住院率。

ERAS 颠覆了近百年来形成的围术期的处理思维原则，且在一系列研究中被证明在缩短住院时间及降低术后并发症的发生率、病死率及医疗费用等方面较传统方法有明显的优势。具有减少并发症、保护器官及免疫功能、缩短住院时间、减少治疗费用等的优点。有研究表明，ERAS 理念在 ERCP 治疗胆道结石手术中是安全、经济、有效的方法，应用 ERAS 理念组与传统组相比，术后首次进食时间、鼻胆管造影和留置时间、住院时间明显短于传统组，术中出血量和术后并发症明显少于传统组，住院费用较传统组也明显减少。

（朱晓亮　芮少珍）

第六节　ERCP 诊疗室的规划与布局

一、区域规划与功能布置

ERCP 作为软式内镜中的新兴技术，发展至今不过 50 余年，但 ERCP 技术发展快速，

已经成为胆胰系疾病主要诊治手段之一。ERCP 诊疗室是患者进行 ERCP 的重要场所，也是医院重要仪器设备场所。为保障 ERCP 能高效率、高质量的正常、安全进行，建筑的区域规划与功能布置需满足全面的需求。同时高质量、高规格的布置格局也能侧面反映该内镜中心水平的高低，展示了对外的形象，能使患者安心检查。

ERCP 诊疗室属于内镜中心独立的房间，其管理与使用应有单独的制度规划给予指导。ERCP 由于 X 线检查具有放射性的因素，在设计原则上一般和医院放射科室安排在一起，把内镜检查和检验科安排在二、三层。这也符合内镜检查的患者要空腹等待检查的现实需要。但目前国内大多内镜中心的 ERCP 诊疗室并未实现这一要求，大多 ERCP 诊疗室都与内镜中心处于同一区域，但处于区域一端，远离常规检查区。ERCP 诊疗室的规划与建设，要视医院的定位、临床科室的分类、功能及人才状况进行安排，其设计内容主要遵循几点进行考虑，即候诊区、操作区、清洗消毒区、麻醉复苏区、办公生活区以及辅助区。ERCP 诊疗室的设计规划在功能及空间形式上都应以操作区为主，其他区为辅。

（一）候诊区

候诊区是患者接受检查前等候的区域，其大小应根据 ERCP 检查量及科室仪器设备的数量及大小来进行科学规划与设置。通常设置在护士站能观察到的范围，以方便等待检查的患者出现低血糖等其他不适后第一时间进行处理。同时区域的大小需要综合陪诊人数，检查人数及 ERCP 的技术能力等多方面因素进行考虑。候诊区的设置，还需要考虑以下几点细节。

1. 目视化管理　ERCP 诊疗区应有特殊，醒目的标志以便患者及其家属准确了解其位置及检查相关等信息，如设置"候诊区"大牌、建立电子化叫号排队屏幕、地面贴上箭头指示进出的方向等。

2. 谈话间　需要有单独的房间供医师与患者及其家属进行术前、术中的谈话，也能在病情变化时第一时间与患者家属交谈，保护患者隐私。

3. 术前准备间　因部分 ERCP 术前需常规给予药物（如东莨菪碱、地西泮、哌替啶等）以利于手术正常进行，ERCP 候诊区需设置 ERCP 术前准备间。

4. 卫生间　ERCP 患者常由其家属及好友陪同，考虑到人性化管理，应设置一定规模的卫生间供其使用。

5. 宣教资料　设置宣传栏，播放宣传视频。主要内容可是强调手术的适应证与必要性，讲解术中配合的相关注意事项并告知可能出现的并发症，需要注明的是 ERCP 有一定的失败率，通过对其宣教可以提高患者及其家属的预防意识。做好 ERCP 常见并发症的相关知识的宣教，让患者及其家属主动参与并发症的防治与护理，提高患者治疗的依从性。

（二）操作区

操作区是进行 ERCP 诊疗工作的场所，由于其具有放射、微创且须放置大型设备等特殊原因，操作区又可分为控制室与诊疗室，之间由含铅玻璃隔开，总面积至少应大于 50m²。进入诊疗室应穿戴好防护服，防止电离辐射对人体造成伤害。学习进修人员可在控制室观摩学习 ERCP 操作过程，一些先进的具有控制台的 C 臂机器也能在控制室根据医师的要求让巡回护士在诊疗室外进行操作控制、采集内镜图像等。操作区的设置，有以下几点注意事项。

1. 符合《中华人民共和国消防法》《综合医院建筑设计规范》。

2. 基础设施包括有内镜主机、吊塔、除颤仪、检查床、带有氧气及二氧化碳的设备带、C 型臂机器、抢救车、治疗车、洗手池、等离子空气消毒机或移动空气消毒机、通风系统等。

3. 防止突发停电等其他因素对诊疗过程造成影响，ERCP 操作区必须有提供临时电源的机器。

4. 诊查床带有自动升降、前后移动的功能，防止老年人、小孩及其他行动不便的患者不能自由上下床，条件不够的内镜中心可定制木质阶梯达到以上目的。

5. 建立支持无痛内镜操作的麻醉设施。

（三）清洗消毒区

清洗消毒区域应靠近诊疗间，设立独立走廊、过道等。主要负责内镜的消毒灭菌。近年来，有关因十二指肠镜感染的报道屡见不鲜。美国相关机构对于这些感染的报道做出了分析，主要原因有十二指肠镜抬钳器清洗不足、十二指肠镜先端部刷洗不够充分、先端帽的清洗不够彻底、十二指肠镜的消毒灭菌的时间不达标、十二指肠镜的抬钳器腔道无法充分消毒及干燥、人员数量不足及内镜的周转需求高等。根据 2016 年版本《软式内镜清洗消毒技术规范》要求，应有相对固定的人员从事内镜清洗消毒工作，清洗消毒室应独立设置，或集中送至消毒供应中心进行消毒灭菌。清洗消毒室应配备的设施有自动内镜清洗消毒机、清洗槽、全管道灌流器、内镜刷、压力水枪、压力气枪、侧漏仪器、内镜转运车、垫巾、手卫生装置及其他个人防护用品等。其他特殊要求如下。

1. 具备换气系统，通风良好；若是机械通风，宜采取"上送下排"的方式。

2. 自来水须符合 GB5749《生活饮用水卫生标准》的规定，纯化水除满足 GB5749 外，细菌总数应 ≤ 10CFU/100ml，用于生产纯化水的滤膜孔经 < 0.2μm 并定期更换。无菌水为经过灭菌工艺处理之后的。

3. 压缩空气为清洁空气。

4. 消毒剂及灭菌剂的应尽量选择对内镜腐蚀性低的产品。

5. 内镜或附件储存柜内表面应光滑，无缝隙。便于清洁消毒，保持通风良好与干燥。

（四）麻醉复苏区

麻醉复苏区的设立对于开展无痛内镜的内镜中心是必不可少的。国外为节省空间，将术前准备与复苏室建立在一起。但国内有指南提出麻醉与复苏应设立在一个区域，实现统一的管理，并配备了除观察床以外的心电监护、吸引与供氧设备、抢救车、电源插座、治疗柜等。复苏间的每张观察床之间应用布帘隔开，保护患者隐私，并确保每例术后患者均在护士的观察范围之中。

（五）办公生活区以及辅助区

办公生活区及辅助区主要包括资料室、示教室、会议室及值班室与库房等。患者的临床资料，特别是一些特殊病例的资料、检查记录、图像及文字记录、随访资料等需要用专门的资料室来储存保管，以提高内镜教学及科研。但现在一般大型的医院都用计算机进行资料的管理，可随时进行存储与查询。示教室与会议室也是内镜中心的标配，可利用这些房间进行讲座、科室学习、病例讨论等。库房分为镜库及物资库，前者主要使用合适的温湿度、通风等措施用于储存内镜，防止细菌滋生，一般镜库配套有紫外线或其他消毒设备。物资库主要存放一些内镜配件、消毒剂、手套、鼻氧管等医用耗材。

二、规章制度

（一）ERCP 高值耗材管理制度

1. ERCP 可根据需要建立高值耗材二级库房，减少科室成本。由科室主任、护士长或指定人员进行管理。

2. 根据本院 ERCP 的手术种类及数量备齐一定量的高值耗材，对材料的包装、批号、有效期、数量等验收合格后方可入库，专人管理，加锁保管。

3. 建立高值耗材的入库、出库及使用登记，方便进行核对。耗材的借出与进入必须经过专程管理人员备案。

4. 患者所用高值耗材，按照规定贴入患者病例，存档备查。

5. 术后严格按照相关要求对其进行销毁。

6. 耗材管理情况应公开透明。

（二）ERCP 室清洗消毒制度

1. 从事内镜清洗消毒工作的医务人员，应当具备内镜清洗消毒方面的知识，接受相关的医院感染管理知识培训，严格遵守有关规章制度。

2. 洗消室由专人负责，每日开展工作前应确保自动洗消机等设备的正常使用。

3. 进入洗消室的物品，带入人员和洗消人员应共同清点登记，由洗消室工作人员按品种分类到指定地点进行清洗消毒处理。

4. 工作人员清洗消毒内镜时，须穿戴必要的防护用品，包括工作服、防渗透围裙、口罩、帽子、手套等。

5. 做好内镜清洗消毒的登记工作，登记内容包括患者姓名、使用内镜的编号、清洗时间、消毒时间以及操作人员姓名等事项。

6. 内镜及附件使用后应当立即清洗、消毒或者灭菌。

7. 严格区分无菌区与污染区。清洁消毒后的内镜和附件应按规定地点固定放置，不得和无清洁消毒物品混放。

8. 工作人员要有高度的责任感，对所有内镜及附件都要进行认真的清洗消毒并检修，所有出室物品都确保可用状态并进行登记。

9. 消毒后的内镜应当每季度进行生物学监测并做好监测记录。灭菌后的内镜应当每月进行生物学监测并做好监测记录。

10. 每日工作完成后及时进行洗消室的终末处理并进行登记。

（三）仪器设备管理制度

1. 所有 ERCP 室内仪器设备必须在医院设备管理科登记备案。

2. 若仪器设备出现异常，及时联系设备科及厂家进行处理，不得私自对设备进行拆修维护。

3. 所有仪器设备建立使用、维护、消毒清洁登记本，并在进行每一项操作时在仪器设备专用本处进行签字。

4. 仪器设备上方不得堆放医用耗材及其他物品。

5. 一般情况下 ERCP 室内仪器设备不得带出。

6. 贵重仪器设备应定点放置，定人保管，定时检查维修。

7. 未经过相关专业培训人员禁止操作相关仪器及设备。一般 ERCP 诊疗室设置一名技师专门负责仪器设备的操作。

8. 心电监护等电线较多仪器设备应及时整理，避免反复缠绕。

9. 所有仪器应按相关规定定时进行终末处理。

10. 避免阳关直射，避免室内湿度过大，保持干燥。

11. 根据需要及损耗制订仪器设备采购计划，采购单必须由科室主任签字，并报院长审批。

12. 设备到货，应由使用科室、采购人员和卖方共同开箱验收，履行有关手续并签字。有问题应向主管领导反映，求得及时解决。

13. 建立仪器设备档案，加强档案的保管，严格执行档案保管制度。

（四）X 线防护制度

1. ERCP 室内 X 线防护工作由科室主任负责，护士长进行协助。

2. X 线涉及的机器设备必须由持证的专业技师或医师按要求严格进行相关操作。

3. 所有进入室内的医护人员必须佩戴个人计量仪监测辐射量，建立健康档案。

4. 在进行放射检查前确保门窗已封闭，避免射线外漏。

5. 室内外做好射线的警示标志。

6. 凡进入 ERCP 治疗室的工作人员必须按规定着装，做好防护措施。闲杂人员不得任意游走出入、患者家属不得入内。

7. 若操作过程允许，应避免反复造影，减少 X 线放射量。

8. 定期对 X 线机进行检测，避免出现放射事故。

9. X 线机器必须符合国家制定的标准与规定。

10. 防止对非检查部位进行 X 线照射。

11. ERCP 室内工作人员加强防护意识和责任。

12. ERCP 检查前告知患者辐射对其的影响。

13. 要经常检查防护物的防护效能，避免防护物失效造成辐射影响。

（五）停水、停电应急预案

停水、停电应急预案见图 2-58。

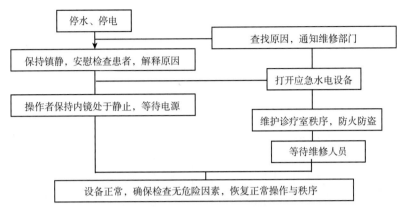

图 2-58 停水、停电应急预案

（六）火灾应急预案

火灾应急预案见图 2-59。

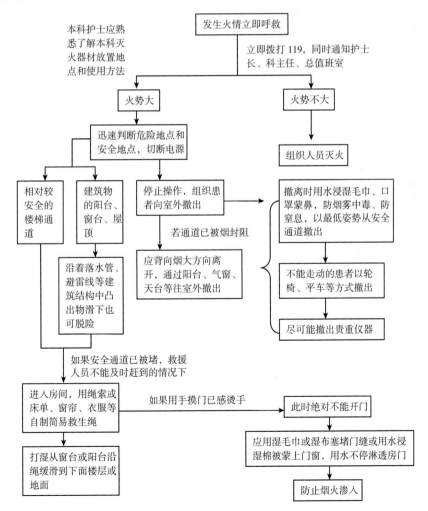

图 2-59 火灾应急预案

（七）患者坠床摔倒应急预案

患者坠床摔倒应急预案见图 2-60。

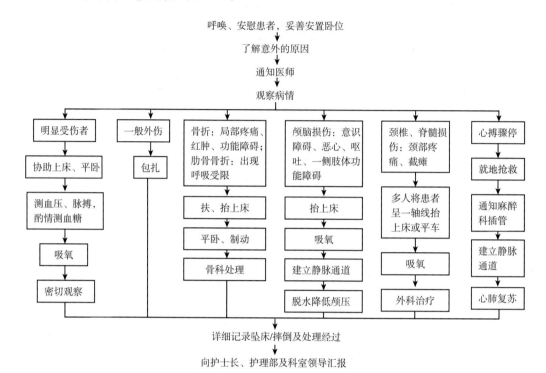

图 2-60　患者坠床摔倒应急预案

（八）药物过敏抢救预案

药物过敏抢救预案见 2-61。

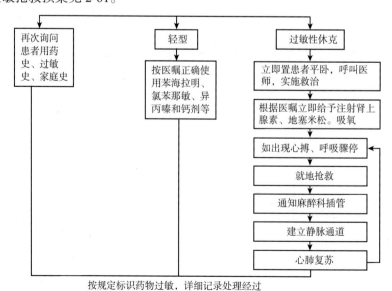

图 2-61　药物过敏抢救预案

（九）患者误吸时应急预案

患者误吸时应急预案见图 2-62。

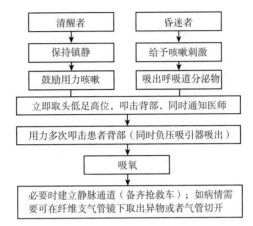

图 2-62 患者误吸时应急预案

（十）地震的应急预案

地震的应急预案见图 2-63。

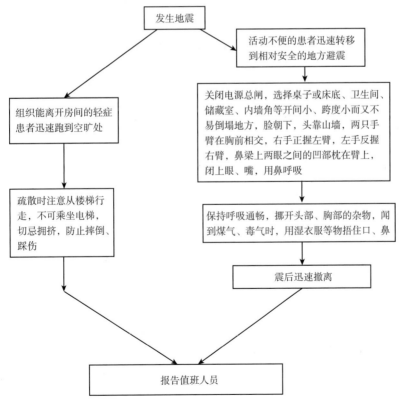

图 2-63 地震的应急预案

（十一）心搏骤停应急预案

心搏骤停应急预案见图 2-64。

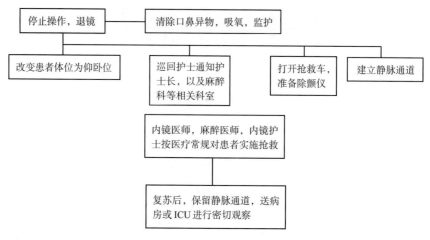

图 2-64　心搏骤停应急预案

（十二）ERCP 术中出血应急预案

ERCP 术中出血应急预案见图 2-65。

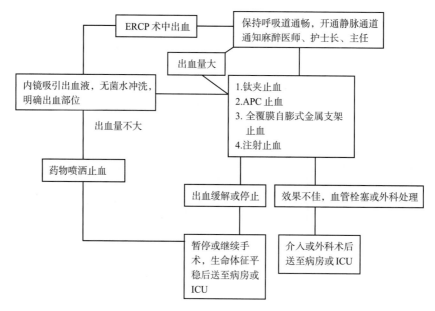

图 2-65　ERCP 术中出血应急预案

（十三）ERCP 术中穿孔应急预案

ERCP 术中穿孔应急预案见图 2-66。

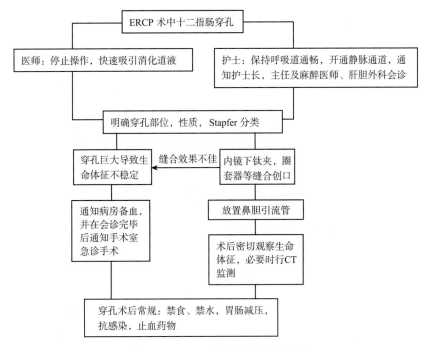

图 2-66　ERCP 术中穿孔应急预案

（十四）碘过敏抢救应急预案

碘过敏抢救应急预案见图 2-67。

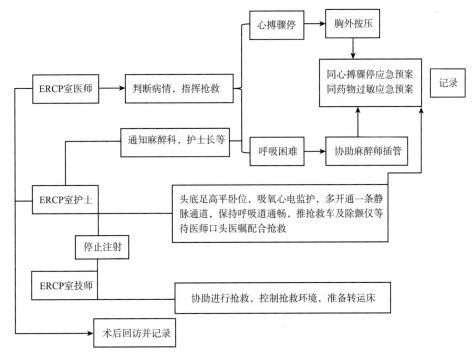

图 2-67　碘过敏抢救应急预案

（十五）ERCP 诊治流程

ERCP 诊治流程见图 2-68。

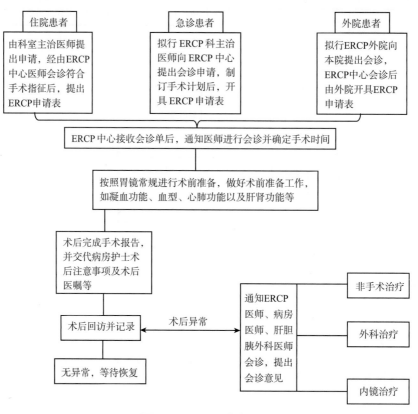

图 2-68　ERCP 诊治流程

三、ERCP 诊疗室人员配备

（一）医师

ERCP 诊疗室由专职医师担任日常操作，整个诊疗室的负责人必须是副主任医师及以上，操作医师须至少是主治医师。单独进行 ERCP 操作的医师需要经过正规而严格的培训，培训期间在上级指导老师指导下完成至少 100 例 ERCP、30 例 EST 操作，且插管成功率大于 80%。

（二）助手

经过培训后方可配合 ERCP 手术。

（三）护士

ERCP 护士应是经过专业培训的专业护士，培训时间至少 3 个月，护龄 3 年以上，分为巡回护士及手术护士。

（四）技师

主要负责 ERCP 诊疗室内设备日常维护使用，配合医师要求调试设备。

（五）清洁人员

负责术前、术后的室内清洁卫生，终末消毒工作等。

（六）外勤人员

负责手术患者的运送接待工作，术中临时用药及器械的取送，术后标本的运送等。

（七）清洗消毒人员

负责十二指肠镜的消毒灭菌，洗消室内物品准备及消毒登记工作。可由非护理专业人员担任，但必须经过严格的培训。

（王芳昭）

参 考 文 献

方英，2011. 实用内镜清洗消毒技术 . 杭州：浙江大学出版社 .

胡钢，曹英豪，钱小星，等，2017. 加速康复外科在 ERCP 治疗胆道结石手术中的临床应用和体会 . 腹部外科，（05）：43-46.

林敏，综述，范志宁，等，2018. 经口胆道镜的应用进展 . 中国微创外科杂志，18（4）：338-340.

刘国栋，罗东，肖瑶，等，2015. 内镜逆行性胰胆管造影术后并发症分析：附 461 例报告 . 中国普通外科杂志，24（9）：1275-1280.

刘军，陈娟，陈超伍，等，2018. 经 ERCP 导丝引导胆道活检结合气囊扩张涂片在诊断肝门部胆管恶性肿瘤中的应用 . 中国内镜杂志，24（6）：48-50.

刘军桂，周宁新，2011. 胰腺囊性肿瘤的诊断和治疗 . 解放军医药杂志，23（6）：81-84.

马久红，席惠君，2017. 软式内镜清洗消毒实践操作指南 . 上海：上海科学技术出版社 .

牛放，孙诚谊，曾文英，等，2018. 加速康复外科理念下治疗性内镜逆行胰胆管造影术应用于老年胆胰疾病患者的安全性及有效性研究 . 中国内镜杂志，24（5）：50-57.

席惠君，张玲娟，2014. 消化内镜护理培训教程 . 上海：上海科学技术出版社，5.

许昌芹，李鹏，王拥军，等，2014. SpyGlass 单人操作胆道镜系统治疗胆道疾病的初步临床研究 . 中华消化内镜杂志，（31）1：14-15.

岳平，孟文勃，李汛，2018. 内镜逆行胰胆管造影相关罕见并发症及处理对策 . 中国实用外科杂志，（8）：938-941.

中国医师协会内镜医师分会消化内镜专业委员会，中国医师协会胰腺病专业委员会，《中华消化杂志》，《中华消化内镜杂志》，《中华胰腺病杂志》，《胃肠病学杂志》，《中国实用内科杂志》，2018. 经内镜逆行胰胆管造影术围手术期用药专家共识意见 . 临床肝胆病杂志，（12）：2555-2562.

中华人民共和国卫生部医院消毒卫生标准 . GB15982-2012，2012.

中华人民共和国卫生行业标准 - 医院消毒供应中心管理规范 Ws310.1-2016，2016.

中华医学会外科学分会，中华医学会麻醉学分会，2018. 加速康复外科中国专家共识及路径管理指南（2018 版）. 中国实用外科杂志，（1）：1-20.

中华医学会消化内镜学分会 ERCP 学组，中国医师协会消化医师分会胆胰学组，国家消化系统疾病临床医学研究中心，2018. 中国经内镜逆行胰胆管造影术指南（2018 版）. 临床肝胆病杂志，（12）：2537-2554.

周军，王峰，张宁，2007. 经皮肝穿胆管内钳夹组织活检及毛刷细胞学检查对梗阻性黄疸病因的诊断价值 . 中国微创外科杂志，7：877-879.

Ascunce G，Ribeiro A，Rocha-Lima C，et al，2010. Single-session endoscopic ultrasonography and endoscopic retrograde cholangiopancreatography for evaluation of pancreaticobiliary disorders. Surg Endosc，24（6）：1447-1450.

Chai N，Feng J，Guo Y，et al，2017. Preliminary study of single -operator cholangioscopy for diagnosing pancreatic cystic lesions. Gastrointest Endosc，86（1）：208-218.

Chavalitdhamrong D，Draganov PV，2012. Endoscopic ultrasound-guided biliary drainage. World J Gastroenterol，18（6）：491-497.

Chen YK，Pleskow DK，2007. SpyGlass single-operator peroral cholangiopancreatoseopy system for the diagnosis and therapy of bileduct disorders：a clinical feasibility study（with video）. Gastrointest Endosc，65（6）：832-841.

Cotton PB，Lehman G，Vennes J，et al，1991. Endoscopic sphincterotomy complications and their management：an attempt at consensus. Gastrointestinal endoscopy，37（3）：383-393.

Desa LA，Akosa AB，Lazzara S，et al，1991. Cytodiagnosis in the management of extrahepatic biliary stricture. Gut，32：1188-1191.

Draganov PV，Chauhan S，Wagh MS，et al，2012. Diagnostic accuracy of conventional and cholangioscopy guided sampling of indeterminate biliary lesions at the time of ERCP：aprospective，long term follow up study. Gastrointest Endosc，75（2）：347-353.

Hijioka S，Hara K，Mizuno N et al，2014. A novel technique for endoscopic transpapillary "mapping biopsy specimens" of superficial intraductal spread of bile duct carcinoma（with videos）. Gastrointest Endosc，79：1020-1025.

Inamdar S，Igbal S，Cerulli MA，2012. The importance of endoscopic retrograde cholangiopancreatography in a young female with acute recurrent pancreatitis. Dig Dis Sci，57（1）：254-255.

Kurihara T，Yasudai，Isayama H，et al，2016. Diagnostic and therapeutic single -operator cholangiopancreatoscopy in biliopancreatic diseases：Prospective multicenter study in Japan. World J Gastroenterol，22（5）：1891-1901.

Kurzawinski T，Deery A，Dooley J，et al，1992. A prospective controlled study comparing brush and bile exfoliative cytology for diagnosing bile duct strictures. Gut，33：1675-1677.

Luo H，Zhao L，Leung J，et al，2016. Routine pre-procedural rectal indometacin versus selective post-procedural rectal indometacin to prevent pancreatitis in patients undergoing endoscopic retrograde cholangiopancreatography：a multicentre，single-blinded，randomised controlled trial. LANCET，387（10035）：2293-2301.

Ohshima Y，Yasuda I，Kawakami H，et al，2011. EUS-FNA for suspected malignant biliary strictures after negative endoscopic transpapillary brush cytology and forceps biopsy. Endoscopy，43（3）：163

Peng YC，Chow WK，2011. Alternative percutaneous approach for endoscopic inaccessible common bile duct stones. Hepatogastroenterology，58（107-108）：705-708.

Sepe PS，Berzin T M，Sanaka S，et al，2012. Single-operator cholangioscopy for the extraction of cystic duct stones（with video）. Gastrointest Endosc，75（1）：206-210.

Shao L M，Chen QY，Chen MY，et al，2010. Nitroglycerin in the Prevention of Post-ERCP Pancreatitis：A Meta-Analysis. Digestive Diseases & Sciences，55（1）：1-7.

Shin JU，Lee JK，Kim KM，et al，2012. Endoscopic naso-gallbladder drainage by using cholangioscopy for acute cholecystitis combined with cholangitis or choledocholithiasis（with video）. Gastrointest Endosc，76（5）：1052-1055.

Shinichi Morita，Tsutomu Kanefuji，Takahiro Hoshi，et al，2017. A novel technique for biliary biopsy using the sheath of a plastic stent and a non-return valve. Endoscopy，49（1）：9-10.

Siddigui AA，Mehendiratta V，Loren D，et al，2011. Fully covered self-expandable metal stents are effective and safe to treat distal malignant biliary strictures，irrespective of surgical resectability status. J Clin Gastroenterol，45（9）：824-827.

Weilert F，Binmoeller KF，Marson F，et al，2011. Endoscopic ultrasound-guided anterograde treatment of biliary stones following gastric bypass. Endoscopy，43（12）：1105-1108.

Yusuf E，Spapen H，Piérard，et al，2014. Prolonged vs intermittent infusion of piperacillin/tazobactam in critically ill patients：A narrative and systematic review. Journal of Critical Care，29（6）：1089-1095.

第三章
胆道疾病的 ERCP 诊疗

胆道系统疾病依据病变部位、性质和致病机制不同，可分为结石性疾病、感染性疾病、肿瘤性疾病、胆道畸形、功能性疾病、损伤性疾病、免疫相关性疾病、出血性疾病、寄生虫性疾病等。胆道疾病的常见症状有疼痛、发热、黄疸。

第一节　胆道疾病检查方法

一、超声检查

1. 腹部彩超　是一种安全、快速、简便、经济而准确的检查方法（图 3-1），是诊断胆道疾病的首选方法。根据胆管有无扩张、扩张部位和程度，可对黄疸进行定位和定性诊断。胆囊位置表浅且前方没有肠道干扰，超声是胆囊疾病的常规检查手段。超声还可诊断胆囊炎、胆囊及胆管肿瘤、胆道蛔虫、先天性胆道畸形等其他胆道疾病。

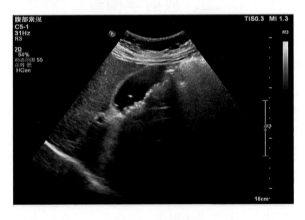

图 3-1　彩超影像

2. 超声内镜（endoscopic ultrasonography，EUS）　利用置于内镜前端的微型高频超声探头，将其置于十二指肠、胃内或胆总管内以最近的距离可观察肝外胆管，从而获得清晰的肝外胆管声像特征。采用环扫型超声内镜、线阵超声内镜及胆管腔内超声均可完成对胆道疾病的探查。①环扫型超声内镜类似于垂直于消化道轴线的动态的环形扫查，观察较为全面；②线阵超声内镜尤其适用于探查胆总管下段与末端及其与壶腹部结构之间的关系；③腔内超声（intraductal ultrasonography，IDUS）则是在内镜逆行胆管造影（endoscopic retrograde cholangiography，ERC）基础上采用高频小探头超声来完成，其在肝门部胆管病变的探查方面具有一定优势。超声内镜引导下细针穿刺（endoscopic ultrasound-guided fine needle aspiration，EUS-FNA）术可用于获取胆道占位性病变的细胞和（或）组织病理学诊断，其诊断灵敏度及特异度均优于传统方法，其临床价值备受推崇（图 3-2）。

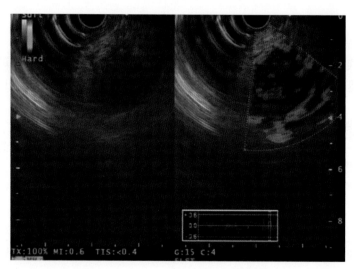

图 3-2　纵轴超声内镜引导下的细针穿刺

二、放射学检查

1. 腹部 X 线平片　腹部平片对鉴别胆道和其他腹内脏器疾病有一定意义，但单纯腹部 X 线平片对胆道疾病的诊断价值有限。主要用于排除右上腹疼痛的其他疾病，如消化道穿孔、肠梗阻、右下肺肺炎等。

2. CT、MRI 或磁共振胆胰管成像（MRCP）　MRCP 能清楚显示肝内外胆管扩张的范围和程度，结石的分布，肿瘤的部位、大小，胆管梗阻的水平，以及胆囊病变等。CT 及 MRI 主要适用于超声检查诊断不清而又怀疑为肿瘤的患者。在胆道或胰腺手术方案的制订或复杂胆道疾病的诊治过程中优势明显。

3. 胆道闪烁扫描　胆道闪烁扫描又称肝亚氨基二乙酸扫描，是一种核医学检查方法，为无创检查，辐射物剂量小，对患者无损害。突出优点是在肝功能损伤、血清胆红素中度升高时亦可应用。

亚氨基二乙酸进入循环经肝脏代谢并通过胆汁排泄，从而间接显影胆汁流动的情况。可以评价胆汁分泌情况，在注射后 2h 胆囊仍没有显影，则提示有胆囊管梗阻或胆漏。对胆道术后并发症的判断有帮助。

胆囊功能检查扫描时注射胆囊收缩素（cholecystokinin，CCK）观察胆囊的生理性收缩。

对于有胆绞痛但却没有结石的患者可能有价值。

4. **经皮经肝胆管穿刺造影（PTC）**　在 X 线或超声监视下，经皮穿入肝内胆管，将造影剂直接注入胆道，使肝内外胆管迅速显影的一种方法。可显示肝内外胆管病变部位、范围、程度和性质，对于胆道疾病特别是黄疸的诊断和鉴别诊断有意义。PTC 对有胆管扩张者更易成功，结果不受肝功能和血胆红素浓度的影响。可通过造影管行胆管引流或置放胆管内支架治疗。缺点有发生胆汁漏、出血、胆道感染等并发症。

5. **经内镜逆行性胰胆管造影（ERCP）**　ERCP 可直接观察十二指肠及乳头部的情况和病变，取材活检，收集十二指肠液、胆汁、胰液。造影可显示胆道系统和胰管的解剖和病变（图 3-3，图 3-4）。

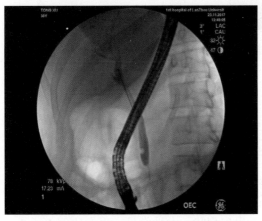

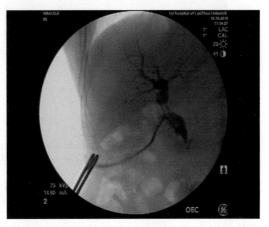

图 3-3　经内镜逆行性胰胆管造影术　　　　　　图 3-4　胆管造影

6. **术中及术后胆管造影**　胆道手术时可经胆囊管插管、胆总管穿刺或置管行胆道造影，显示有无胆管狭窄、结石残留及胆总管下端通畅情况并指导胆道重建，有助于确定手术方式。

7. **氟脱氧葡萄糖正电子发射断层扫描**　氟脱氧葡萄糖正电子发射断层扫描（fluorodeoxyglucose positron emission tomography，FDG-PET）可以区分肿瘤高代谢活性组织和正常组织间的差异，能鉴别良（恶）性病灶、检测复发和转移灶。但是其无法显示出肿瘤播散，且在鉴别肿瘤与感染或炎症时价值有限。

三、胆道镜检查

胆道镜最常见用途是治疗胆道结石，特别是胆道镜直视下精确定位联合激光碎石，在复杂肝胆管结石上具有优势。胆道镜可直视显示胆道系统病变的形态（图 3-5）并且可直视下胆道活检。随着 NBI、IScan 等电子染色系统应用于胆道镜，胆道镜的诊断能力得到大幅度提升，尤其在胆道不明原因狭窄的性质判断上尤为突出。另外，在胆道介入手术中，胆道镜可辅助导丝越过狭窄段，甚至胆道镜直视下切除胆道内黏膜肿物。因此，胆道镜是胆道系统疾病诊断及治疗中不可缺少的一项重要检查及治疗手段。

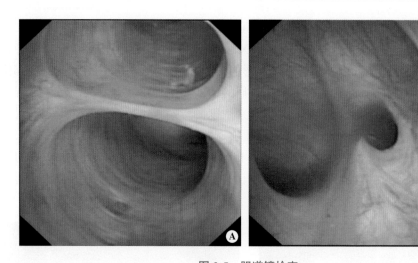

图 3-5　胆道镜检查

A. 正常胆道所见；B. 胆道检查（显示左右肝管及尾状叶胆管开口）

第二节　胆囊结石

　　胆结石是临床常见疾病，大部分胆囊结石患者无症状，约 30% 患者终身无症状，常在体检时发现。胆囊结石只在阻塞胆囊管时才会出现症状。女性常见，男女比例 1 ： 3。

一、胆石的分类

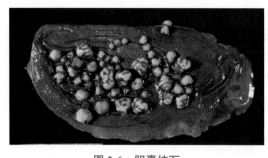

图 3-6　胆囊结石

　　结石的化学成分主要有胆固醇、胆色素和碳酸钙，大部分胆囊结石（图 3-6）为混合型结石。

　　1. 胆固醇结石　主要成分是胆固醇结晶（＞80%），80% 在胆囊内，70% 以上的胆囊结石是胆固醇结石，X 线多不显影。

　　2. 胆色素结石　主要成分是胆红素，75% 在胆管内。分黑色结石和棕色结石。X线不显影。肝外胆管结石多为胆色素结石或以胆色素为主的混合性结石，一部分是自胆囊降至胆管内的胆固醇结石。占全部结石的 20%～30%。

　　3. 混合性结石　成分为胆红素、胆固醇和钙盐，60% 在胆囊内、40% 在胆管内。X线多可显影。肝内胆管结石多为胆色素结石或以胆色素为主的混合性结石，占全部结石的 20%～30%。

二、治疗方法与手术指征

1. 胆囊结石

（1）胆囊切除：首选方法，有症状或有并发症患者，目前多采用腹腔镜胆囊切除术（laparoscopic cholecystectomy，LC）。

（2）溶石：常用药物治疗，鹅脱氧胆酸、熊脱氧胆酸；仅少部分患者有效。

（3）手术指征：①结石数量多及结石直径≥ 3cm；②胆囊壁钙化或瓷性胆囊；③伴有胆囊息肉＞ 1cm；④胆囊壁增厚＞ 3mm，有慢性胆囊炎。

2. 胆总管探查指征

（1）绝对指征：术中①胆总管结石；②黄疸合并胆管炎；③手术中造影显示结石阴影；④手术前影像学检查发现胆结石显示有胆总管结石。

（2）相对指征：①有黄疸病史或胰腺炎病史；②胆总管增宽直径超 1cm；③胆囊内仅有一个的结石；④胆囊内有多个细小结石。

三、胆囊结石的 ERCP

传统胆囊结石的主要治疗方法有内科保守消炎利胆、外科手术等，随着内镜设备的不断改良及内镜操作技术水平的不断提高，采取内镜下微创治疗胆囊结石已逐步引起重视，我国一些大型综合医院内镜中心已经大胆尝试利用 ERCP 方法进行胆囊结石取石，并且成功率较高。

先用取石球囊在胆总管下端造影并摄像，寻找胆囊管的开口及走行，然后将取石球囊管开口放置在胆囊管开口附近，将取石球囊打开，通过调整球囊的大小及推拉球囊的方法调整导丝的进入方向，大部分均能成功插入到胆囊管，顺着导丝将球囊插入至胆囊内反复冲吸微结石而达到取石的目的（图 3-7）。

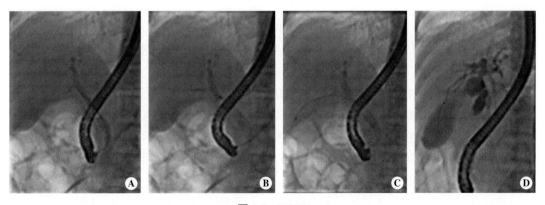

图 3-7　ERCP

A. ERCP 造影显示胆囊结石；B. ERCP 导丝进入胆囊管；C. 取石球囊反复抽吸结石；D. 取出胆囊结石后图像

四、床旁无 X 线急诊 ERCP

床旁无 X 线急诊 ERCP 存在一定的局限性：首先操作难度较大，无 X 线监视下选择性插管，引导具有一定的盲目性，存在插管不到位或脱落的可能性，需要具有丰富经验的内镜医师根据操作经验进行插管，在插管过程中需要不断抽吸，根据能否抽出胆汁来判断是否进入胆管，操作完成后需观察鼻胆管胆汁引流情况判断鼻胆管是否通畅在位，可行床旁腹部 X 线片观察鼻胆管放置位置，如鼻胆管插管不到位或脱落，则需行二次鼻胆管或胆道支架置入。

对于难以耐受外科手术及无法搬运至内镜中心行 ERCP 的重症急性胆管炎（AOSC）患者，床旁无 X 射线急诊 ERCP 虽然存在一定的风险，但由经验丰富的内镜医师进行操作，置入鼻胆管或支架，充分观察引流情况，操作后行腹部 X 线片确定鼻胆管及支架成功置入，可以迅速解除胆道梗阻、有效降低胆道压力、缓解 AOSC 症状，为进一步行 ERCP 或手术治疗创造有利条件。

该项技术操作难度较大，对 ERCP 术者熟练程度及助手的配合要求较高，插管成功率、取石成功率往往不太稳定，仍需在临床操作中不断探索与提升。尤其对于高龄、合并其他脏器疾病及存在较高手术并发症风险患者不适用。

五、临床典型病例分析

病例摘要：患者男，22 岁。入院前 1 年余，因再发呈阵发性胀痛，并向肩背部放射，伴恶心，无呕吐，急诊来我院就诊，行腹部 B 超检查示："胆囊结石伴急性胆囊炎"，建议住院手术治疗，患者拒绝，经非手术治疗好转出院，随后上述腹痛症状反复发作，未行任何处置，1d 前，进食油腻食物后腹痛加重，再次来院就诊，急诊行腹部 B 超检查示："胆囊炎症并胆囊结石；肝外胆管结石。"遂以"胆总管结石伴急性结石性胆囊炎"收住入院。

查体：全身皮肤、巩膜中度黄染，腹平坦，全腹软，右上腹及中上腹压痛，无反跳痛及肌紧张，肝脾肋下未触及，肝区叩击痛阴性，墨菲征阳性，腹部移动性浊音阴性，听诊肠鸣音正常，约 4 次 / 分，双肾区无压痛及叩击痛。

实验室检查：TBIL：229μmol/L，DBIL：154.4μmol/L，IBIL：74.60μmol/L，ALP：334U/L，GGT：135.0U/L，TBA：116.70μmol/L，AST：152.7U/L，ALT：77.9U/L。尿常规：白细胞（+），尿胆红素（++），尿胆原（++）。血常规、AMY、UAMY 等未见异常。

辅助检查：腹部 MRI+MRCP（图 3-8）："胆囊多发结石并胆囊炎；胆总管上段结石并以上肝内外胆管扩张"。

诊疗经过：入院后第 3 日静脉复合麻醉下行 "ERCP+EST+ 探条扩张 +ERBD 术"。

分析总结：该患者青年男性，反复发生右上腹痛，相关检查诊断明确、手术指征明确，ERCP 手术不仅创伤小、有效解除胆道梗阻，同时保留了胆道系统的完整性和生理功能，是治疗胆总管结石的最佳选择，术中造影及胆道塑料支架置入排除了 Mirizzi 综合征，为二期行腹腔镜胆囊切除、胆总管切开取石并一期缝合创造了有利条件。

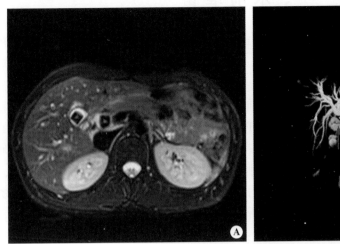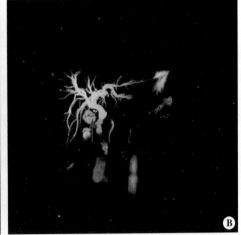

图 3-8　腹部磁共振图像（胆囊多发结石并胆囊炎）

A. 胆囊结石，胆总管结石；B 胆总管上段结石并其上肝内胆管、肝总管、胆总管扩张

（李　汛　朱晓亮）

第三节　肝内外胆管结石的 ERCP 诊疗

肝内外胆管结石临床上十分常见，目前主要的治疗方法有 ERCP、腹腔镜手术、开放手术等，随着微创技术的普及、ERCP 及腹腔镜手术已成为主要的治疗手段，本节主要叙述 ERCP 技术治疗肝内外胆管结石（图 3-9）。

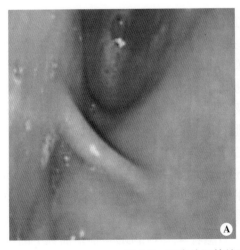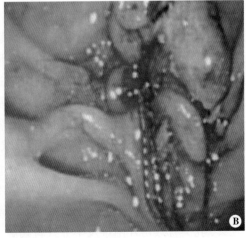

图 3-9　肝内外胆管结石的 ERCP 诊疗（A、B）

一、术前准备

1. **知情同意**　实施 ERCP 前，操作医师或主要助手应向患者和其家属详细讲解 ERCP 操作的必要性，可能的结果及存在的风险，并由患者或患者指定的委托人签署书面知情同意书。

2. **凝血功能检查**　拟行 EST 的患者术前必须行血小板计数、凝血酶原时间或国际化比值（INR）检测，检查时间不宜超过 ERCP 前 72h，指标异常可能增加 EST 后出血的风险，应予以纠正。长期抗凝治疗的患者，在行 EST 前应考虑调整有关药物，如服用阿司匹林、非甾体抗炎药者，应停药 5～7d；服用其他抗血小板凝聚药物，如氯吡格雷，应停药 7～10d；服用华法林者，可改用低分子肝素或普通肝素，内镜治疗后再酌情恢复。

3. **预防性抗生素的应用**　没有必要对所有拟行 ERCP 患者常规术前应用抗生素。但有以下情况之一，应考虑预防性应用抗生素：已发生胆道感染 / 脓毒血症，肝门部肿瘤，器官移植 / 免疫抑制，胰腺假性囊肿的介入治疗，原发性硬化性胆管炎，有中 - 高度风险的心脏疾病。建议应用广谱抗生素，抗菌谱需覆盖革兰阴性菌、肠球菌及厌氧菌。

4. **镇静与监护**　术前应对患者的病情及全身状况做全面评估，结合所在医院的实际条件，决定采用的镇静或麻醉方式。患者常规采用俯卧位或部分左倾卧位，特殊情况下可采用左侧卧位或仰卧位。建立较粗的静脉通路以利给药，给予鼻导管持续吸氧。麻醉药物的使用必须遵循相关规定，实施深度镇静或静脉麻醉时必须有麻醉专业资质较深的医师在场，并负责操作过程中的麻醉管理与监护。操作过程中，应对患者心率、血压、脉搏及氧饱和度等实时监测。

5. **其他**　术前建立静脉通道。

二、操作方法

1. **乳头括约肌切开**　建议采用拉式弓形刀，并保留导丝以便进出胆道。电流模式可采用电切、电凝及混合模式。建议使用混合模式中的"ENDOCUT"模式。在 ERCP 术中进行 EST 时，与纯电切模式相比，采用混合模式可以减少术中出血风险及"拉链式"切开的发生率。胆管 EST 应沿胆道的轴线方向进行切开，一般为乳头的 11～12 点位置，括约肌切开的大小取决于胆总管结石的大小及乳头结构，如果胆总管远端狭小，行小切口；如果远端宽大，则可做大切口。十二指肠乳头上方可见"缠头皱襞"，一般切开到"缠头皱襞"顶点，可见到大量胆汁流出，而弓状刀能够自由进出切口。

2. **内镜下乳头气囊扩张术（endoscopic papillary ballon dilation，EPBD）**　EPBD 可以作为代替 EST 的另一种处理方式，具有降低术后出血并发症、操作相对容易、有可能部分保留括约肌功能等优点，尤其适合年轻患者、胆囊未切除、肝硬化或凝血功能差、憩室旁乳头、乳头有效切开困难及毕Ⅱ式胃切除术后患者等；但 EPBD 可能增加 PEP 的风险。应根据结石的大小及胆总管下段的粗细选择适宜直径的气囊，一般采用与结石大小相仿但不超过胆总管下端口径的气囊；应用稀释的造影剂进行加压注射；应在透视监控下逐级缓慢增加压力，直至狭窄环消失或到达满意的口径。采用大口径气囊（＞10mm）扩张前，建议先行小到中等的乳头括约肌切开，有助于胆管开口的有效扩张，并减少 PEP 的发生（图 3-10）。

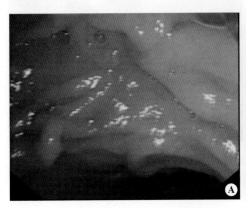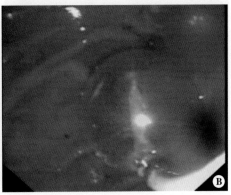

图 3-10　乳头括约肌切开及乳头气囊扩张（A、B）

3. 取石　取石器械包括取石球囊、网篮、机械碎石器。取石器械的选择取决于胆管结石的大小与种类，同时还应考虑胆总管远端的结构。

取石球囊主要用于胆总管小结石取出，也可用于评估乳头切开的大小，可用气囊进行肝内外胆管的探查及堵塞造影，以免遗漏结石。取石也可以使用金属网篮，应在结石上方打开网篮，于胆管扩张处用张开的网篮在结石旁轻轻抖动，套取结石。而针对小结石或结石碎片，可以考虑使用花形网篮（奥林巴斯），此种网篮顶部，将 4 根钢丝进一步分成了 8 段，网眼变小更容易套住小结石。另外，螺旋型的网篮也具有很好的取石成功率，"八线" 网篮更易套住小结石。捕捉到结石后，缓慢关闭网篮，将内镜推向十二指肠降段、水平段，使网篮与胆管轴线一致，牵拉结石至胆管末端或括约肌切口处，保持持续牵引网篮的同时，将镜头向下弯，同时轻轻右旋镜身，将结石由胆管内取出。过度收缩网篮可能导致金属丝将结石挤碎或嵌入结石内，当结石无法取出时，结石也难以从网篮中释放。如果取石失败，需将网篮与结石向上送至胆管中段扩张处，再松开网篮释放出结石，然后关闭并取出网篮做进一步处理。通常是扩大胆管括约肌切口、球囊扩张术或机械碎石术，不能使用暴力向外拖拽网篮，否则可能导致胰腺头部损伤。因此，术前应预先评估取石困难程度，并采取相应准备及措施。当结石直径＞15mm 而取石困难时，通常选用机械碎石。取碎一体网篮既可以用作常规取石，也可在紧急情况下应急碎石。取石应遵循 "先下后上" "先小后大" 的原则，逐一取出结石，避免一次套取过多结石引起嵌顿。

4. 胆管支架置入　对于内镜下难以清除的胆总管结石病例，尤其是高龄、不适合手术的患者，可在胆管内留置塑料支架，有助于引流胆汁、控制感染、减少发作频度，起到一定的姑息性治疗作用，部分较疏松的结石还有可能逐步变小、变少。

5. 鼻胆管引流的应用　是一种临时性引流措施，主要适用于已存在胆管化脓性感染、结石尚未取净需要再次内镜治疗或手术治疗、怀疑尚有结石残留或担心发生胆道感染的患者（图 3-11）。

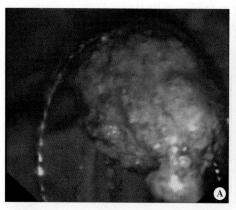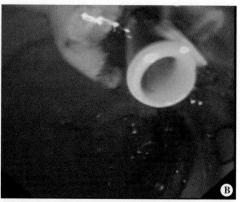

图 3-11　取石及鼻胆管引流（A、B）

A. 网篮套取结石；B. 支架内引流

三、术后处理

1. 术后麻醉苏醒：术后回病房或麻醉恢复室，给予吸氧、生命体征监测并卧床休息至完全苏醒。

2. 观察有无呕血、黑粪、腹痛、气急、颈部皮下积气、高热等症状，一旦发现，及时给予相应处理。

3. 术后麻醉完全苏醒后可进食流质饮食，之后逐渐恢复普通饮食。

4. 术前无胆管炎表现，手术顺利患者术后不需要常规使用抗生素。

5. 术后监测血常规及血淀粉酶动态变化情况，术前胆红素升高者，术后行肝功能检查。

6. 术后根据患者和病情决定是否使用抗生素，如术后仍有胆管炎症状，建议使用抗生素。

四、注意事项

1. ERCP 不能作为一线的诊断手段，应尽量避免行单纯诊断性 ERCP，临床怀疑胆管结石，但无任何影像学证据者，应慎行 ERCP，建议 ERCP 只用于治疗已经确诊的胆总管结石病例，实施结石的清除或胆管引流。

2. 患者已确诊胆总管结石，不论有无症状，如无特殊禁忌，原则上应尽早处理，可选用 ERCP、腹腔镜手术、开腹手术等进行治疗，应根据患者的病情，所在医院的技术条件和操作者的经验综合考虑，选择最有利于患者的治疗方式。建议建立多学科讨论机制，制订适合患者的治疗方案。

3. 单纯肝内外胆管结石且胆囊已经摘除的患者，如无特殊禁忌一般首先考虑 ERCP/EST 胆管取石。

4. 胆总管结石合并胆囊结石的患者，可考虑 3 种方式处理：ERCP 胆管取石 + 腹腔镜胆囊切除；腹腔镜下胆囊切除及胆道探查术；开腹胆囊切除加胆道探查手术；可视患者及所在医院的具体情况决定。

5. 胆总管结石的患者，如胆囊仍在位且无结石，胆囊功能基本正常者，应尽量采用保留 Oddi 括约肌功能的方式处理。

6. 胆总管结石，患者有 T 管在位时，原则上首先考虑经 T 管窦道应用胆道镜取石。

7. 胆总管结石合并急性胆管炎不是 ERCP 的禁忌证，应该在积极支持治疗的基础上尽早内镜介入治疗，可行 EST 取石，也可先留置鼻胆管或支架进行胆道减压引流，待病情稳定后再做进一步处理。

8. 原发性肝内胆管结石，原则上不是 ERCP 的适应证。

9. 胆总管下段存在较长的狭窄，尤其是胰腺段胆管狭窄，即使行 EST 或狭窄扩张后仍无法解除狭窄，往往难以清除结石，且容易复发，此类病例不适合 ERCP 取石。

10. 急性胆源性胰腺炎，如符合重症指标，或伴有胆管炎或梗阻性黄疸，应尽早行紧急 ERCP，实施 EST 取石或胆管引流，可降低并发症及病死率，轻型 ABP 可先行非手术治疗，待病情稳定后择期采取相应内镜处理。

11. 胆总管结石巨大（大于 2cm）或数量较多，取石困难者，或技术设备条件有限，无法清除结石者，应慎用 EST；如有手术禁忌可考虑行胆管引流（内镜或放射介入治疗方式）。

12. 伴有肝硬化、门静脉高压的患者，行 ERCP 时易发生严重的并发症，应由经验丰富的医师施实并充分做好术前准备。

五、临床典型病例分析

病例一：患者女，32 岁，因"间断性腹部疼痛不适 1 个月，加重 1d"收住入院，入院后完善腹部 MR+MRCP 提示：胆总管下段结石，肝内外胆管扩张；胆囊多发结石伴胆囊炎。生化检查：TBIL：67.9μmol/L，DBIL：40.4μmol/L。入院后完善术前相关准备，在静脉复合麻醉下行 ERCP+EST+ESR+ 球囊探查 +ENBD 术，术中放置鼻胆管一枚（图 3-12），术后患者黄疸消退满意，并与术后第 2 日行腹腔镜胆囊切除术，术后第 3 日，患者病情恢复良好出院。

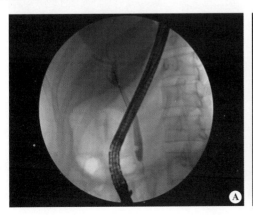
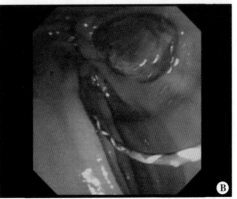

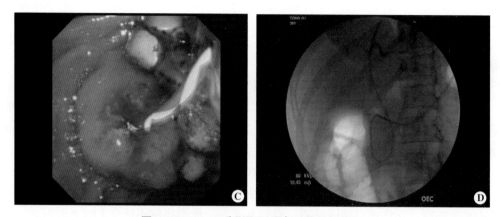

图 3-12　ERCP 造影取石置鼻胆管引流病例

A. 胆道造影显示胆总管内结石；B. 取出结石；C. 留置导丝；D. 置入鼻胆管引流

　　病例二：患者女，66 岁，因"间断性上腹部疼痛半年，加重 1d"入院，入院后查肝功能提示：AST：87U/L，ALT：224U/L，ALP：259U/L，GGT：2196U/L。入院后完善术前相关准备后行 ERCP+EST+ 球囊扩张 ESR+ 球囊探查取石术 ENBD（图 3-13），手术顺利，术后患者症状明显缓解，术后第 4 日出院。

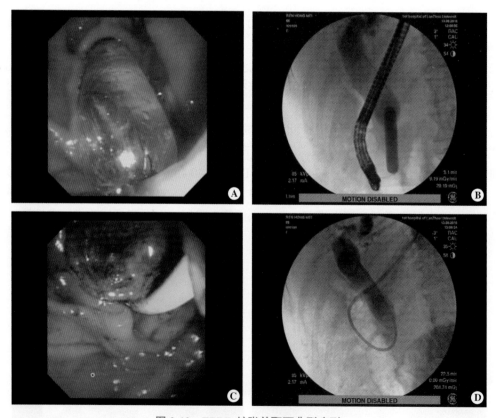

图 3-13　EPBD 扩张并取石典型病列

A. 内镜下十二指肠乳头括约肌气囊扩张（内镜图像）；B. 内镜下十二指肠乳头括约肌气囊扩张（X 线图像）；C. 取出结石；
D. 置入鼻胆管引流

（张　辉　徐　浩　赵振杰）

第四节　先天性胆管囊性扩张症的 ERCP 诊疗

尽管 MRCP 等术前检查手段的应用使得诊断性 ERCP 的开展越来越少，但是 ERCP 可以在内镜直视下检查十二指肠乳头和活检，可以抽取胆汁进行淀粉酶及肿瘤标志物等检测，也能进行造影发现肝内外胆管的扩张及胰胆管的异常汇合。因此，ERCP 对先天性胆管囊性扩张症（biliary dilatation，BD）的诊断仍有一定的价值。

一、适　应　证

1. 合并急性胆道感染，经非手术治疗未缓解，可考虑先行 ERCP 及胆管引流术。
2. 合并胆源性胰腺炎需要先行胆胰管引流者。
3. 合并梗阻性黄疸导致肝功能损害严重，可考虑先行 ERCP 及胆管引流术。
4. 重要脏器功能不全无法耐受手术者通过 ERCP 及胆管引流缓解症状。

二、禁　忌　证

1. 严重凝血功能障碍和心肺疾病。
2. 无法耐受内镜检查者；由于 ERCP 不是先天性胆管囊性扩张症的首选诊断和治疗手段，不推荐在风险较大的情况下进行 ERCP。
3. 有上消化道手术史导致胃十二指肠解剖改变者。
4. 合并严重肝硬化、食管胃底静脉曲张导致消化道出血风险大者。
5. 全身情况较差的儿童和老年患者。

三、操　作　方　法

患者取适当体位，十二指肠镜经口、食管、胃进入十二指肠，找到十二指肠乳头后选择性插管置入导丝，X 线透视证实导丝进入胆管，经造影导管或十二指肠乳头切开刀进行造影，透视下观察肝内外胆管显影情况，根据具体情况决定是否进行十二指肠乳头括约肌切开、鼻胆管或支架置入进行胆管引流等操作。

四、总结与分析

先天性胆管囊性扩张症通过 ERCP 及其他影像学检查一旦确诊，应尽早行外科手术治疗，以降低胆道癌变率；暂不能行手术治疗者，建议每 6 个月定期随访观察。胆总管囊肿下端的狭窄会增加 ERCP 时胆管选择性插管的难度，可以通过调整切开刀或采用双导丝法等技术提高插管成功率。造影时需要注意观察胆胰管汇合部的解剖关系，怀疑胆胰管汇合异常时，可以抽取胆汁进行淀粉酶检测协助诊断。对于肝内胆管局部囊状扩张者，造影后尽量回抽残留造影剂以减少术后感染的风险。

五、临床典型病例分析

（一）Ib 型先天性胆管囊性扩张症

患者女，12 岁，主诉"右上腹疼痛半个月余"。完善 MRCP（图 3-14）及 ERCP（图 3-15）。诊断为 Ib 型先天性胆管囊性扩张症。遂行腹腔镜下胆总管囊肿切除 + 胆囊切除 + 胆管空肠 Roux-en-Y 吻合术（图 3-16，图 3-17）。术后患者恢复良好。

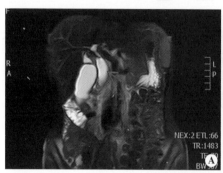
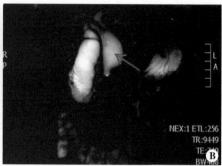

图 3-14　A、B. 可见胆总管上段局部扩张（箭头示）

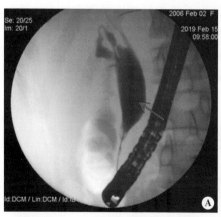
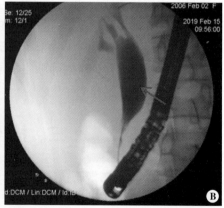

图 3-15　A、B. ERCP 造影可见胆总管囊状扩张（箭头示），胆囊管开口于囊肿，肝总管正常（箭头标注）

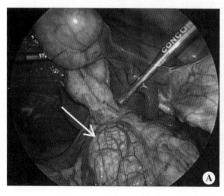
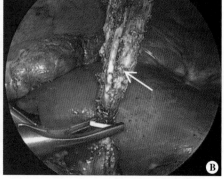

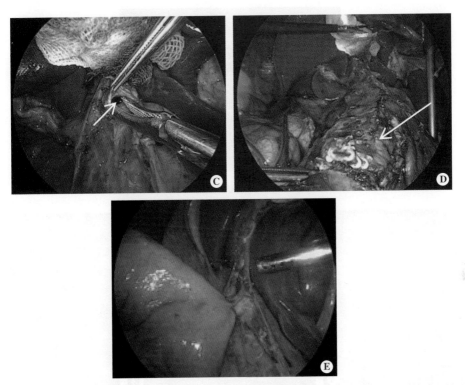

图 3-16　A、B. 可见扩张的胆总管（箭头示）；C、D. 可见切除扩张胆管后正常的胆总管断端（箭头示）；
E. 胆肠吻合口（箭头示）

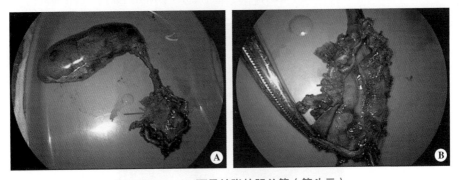

图 3-17　A、B. 可见扩张的胆总管（箭头示）

（二）Ⅲ型胆管囊性扩张症的内镜下治疗

患者女，51 岁，主诉"反复上腹疼痛 6 年"。15 年前有腹腔镜胆囊切除术病史。完善 MRCP（图 3-18），诊断Ⅲ型先天性胆管囊性扩张症可能性大。遂行 ERCP 术，术中见十二指肠乳头囊肿样肿物，乳头开口细小，行胆管插管后 EST 切开（图 3-19），乳头活检，鼻胆管引流，术后患者恢复良好，复查 MRCP 胆管下端囊肿消失（图 3-20）。

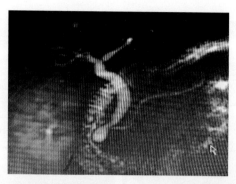

图 3-18　MRCP 显示胆管下端囊状扩张，提示Ⅲ型胆管囊性扩张症

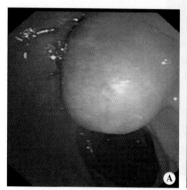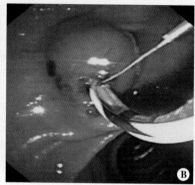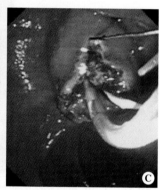

图 3-19　胆管下端囊状扩张

A. 十二指肠乳头及胆管内壁下端膨大、隆起；B. 行 EST 术切开胆道下端；C. 见胆汁流出

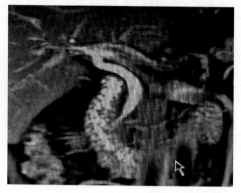

图 3-20　复查 MRCP 显示胆管下端囊肿消失

（三）Ⅳa 型先天性胆管囊性扩张症

患者女，35 岁，主诉"反复右上腹疼痛 18 年"。完善 MRCP（图 3-21）及 ERCP（图 3-22）。诊断Ⅳa 型先天性胆管囊性扩张症。遂行左半肝切除＋胆总管囊肿切除＋胆囊切除＋胆管空肠 Roux-en-Y 吻合术（图 3-23）。术后患者恢复良好。

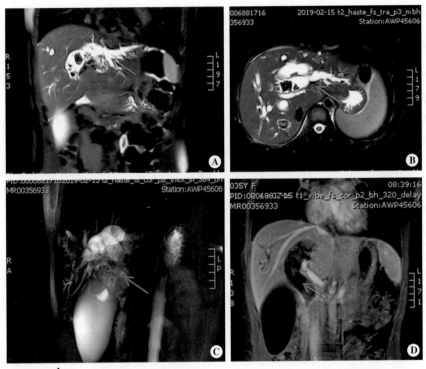

图 3-21　A、B. 可见左肝内胆管扩张（箭头）；C、D. 可见胆总管上段扩张（箭头）

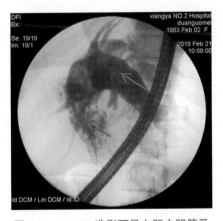

图 3-22　ERCP 造影可见左肝内胆管及
胆总管扩张并多发结石（箭头示）

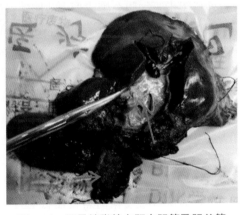

图 3-23　可见扩张的左肝内胆管及胆总管
（箭头示）

（刘　威　陈　楷）

第五节　胆道良性狭窄的内镜治疗

一、良性胆道狭窄的内镜治疗

胆道良性狭窄的治疗目标是胆管的长期通畅。内镜治疗胆道良性狭窄安全、有效、微创且可重复进行，在大多数胆道良性狭窄中已成缓解胆道梗阻的首选治疗方案。

（一）术前准备

ERCP 术前需行非侵入性影像学检查（MRCP/CT），其可在 ERCP 术前提供有用的诊疗路径及明确诊疗计划。

术前预防性使用抗生素治疗应有选择的用于部分患者，如复杂的肝门部胆管狭窄、肝移植术后和原发性硬化性胆管炎（PSC）患者，此类患者推荐术前常规使用抗生素。

对胆道进行通畅引流是降低 ERCP 术后胆管炎的根本，因而对胆道梗阻且预期胆管引流不充分患者推荐预防性抗生素治疗，且抗菌谱应覆盖胆道菌群，如胆道革兰阴性菌、肠球菌和假单胞菌。

（二）内镜治疗操作

1. 胆管插管　使用切开刀配合导丝行胆管深插管是治疗性 ERCP 的先决条件。困难胆管插管有许多技术可尝试，如乳头开窗术、双导丝插管法、胰管支架置入后预切开术、胰管支架置入辅助导丝引导的胆管选择性插管等。

2. 胆道造影　ERCP 常规插管成功后注入造影剂，在 X 线下透视或者摄片显示胆道是否连续、狭窄部位、范围等。如果胆道失去连续性，胆道横断或者完全被结扎导丝难以通过，此时内镜治疗难以成功，虽然可以通过 PTC 的方式联合 ERCP 治疗，疗效不佳者应考虑外科手术，如胆总管成形术或胆管空肠吻合手术。

3. 导丝探查　以导丝超选并通过胆管狭窄需要内镜操作医师和助手具备一定的操作技巧并选用合适的导丝。一般情况下，导丝通过胆道良性狭窄较恶性狭窄更加困难；因为瘢痕及纤维化的胆道使得狭窄部位更加坚硬，强行进行扩张往往会造成更多的损伤，甚至穿孔。导丝试图通过狭窄段时，最常用的仍然是标准的 0.035in 亲水导丝；对严重和复杂的胆管狭窄则可能需选用直径更细（如 0.025in、0.018in）、操作性更佳、先端部成角或直头的导丝反复尝试。传统方法无法使导丝通过良性胆管狭窄时，可尝试一些其他技术（如球囊充盈后拖曳法、SpyGlass 系统辅助的导丝插入法），避免暴力操作，防止形成假道或胆道穿孔。导丝通过狭窄段后应更换为硬导丝以便于球囊扩张。需反复更换支架和并排放置大孔径支架时常常需行 EST。当在良性胆管狭窄处放置覆膜自膨式金属支架时，只需 1 根导丝通过狭窄段。通常 SEMS 释放装置直径 8.5Fr，常需硬度较高支撑性较高导丝（如高分子腹膜硬导丝及亲水腹膜合金导丝）。

4. 扩张狭窄　扩张狭窄可以重新通畅胆总管以实现胆汁引流，并防止再狭窄。在治疗胆管良性狭窄时常需要以柱状气囊或扩张探条逐级递增式扩张，对胆道外科术后早期（4 周以内）出现的胆管狭窄应避免强力扩张，以减少胆管撕裂和继发胆漏的风险。在处理严重纤维化改变的良性胆管狭窄时，需要置入多根塑料支架。扩张气囊建议维持 30 ~ 60s 或直至 X 线透视下狭窄段的腰部消失。球囊扩张的直径应比下游胆管直径大 1 ~ 2mm。术后早期胆道狭窄伴胆漏，避免过度扩张该狭窄段。

5. 支架置入　支架置入使胆管狭窄较长时间的通畅，并使瘢痕塑形和稳固。维持胆管长期通畅是治疗胆管良性狭窄的主要目标，扩张狭窄段后并列置入多根大管径塑料支架是胆管良性狭窄的标准治疗方案，其长期疗效不亚于甚至优于外科手术，而致病率则更低。当扩张不成功时，留置 5Fr 或 6Fr 的鼻胆引流管 24 ～ 48h，可以提高以后内镜支架置入的可能性。一般置入 10 ～ 11.5Fr 的聚乙烯支架，每隔 3 ～ 4 个月更换 1 次。并列置入多根塑料支架最长至 12 个月，采用逐次递增置入的支架数量或一次性置入尽可能多数量的支架。

自膨式金属支架只能使用全覆膜型（FcSEMS），因为无覆膜的金属裸支架附近的组织增生物长入支架内部或包埋支架，治疗成功后难于从胆管内取出。

FcSEMS 越过肝门部胆管分叉时会影响对侧胆管的引流，建议 FcSEMS 仅适用于肝门部以下胆总管的良性狭窄。对于胆总管的良性狭窄，覆膜自膨胀式金属支架最佳的留置时间仍未确定。

（三）术后处理

1. 活动　当日嘱患者卧床休息，无特殊不适后术后第 2 日可床边活动。

2. 饮食　EST 后一般禁食 24h，24h 后根据病情逐步恢复饮食，可由清淡流质逐步过渡到低脂流质，再到低脂半流质，避免粗纤维食物摄入，防止对十二指肠乳头的摩擦导致渗血。

3. 术后　给予心电监护，血氧饱和度监测，密切监测患者生命体征，注意有无腹痛、发热、黑粪、便血情况，必要时遵医嘱查血尿淀粉酶、腹部 X 线片拍摄等。

4. 其他　鼻胆管日常护理。

（四）并发症

胆管支架置入术的并发症在首次治疗及以后续治疗过程中均可出现。早期并发症主要与括约肌切开术相关，如急性胰腺炎、出血或穿孔。置入塑料支架的主要是支架阻塞、移位以及嵌顿。远期并发症包括狭窄以上胆管结石、胆泥形成，没有症状或表现为胆管炎。每隔 3 个月更换支架可将结石发生的风险降到最低限度，为了将支架早期阻塞的风险降到最低，在置入新的支架前必须用取石网或球囊清理胆道。

（五）注意事项

对于不同 Bismuth 分型及严重程度的胆管狭窄，内镜治疗的方案不尽相同。Bismuth Ⅰ、Ⅱ型患者采用内镜治疗效果良好。然而，部分 Bismuth Ⅲ、Ⅳ型患者由于狭窄位置高，内镜治疗时导丝及配件通过困难，暴力操作容易造成胆道出血、穿孔；术中注射高浓度造影剂可造成严重的肝内胆管感染，严重时危及生命。对于任何分型的胆管狭窄，术前应充分判断狭窄的严重程度、部位和范围，充分评估术前患者的全身状况能否耐受手术及术后可能的胆管炎等严重并发症。术中操作轻柔，避免盲目注射造影剂。尤其对于导丝通过困难、高位胆管狭窄的患者可先注射 CO_2 行气体造影明确胆道方向后再实施操作。明确胆道方向及狭窄程度、部位、范围后，选择合适的支架类型，对于预计放置支架后仍无法完全解除狭窄并且身体状况能够耐受手术的患者应及时停止内镜治疗，进一步行开腹手术治疗。对于年龄大、体质差、不能耐受手术的患者可先试行解除一侧胆管狭窄，待患者全身情况好转、肝功能改善后再进一步治疗。综上所述，内镜治疗胆管狭窄具有良好的应用前景，治疗效果确切、创伤小、患者恢复快。对于部分 Bismuth Ⅲ、Ⅳ 型高位狭窄及部分 Bismuth Ⅰ、Ⅱ 型严重狭窄的患者，内镜技术无法完全替代外科手术。

（六）临床典型病例分析

病例一：患者男，58 岁，因原发性肝癌在外院行同种异体肝脏移植术，术后 5 个月发现黄疸，进行性加重，MRI 诊断为肝移植术后胆道吻合口狭窄（图 3-24）。行 ERCP+ERBD 治疗，效果满意。

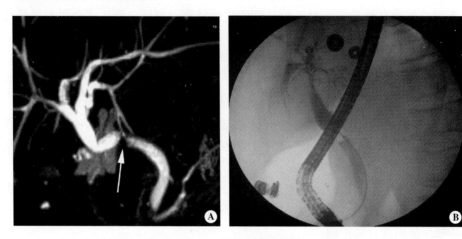

图 3-24　ERCP 治疗肝移植术后胆管吻合口狭窄
A. MRI 显示吻合口狭窄；B.ERCP 下进行治疗

病例二：患者女，57 岁，因乙肝后肝硬化（失代偿）行同种异体肝脏移植术，术后 9 个月发现黄疸，MRI 诊断为肝移植术后胆道吻合口狭窄及右肝管轻度狭窄，多次 ERCP 放置胆道塑料支架疗效不佳。在 ERCP 诊疗中心放置胆道金属覆膜支架，1 年后取出支架，狭窄消除（图 3-25）。

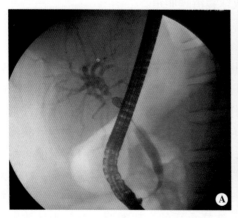
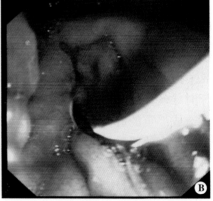

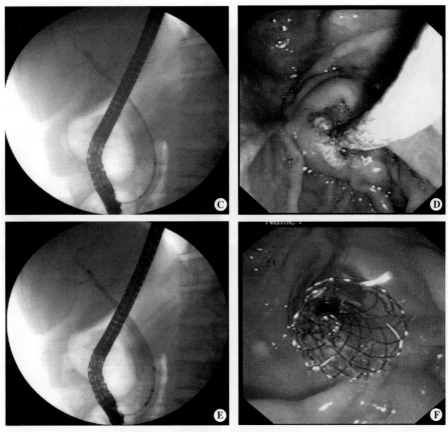

图 3-25　经内镜胆道全覆膜金属支架治疗肝移植术后胆道吻合口狭窄

A. 造影显示吻合口狭窄；B. 取出胆管内絮状物及泥沙；C. 置入金属覆膜支架；D. 缓慢释放支架；E. 释放支架已超过可回收标记点；F. 支架完全释放

病例三：患者男，48 岁，因乙肝后肝硬化（失代偿），行 OLT（原位肝移植术），术后 6 个月发现黄疸，进行性加重，MRI 诊断为肝移植术后胆道吻合口狭窄，门静脉吻合口狭窄，行 ERCP 未成功，后行 PTCD 逐步扩张 3 个月后，应用会师技术 PTCD 联合 ERCP 放置 ERBD 效果不佳，之后放置全覆膜胆道金属支架，11 个月后取出支架，黄疸完全消褪（图 3-26）。

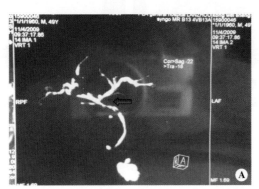

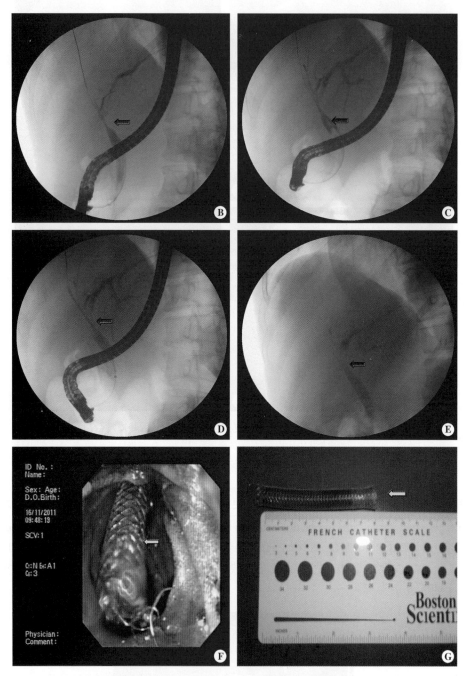

图 3-26　**A.** MRCP 显示胆管吻合口狭窄；**B.** ERCP 术中超选左右肝管保留导丝；**C.** CRE 扩张球囊扩张狭窄段；**D.** 置入全腹膜金属支架；**E.** 全腹膜金属支架位于狭窄段；**F.** 术后 6 个月拔除金属支架；**G.** 完整取出的金属支架

二、胆管损伤的内镜治疗

（一）治疗

胆道损伤越早发现，处理越容易，效果越好。对于胆管夹闭伤，如术中发现可及时解除夹闭，观察胆管是否破损或坏死。但如果结扎过紧过久，或松解后不能确信胆管通畅，则应考虑切开置入 T 管引流，以防止坏死或狭窄。胆管壁已有血供障碍坏死时，可切除该段胆管，行端 - 端吻合或胆肠吻合术（图 3-27）。

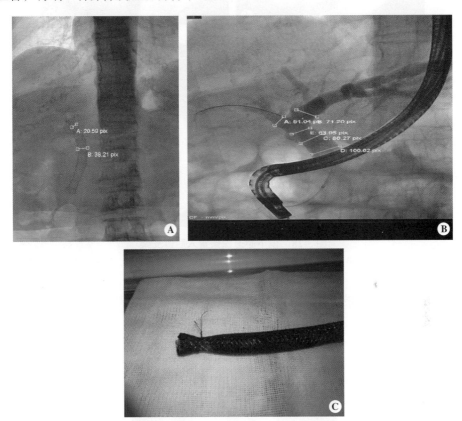

图 3-27　A. 胆道损伤后全覆膜金属支架置入 1 年后；B 支架取出后胆道造影；
C 误扎肝总管的线结随支架一起取出

如术中发现胆道已破损或横断，组织情况许可，可一期尝试使用 3-0 号可吸收细线或者更细血管吻合线修补或端端吻合，胆道放置支撑管长期支撑损伤部位，或者纵行切开胆管近端，扩大吻合口，行胆肠吻合术。术后加强腹腔引流及抗感染治疗，控制胆道损伤部的炎性反应，尽量减少瘢痕形成。

如术中未能及时发现，术后内镜应尽早介入，ERCP 造影可明确的显示胆道狭窄情况，配合经口胆道镜可以更加直观地观察到狭窄的程度。镜下治疗以胆道探条或胆道柱状气囊逐级扩张，置入胆道支架支撑为主（图 3-28）。

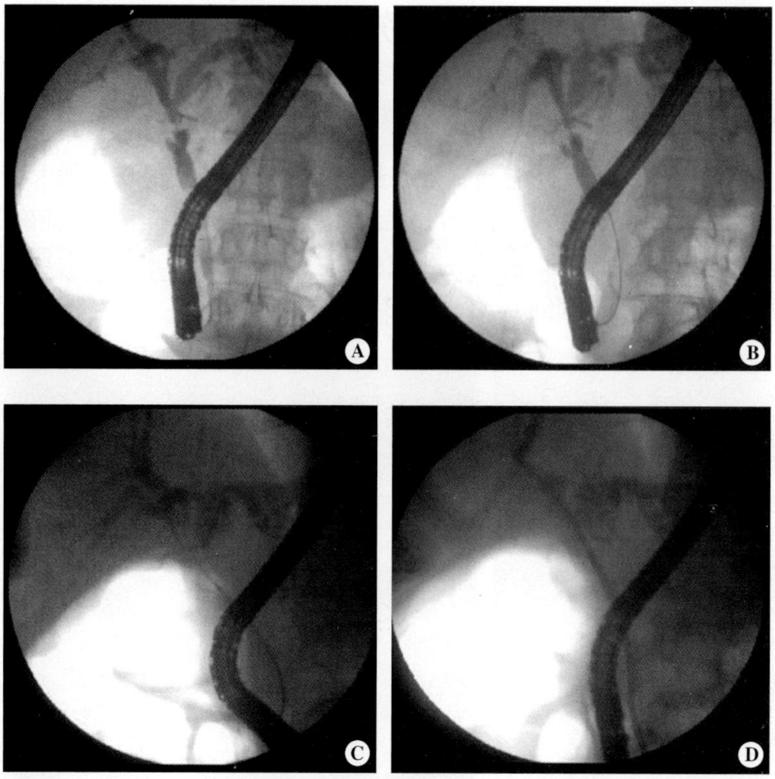

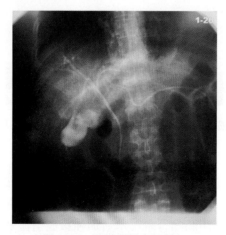

图 3-28　镜下胆道探条置入胆道支架

A. 肝总管损伤狭窄；B. 导丝通过狭窄段；C. 胆道柱状扩张气囊扩张狭窄段；D. 置入胆道塑料支架

可逐次增加置入支架的直径及数量，达到通畅胆管、有效支撑的目的（图 3-29）。

图 3-29　胆道塑料支架置入

支撑时间为 4 ～ 6 个月，推荐使用胆道全覆膜金属支架，其通畅期长于胆道塑料支架，且可获得单支架大直径支撑的效果（图 3-30）。

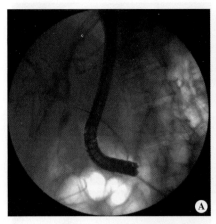
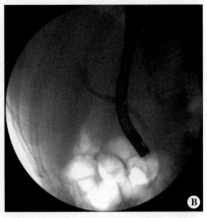

图 3-30　A. 导丝通过肝总管狭窄段；B. 置入胆道全覆膜金属支架

长度小于 1cm 的肝外胆管狭窄患者，内镜治疗效果较好；狭窄长度大于 1cm 或者肝门部以上高位多支胆管狭窄患者，因操作难度大，胆管壁缺血较重，瘢痕质硬且易再次狭窄，内镜治疗部分患者效果因人而异，需要反复行 ERCP，甚至外科手术治疗。

（二）临床典型病例分析

病例摘要：患者男，42 岁。因慢性肝衰竭、肝硬化失代偿于入院前 3 个月行同种异体原位肝移植术，术后因复查 T 管造影提示胆道吻合口狭窄，行 T 管造影："胆道吻合口狭窄"，建议行 ERCP 治疗，遂以"肝移植术后胆道狭窄（AS 型）"收住入院。

查体：全身皮肤、巩膜轻度黄染，腹平坦，全腹软，可见右上腹手术瘢痕，T 管 1 根在位，引流通畅。右上腹轻压痛，无反跳痛及肌紧张，肝脾肋下未触及，肝区叩击痛阴性，腹部移动性浊音阴性，听诊肠鸣音正常，约 4 次 / 分，双肾区无压痛及叩击痛。

实验室检查：TBIL：46.30μmol/L，DBIL：22.80μmol/L，IBIL：23.50μmol/L，ALP：434U/L，GGT：267.0U/L，AST：89.7U/L，ALT：76.9U/L。血常规、AMY、UAMY 等未见异常。

辅助检查：腹部彩超及 T 管造影："胆道吻合口狭窄"。

诊疗经过：入院后第 2 日静脉复合麻醉下行"ERCP+EST+EPBD+ERBD 术"。随后每 3 个月更换支架，逐步增加支架至 4 枚，12 个月后顺利拔除支架（图 3-31）。

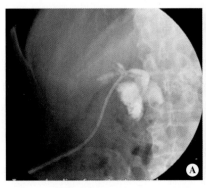
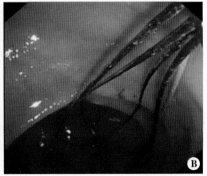

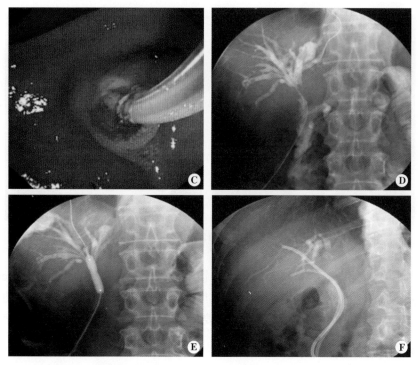

图 3-31   **A.** 经 T 管造影显示狭窄段位于吻合口；**B.** 经 T 管置入导丝，十二脂肠镜下以网篮捕获；**C.** 以乳头切开刀行导丝对接；**D.** 造影见吻合口狭窄，肝内胆管扩张；双塑料支架支撑

分析总结：该患者青年男性，有肝移植手术史，术后复查 T 管造影发现吻合口狭窄。相关检查诊断明确、手术指征明确。ERCP 手术创伤小、可对胆道狭窄反复行扩张、支撑、引流和塑形，同时保留了胆道系统的完整性和生理功能，是治疗肝移植术后胆道狭窄的最佳选择。ERCP 对吻合口型的胆道狭窄具有很高的治愈率，避免了移植物失功及二次肝移植。因其需要丰富的肝移植及 ERCP 诊疗经验，建议在有条件的 ERCP 中心进行。

（张雷达　杨智清　刘丹青）

第六节　胆管恶性肿瘤的 ERCP 诊疗

一、胆管恶性肿瘤的概述

胆管癌统指胆管系统衬覆上皮发生的恶性肿瘤，占消化系统整体恶性肿瘤的 3%，是第二常见的肝胆肿瘤，美国对胆管癌流行病学统计发现，男性发病率为 1.2/10 万，女性 0.8/10 万，平均发病年龄在 70 岁。总体发病率一直在上升，具有高度的危害性，1980 年以来，五年生存率一直很低，约为 10%。

根据肿瘤的解剖位置不同胆管癌被分为两类：肝内胆管癌、肝外胆管癌。肝内胆管癌指起源于肝内胆管及其分支至小叶间细胆管树的任何部位的衬覆上皮；肝外胆管癌又以胆囊管与肝总管汇合点为界分为肝门部胆管癌和远端胆管癌，肝门部胆管癌为发生于胆囊管开口以上且向肝内侵犯至左（或）右一级胆管甚至二级胆管分支的恶性肿瘤，最早在 1965 年由 Klatskin 首先提出，故又称 Klatskin 瘤，远端胆管癌指起源从胆囊管胆总管汇合处至 Vater 壶腹部的胆管癌。

胆管癌的发病原因尚不明确。文献报道其发病的危险因素包括高龄、胆管结石、胆管腺瘤和胆管乳头状瘤病、Caroli 病、胆总管囊肿、病毒性肝炎、肝硬化、原发性硬化性胆管炎、溃疡性结肠炎、化学毒素、吸烟、肝片吸虫或华支睾吸虫感染等。进入晚期阶段的趋势和缺乏有效的全身性药物可以解释由此导致的不良生存率，往往大多数患者在诊断后 1 年内死亡。尤其是肝门部胆管癌，在早期疾病患者中，可通过根治性切除治疗的患者不到 25%。

胆管癌的癌前病变包括：①胆管上皮内瘤变，按胆管衬覆上皮的异型程度由轻至重分为 BillN-1、BillN-2 和 BillN-3，BillN-3 通常被视为原位癌。②导管内乳头状肿瘤。③胆管微小错构瘤。

二、胆管恶性肿瘤的 ERCP 诊断

薄层 CT 和增强 MRI 的应用往往可以明确胆管恶性肿瘤的诊断，对于少数诊断困难的胆管占位病变，其准确诊断常需和自身免疫性胆管炎（IgG-4 相关性胆管炎）、原发性硬化性胆管炎（PSC）等良性疾病进行鉴别诊断，时常可见将良性疾病误诊为胆管癌而行外科手术的文献报道。随着技术和理念的进步，以 ERCP 技术为基础的 IDUS 及 Spyglass 等内镜技术有助于明确诊断。ERCP 可了解梗阻部位以下胆管情况，并获取胆汁样本做细胞学检查，阳性率约为 30%，联合细胞刷检和胆管活检钳活检可提高阳性率，但需要注意的是细胞学检查阴性并不能排除肿瘤，近期有学者报道 ERCP 插管成功后置入外鞘管于胆管内，置入细活检钳于狭窄处获取活检，从而不破坏十二指肠乳头，减少胆管水肿及逆行性胆道感染，降低随后外科手术的潜在风险；也可采用经口胆管镜及 Spyglass 直视下观察胆管黏膜变化、狭窄位置、范围并可对其进行精确胆管活检，提高诊断率。另外，超声内镜（EUS）检查可以更好地观察肝外胆管、局部淋巴结和血管，并在其引导下采用细针穿刺对病灶和淋巴结行活组织检查。肝内胆管癌临床大体分型为肿块型（59%）、管周浸润型（7%）、胆管内生长型（4%）及混合型（20%）；组织学类型以腺癌为主，占90% 以上，其他为乳头状腺癌、印戒细胞癌等；而肝外胆管癌病理大体分型为硬化型、弥漫浸润型、结节型、乳头型，镜下多为腺癌，其他少见的包括肠型透明细胞腺癌、黏液癌、鳞状细胞癌、腺鳞癌、小细胞癌未分化癌、乳头状癌、浸润性癌等。此外，在镜下细胞分化程度、周围神经浸润、淋巴及微血管侵犯是影响 HCC 预后的主要显微镜下因素。

三、胆管恶性肿瘤 ERCP 消融治疗

胆管内射频消融（radiof requency ablation，RFA）治疗在技术上是可行的，作为一种姑息性治疗恶性胆管梗阻的安全方法，用于辅助治疗无外科手术机会的恶性胆管狭窄，

已经在一些单中心小样本的前瞻性或回顾性研究中得到验证。其利用热能实现周围组织的接触性凝固性坏死，通过减少肿瘤腔内生长来延长胆管支架的有效通畅期，该技术使用一种新颖的导管 HabibEndoHPB（EMclesion，London，UK），作为一个双极探头，直径为 8Fr，长 1.8m，与标准十二指肠镜（3.2mm 工作通道）兼容，通过 0.035in 导丝，在导管的远端有两个环形电极，提供 2.5cm 长的局部凝固性坏死区域，患者全身麻醉后，予以括约肌切开和狭窄长度评估，环形电极随后被准确地放置在狭窄部位，使用 RFA 发生器（1500 RF 发生器；RITA 医疗系统公司，弗里蒙特，加州）输送能量。RFA 发生器的电流设置为 400 kHz，功率为 7～10W，持续 2min，静止时间为 1min，然后移动导管。如果狭窄的长度较长，可以连续应用 RFA，而不会有明显的烧蚀区重叠。目前还缺乏长期随访的前瞻性随机对照研究数据来进一步证实联合 RFA 治疗对恶性胆管狭窄患者生存期的积极作用，最佳治疗参数、间隔治疗时间及总体治疗次数目前还没有共识。

四、IDUS 在胆管恶性肿瘤中的应用

胆管内超声内镜检查（intraductal ultrasonography，IDUS）是在 ERCP 或经皮穿刺胆管期间经内镜孔道插入导管式超声探头从而对胆胰管病变进行贴近诊断的一种技术，对于病变的性质、位置和浸润深度等均有意义。Yasuda 等在 1992 年首次将 IDUS 应用于胆胰疾病的诊断，胆管狭窄于 IDUS 图像上具有特征性表现，多为胆管壁结构中断、胆管壁不对称增厚及团块性占位致胆管腔狭窄。Tischendorf 等研究中报道其对胆管癌诊断的敏感度和特异度为 87.5% 和 90.6%。相较于 EUS，IDUS 对于高位胆管病变及病变邻近结构（如右肝管、门静脉等）病变性质的判断较可靠，但是对于病变浸润深度及周围淋巴结侵犯的判断能力较差。

胆管癌的分期是根据原发病灶大小、淋巴结转移及远处转移情况进行判断。根据 IDUS 超声图像上肿瘤大小回声和胆管壁层次结构情况可对胆管癌进行 T 分期。然而实际上并不能区分 T1 和 T2 期肿瘤因为 IDUS 图像上不能完全区分纤维肌层和浆膜下组织层，且内部低回声层对应的不仅是纤维肌层也包括一部分肌层周围的结缔组织。因此，即使病灶局限于内部的低回声层提示为 T2 期（肿瘤侵犯肌层周围结缔组织）但也可以是 T1 期（肿瘤存在黏膜层）所以通过 IDUS 辨别 T1 和 T2 期肿瘤是困难的。根据 Menzel 等对 56 例患者进行分析，发现 IDUS 对于 T 分期的准确率较 EUS 更高（78% vs 54%，$P < 0.001$），对于判断能否手术治疗的准确率也较 EUS 升高（82% vs 76%，$P < 0.000\ 2$）。对于胆管癌的 N 分期，IDUS 次于 EUS；EUS 与 IDUS 对胆管癌 N 分期诊断准确性分别为 60%～64.9% 和 40%～62.5%；因为 IDUS 的高分辨率限制其声波穿透的深度，从而影响他对远处病灶的评估。而根据 Tamada 等的描述超声图像上表现为低回声，病灶边界清楚，直径 > 5.3mm 的圆形淋巴结被认为是恶性肿大淋巴结而一个形状不规则直径较小的淋巴结被认为是炎性肿大淋巴结，用这一诊断标准的 IDUS 评估淋巴结转移的准确性提升至 75%～78%。

IDUS 对胆管癌纵向扩张范围的评估也有较高的准确性。根据 Tamada 等研究报道，ERCP 相比 IDUS 对胆管癌向肝脏纵向扩张诊断的准确性为 84% 与 47%（$P < 0.05$）；胆

管癌向十二指肠纵向扩张诊断的准确性为 86% 与 43%（$P < 0.05$）；而 ERCP 和 IDUS 对胆管癌总体纵向扩张范围诊断的准确性分别为 60% 和 90%。

为提升胆管癌诊断的准确性及评估其侵犯周围组织结构的情况近年来 3D-IDUS 也被应用于对胆管癌的诊断。3D-IDUS 能对所获取的图像数据进行重建，使病处多平面显示从而更有利于判断肿瘤的形态、肿瘤沿管壁生长情况及其侵犯周围组织结构的情况。有研究报道 3D-IDUS 对评估肿瘤侵犯门静脉的准确性为 100%，而 IDUS 为 92% ～ 100%；3D-IDUS 对诊断肿瘤侵犯胰腺的准确性为 90%，而 IDUS 为 80%。而 Inui 等研究表明 3D-IDUS 的缺陷在于对肿瘤纵向扩展范围的评估。

虽然 IDUS 对胆管癌的诊断有较高的准确性和敏感度，但其不能取得组织细胞学诊断。获取胆管组织细胞标本的途径包括 ERCP 过程中的胆管刷检、活检或是两者的联合应用。研究表明 ERCP 时进行胆管刷检对胆管癌诊断的特异度可达 100%，而敏感度较低，仅 23% ～ 80%；其诊断低敏感度在于胆管刷检所获取细胞数量较少及获取细胞存在细胞分裂有关。由此可见，对于胆管癌的诊断，通过单纯的胆管刷检和(或)准确性还是较低的。而 IDUS 不仅可以在超声图像上提供良恶性依据，而且在 X 线引导下可以协助对病灶定位，以促进靶向细胞的刷检，从而提高诊断的阳性率。IDUS 联合胆管刷检对胆管癌诊断的准确性为 80.9%、敏感度为 86.9%。而 Farrell 等研究表明，对于怀疑恶性胆管癌而细胞刷检阴性时加用 IDUS 对诊断的准确性为 92%、敏感度和特异度分别为 90% 和 93%。

为提高细胞学诊断的阳性率，数字化图像分析（DIA）和荧光原位杂交技术（FISH）已被用于提高胆管细胞学诊断的敏感度。对于细胞数量有限的标本 DIA 和 FISH 都是有用的。DIA 是观察单个细胞内 DNA 成分情况，FISH 则是分析 DNA 内多条染色体的情况。一项前瞻性的研究中表明，当常规的细胞学刷检阴性时，与常规细胞学相比 FISH 可以增加诊断的敏感度（30% ～ 60%），特异度为 98%；而常规细胞学特异度为 100%；DIA 的敏感度和特异度没有特殊变化。对于胆管刷检和活检均为阴性的患者，DIA、FISH 和 DIA 联合 FSH 预测诊断恶性病变的准确性分别为 14%、62% 和 67%。这些研究表明 FISH 是一项重要的改进细胞学诊断能力的技术。

总之，IDUS 对胆管癌的诊断有举足轻重的地位，依据胆管癌于 IDUS 上有特征性的声像图像表现可以提高对肿瘤的检测率，尤其在原发性硬化性胆管炎背景下对胆管癌的检出率也较高。IDUS 对于胆管癌的 T 分期和纵向扩张范围诊断的准确性较高，但由于其穿透深度的限制，对淋巴结转移的分期不足。而 3D-IDUS 的应用可以促进对胆管癌浸润范围的判断。ERCP 过程中联合 IDUS 和胆管刷检可以提高胆管癌诊断的阳性率，而对细胞学检测新方法，FISH 技术的应用可以增加对数量有限的肿瘤标本的检出率。

五、胆管直视系统（SpyGlass）在胆管恶性肿瘤中的应用

1. SpyGlass 简介　在过去的 40 年里，胆胰管疾病的诊断和治疗主要通过内镜逆行胆管造影（ERCP）完成。应用 ERCP 引导的手术清除胆总管结石的成功率大于 90%。然而，有些结石很难或不能用常规的 ERCP 技术提取出来。此外，ERCP 引导的细胞刷检对于恶性胆管狭窄的诊断灵敏度令人失望，在 30% ～ 40%。另一种评估胆管病理的方

法是胆管镜检查。与内镜逆行胰胆管造影相比，胆管镜检查的明显优势在于能够获得有针对性的活检或在直视下进行治疗。经口胆管镜检查的首次报道发表于 20 世纪 70 年代中期。此后的多项研究表明，经口胆管镜检查在胆管的诊断和治疗应用中具有确切的作用。然而，由于传统的胆管子母镜检查需要 2 名内镜医师来操作，操作困难，缺乏专门的灌溉通道以及光纤摄像头的脆性，昂贵的维修成本等限制了临床上的应用。SpyGlass Direct Visualization（Boston Scientific Corp，Natick，MA，USA）于 2006 年 11 月推出。SpyGlass 由主机及相关消耗性附件组成，主机系统包括：主机、光源、摄像机、带脚开关的注水泵、显示器等，与普通内镜设备类似。耗损性附件包括：可重复使用的光纤摄像头、一次性使用的传送导管和 SpyBite 活检钳、液电碎石（EHL）光纤和激光碎石探头等。SpyGlass 直径 10F（约 3.3mm），工作长度为 230cm，通过十二指肠镜工作孔道进入，有 1 个辅助通道、1 个光纤通道及 2 个冲洗通道，可 4 个方向调节，使用时将其固定在十二指肠镜身上实现单人操作，较为耐用。一项纳入 83 位内镜医师的前瞻性研究评估了临床中使用 SpyGlass 系统的可行性，平均总手术时间（标准 ERCP+SpyGlass 是 64.3min ± 25.1min，总 SpyGlass 时间是 27.5min ± 16.7min，平均 SpyGlass 可视化时间是 14.2min ± 10.9min）。其中 SpyBite 活检的平均采样时间为 12.1min ± 6.34min。这些数据证实了 SpyGlass 在复杂的内镜诊疗的临床可行性。在胆管疾病方面 SpyGlass 潜在的诊断应用包括：直视和活检不明确的胆管狭窄，评价胆管狭窄的患者有或无原发性硬化性胆管炎（PSC），评价内镜逆行胰胆管造影显示不明确的胆管充盈缺陷，对胆管内肿瘤的诊断及术前精确定位，评估巨细胞病毒、真菌和寄生物感染，对胆管出血患者的研究及肝移植术后胆管缺血的评价。作为一种治疗工具，SpyGlass 可以用来治疗常规 ERCP 方法失败后的胆道结石，Ⅱ型 Mirizzi 综合征患者可以在胆囊管放置支架替代外科手术，光动力疗法治疗胆管癌。在胰腺疾病方面，SpyGlass 的诊断和治疗适应证包括慢性胰腺炎、胰腺结石、胰管肿瘤和自身免疫性胰腺炎的诊断。其他应用包括行结肠镜引导下 SpyGlass 液电碎石治疗 roux -en-y 术后黄疸的患者 SpyGlass 能够在非 X 线介导下行 ERCP 治疗胆总管结石，使其成为孕妇或年轻患者的一种比较安全有效的治疗措施。SpyGlass 联合激光碎石成功清除难治的 Mirrizi 综合征 I 型的胆囊管结石患者。在本文中，我们将对 SpyGlass 系统在胆胰相关疾病的诊断和治疗上的应用进行综述。

2. SpyGlass 在胆管疾病中的应用　　直视和 SpyBite 活检及病理诊断不确定的胆管病变是胆管镜检查的主要适应证之一。准确诊断至关重要，不仅影响治疗方式的选择，还可能影响患者的预后。某些镜下表现如无规律的扩张和屈曲的血管（肿瘤血管），对恶性胆管病变具有高度特异度。这些镜下表现提示可能为恶性肿瘤，但明确诊断需要组织学评估。一项涉及 63 例不明原因胆管狭窄患者进行胆管镜检查的研究，41 例恶性肿瘤患者（61%）中有 25 例观察到"肿瘤血管"，而良性狭窄患者中没有一例出现这种特征。在两项前瞻性试验中也单独评估了 SpyGlass 直视的敏感度，结果发现其敏感度（84%～95%）甚至高于 SpyBite 活检（49%～82%）。仅可视化的高灵敏度就可以解释为不仅能判断上皮病变，而且能检测到引起胆管系统外部压迫的肿瘤。然而，无论是 SpyBite 微型钳还是标准钳都不能针对引起胆管系统外部压迫的肿瘤，除非肿瘤已经穿透了胆管黏膜。其中一项前瞻性试验的结果表明了这一事实，因为内源性（66%）的 SpyBite 活检敏感度远高于外源性（8%）恶性病变。然而，某些导管内疾病，如原发性硬化性胆管炎，也可能有不规则的胆管黏膜而不伴有恶性肿瘤，仅在直视下判断就会影响其特异度。这可能导致假阳性的结果，所以最终的诊断需要病理检查。SpyBite 活检钳的工作长度为 286cm，开口直径为 4.1mm，中心尖刺有助于固定小组织样本。起初，人们对咬钳有限的开口直径表示怀疑，因为这可能会限制足够的组织获取。然而，有研究表明，在获得足够病理组织评估时，SpyBite 的取样率在 82%～97%。一项前瞻性配对设计研究针对 SpyBite 钳活检与传统细胞刷检和标准钳活检 3 次取样的比较，在病理评估方面，样本质量在 26 次细胞学检查（96%）中的 25 次、26 次标准活检（100%）中的 26 次和 26 次 SpyBite 微型钳活检（96%）中的 25 次都被认为是合格的。重要的是，SpyGlass 微型钳取样不仅提供了足够的活检标本，而且能够保证组织诊断的准确率。在一项前瞻性、长期随访研究中，SpyBite 活检与细胞刷检和标准钳活检的比较显示敏感度更高（分别为 76.5% 和 5.8% 和 29.4%），阴性预测值更高（分别为 69.2% 和 36% 和 42.8%）。

在大多数情况下，胆管结石可以在括约肌切开术后通过球囊或网篮成功取出。由于多个因素可能很难清除胆管结石，包括结石的数量、大小、位置（如肝内胆管）、硬度、形状，胆管的直径，胆囊管低位汇合，乳头周围憩室等，对此类取石困难的患者，传统方法是机械碎石。SpyGlass 胆道直视系统可利用激光或液电等手段碎石再取石；一系列的文献报道称镜下引导碎石术的成功率高，从 90% 到 100% 不等。EHL 在大多数情况下使用，但也有描述使用激光碎石。在绝大多数情况下，仅一次操作就完成了结石的清除。此外，尽管 ERCP 被认为是诊断胆总管结石的黄金标准，但它还不够完美。标准的基于透视的胆管造影通常会漏掉碎石后的结石碎片。在最近发表的研究中，ERCP 未能正确鉴别出 8%～16% 的镜下胆总管镜检查的胆总管结石。胆管镜检查已被证实有助于胆管结石的初步诊断，有助于发现造影示胆总管完全清除后残留的结石，最重要的是，有助于治疗难以清除的胆管结石。与传统的胆总管镜不同，SpyGlass 的另一个明显优势是独有的冲洗通道，它允许强大的水流不断地冲洗胆管系统。

3. **安全性**　在一项涉及 297 名患者的多中心前瞻性研究中，相关不良事件的发生率为 7.5%（诊断用镜）和 6.1%（治疗用镜）。在本研究中最常见的不良事件是早期胆管炎（3.1%），但没有报道由胆管镜检查引起的死亡。其他诊断性胆管镜检查相关不良事件包括菌血症（0.9%）、短暂性低血压（0.9%）、腹痛/腹胀（0.9%）、胰腺炎（0.4%）、淀粉酶和脂肪酶升高（0.4%）、ERCP 相关恶心呕吐、腹痛（0.4%）和神经根病（0.4%）。在治疗组，额外的不良事件包括 1 例患者胆管穿孔（1.5%）和 ERCP 相关的十二指肠穿孔和胆管镜相关的短暂脱饱和（1.5%）。另一项研究回顾性分析了 3475 例 ERCP-only 手术（不包括 Oddi 压力计患者的括约肌）和 402 例伴有胆管肌酐镜的 ERCP，其中只有一部分使用了 SpyGlass 平台。作者发现，与单纯 ERCP 组相比（7% 比 2.9%），ERCP 联合胆管镜检查的不良事件发生率明显更高。两组患者胰腺炎和穿孔的发生率相似，但同时接受 ERCP 联合胆管镜检查的患者胆管炎发生率明显增高（1% 比 0.2%）。胆管镜组胆管炎高发的原因之一是在胆管镜检查过程中使用间断性盐水冲洗，以获得足够的可视化，并在必要时进行导管内碎石。

4. **展望**　SpyGlass 直接可视化系统大大提高了我们的诊断和治疗能力，但是 SpyGlass

也有不足之处，SpyGlass 系统的两个主要限制是光纤成像质量和一个相对较小的配件通道。随着内镜设备的开发升级，相信在不久的将来 SpyGlass 胆管镜能够突破现在的不足，得到更广泛的应用。

六、胆管恶性肿瘤的 ERCP 治疗

由于肝内胆管癌常引起肝内胆管的局部梗阻，极少引起梗阻性黄疸，其主要治疗方式为外科手术切除病灶，一般无须行 ERCP、EUS、胆管镜、SpyGlass 等内镜介入治疗。仅有少数患者因肿瘤坏死脱落或出血引起胆总管梗阻，且患者失去外科手术切除机会时，可选择 ERCP 治疗通畅胆总管。

可行根治性切除术的肝外胆管癌患者术前引流是 ERCP 治疗的主要组成部分，有共识指出术前胆管减压适用于胆管炎或者术前拟行抗肿瘤治疗，高胆红素血症引起的营养不良、肝肾功能不全、术前胆红素水平 >200μmol/L 且需行大范围肝切除。在评估肿瘤能否切除前不应放置胆管支架，若患者需要行半肝或超半肝切除而残肝不能代偿者，可在术前行健侧胆管减黄使总胆红素降至 200μmol/L 后，采用病肝侧门静脉栓塞术，促进健侧肝组织增生，2～3 周后重新评估手术切除的安全性。

对于肝外胆管肿瘤不考虑切除的患者，合适的姑息治疗也是 ERCP 的重要领域。胆管支架可有效缓解症状，提高总体生存率。对预计生存期 >6 个月的患者建议采用金属支架，而 6 个月以内则可选用塑料支架。不可切除的肝门部胆管癌引流肝脏体积大于 50% 为有效引流，外科搭桥引流并不优于支架置入。如果可以获得新辅助治疗方案，那么诊断有可疑区域淋巴结肿大的患者应考虑进行任何可疑节点的超声内镜引导下细针穿刺（EUS-FNA）检查。在行胆管引流的同时期间，可以尝试细胞刷检以再次确认诊断，由于这些肿瘤具有纤维毛性，因此约 40% 的肝门部胆管癌患者进行胆管冲洗 / 刷检可获得明显的阳性结果。光动力疗法治疗恶性胆管狭窄是一种很有前途的新疗法，已被证明能提高胆管癌患者的生存率。在这一治疗过程中，最初静脉注射一种光敏剂，它是一种吸光剂，其选择性地被肿瘤组织吸收。48h 后用激光照射肿瘤使光敏剂激活，自由基中间体的形成，反过来又与氧反应生成各种活性氧物种，导致肿瘤坏死。PDT 还能破坏肿瘤血管并刺激对肿瘤细胞的免疫反应。PDT 可以在 ERCP 期间进行，也可以使用经皮途径。在最初的胆管支架减压和组织诊断后，给癌症患者静脉注射光敏剂。光敏化后 48h 重复 ERCP，取出支架。导管内的光激活是使用激光石英光纤进行的。用波长 630 nm、光剂量 180J/cm^2 的激光照射肿瘤 10～12min。氧气供应给所有的患者，以优化 PDT 的有效性。光动力疗法治疗恶性胆管狭窄的缺点是暴露成本高和潜在的光毒性。局部放射治疗可通过近距离放射治疗的形式进行，其重要一点是放射源在胆管内的放置。放射治疗对不能手术切除或伴有转移的胆管癌患者，置入胆管支架＋外照射放疗的疗效非常有限，但外照射放疗对局限性转移灶及控制病灶出血有益。目前尚无证据表明术中放疗及导管内短距放疗对进展期胆管癌的疗效优于标准化疗、放化疗联合或者仅仅放置胆管支架。胆管内近距离放射治疗可以用内镜通过鼻胆管或经肝途径进行。6Fr 近距离放射治疗导管（Lumencath®，Nucletron，Elekta AB，瑞典斯德哥尔摩）可在透视下经皮经肝胆管引流或内镜鼻胆管引流放置。铱 -192 已经在提高胆管癌患者的支架通畅率和生存率方面得到评估，其以计算剂量对狭窄段进行放射治疗。低剂量近距离放射治疗方案为 30～45Gy（3000～4500rad），持续时间为 24～60h。放射增敏化疗药物如 5- 氟尿嘧啶（5-FU）在某些情况下可以同时使用，重要的是放射治疗后要置入胆管支架确保充分的胆管引流，与此相关的并发症包括胆管炎、十二指肠溃疡、胆肠瘘和胆管出血。

七、胆管恶性肿瘤 ERCP 操作中并发症防治

PEP 是 ERCP 最常见的并发症，已有多项 RCT 及系统分析研究证实在高危人群中预防性胰管塑料支架置入可降低 60%～80% 的 PEP 发生率，胰管支架已经是目前普遍认可并被推荐的 PEP 预防措施。值得一提的是，有研究认为胰管支架置入失败是 PEP 的独立危险因素，提示当存在困难胰管插管或支架置入困难时，操作者应权衡利弊，谨慎考虑是否继续尝试胰管支架置入。2012 年，Elmunzer 等多中心 RCT 结果显示在 ERCP 术后立即使用 100mg 吲哚美辛栓纳肛可显著降低高危患者 PEP 发生率（9.2% vs 16.9%，$P=0.005$），在这项里程碑式的重要研究发表前后，有多项应用吲哚美辛或其他非甾体类药物（如双氯芬酸）预防 PEP 的 RCT 及相关的系统分析结果显示了同一趋势。欧洲胃肠内镜学会（ESGE）的 ERCP 术后并发症预防指南从而推荐对所有没有禁忌证的 ERCP 患者，术前或术后常规使用 100mg 吲哚美辛或双氯芬酸栓剂纳肛（推荐级别 A）。2016 年，郭学刚团队一项多中心、单盲、RCT 共纳入 2600 例接受 ERCP 的适宜患者，首次直接表明对包括低危人群在内的所有 ERCP 患者术前普遍应用吲哚美辛栓纳肛是更具优势的 PEP 预防策略。

胆管炎是显著影响胆管恶性肿瘤总体生存率的另一并发症，尤其是对于不可切除的Ⅲ、Ⅳ型肝门部胆管癌患者，ERCP 组较 PTBD 组显示出更高的急性胆管炎发生率。另外，胆管恶性肿瘤引起的胆管狭窄和良性狭窄有本质的差异，肿瘤质地脆，盲目而缺乏技巧的操作可能导致出血甚至胆管穿孔（导丝或器械从肿瘤部位穿出胆管）。富有经验的内镜医师和精细谨慎的操作是对于胆管恶性肿瘤患者的 ERCP 治疗是必须的。同时，完善的术前评估和精准个体化的抗生素管理是降低并发症发生率和减轻并发症影响的必由之路。

八、ERCP 诊治胆管恶性肿瘤的争议与研究

对于可行手术切除的胆管恶性肿瘤患者是否需要根治术前减黄引流长期存在极大的争议，考虑到术前不恰当的胆管引流可能会增加感染和手术风险，欧美不推荐常规的术前减黄，而亚洲特别是日本学者认为应常规术前引流。目前未能证实术前引流减黄有明显的益处，同时反对的声音也不具备充分的证据，因此，对胆管恶性梗阻是否需要术前减黄仍缺乏统一认识，2015 年美国肝胆胰协会就肝门部胆管癌术前减黄的适应证如下：合并急性胆管炎、高胆红素血症引起的营养不良、肝肾功能不全或术前需要抗肿瘤治疗、行选择性门静脉栓塞术时建议术前减黄。总之，应结合患者具体情况选择性减黄，使患

者平稳度过围术期。

对于不可手术切除的Ⅲ型和Ⅳ型肝门部胆管癌患者，有效的姑息性减黄引流治疗对缓解痛苦、提高生活质量、总体生存率具有重要意义。随着医学技术的发展和临床理念的更新，特别是 MDT 讨论在各个临床中心的广泛实践，更科学的姑息性减黄引流方式亟待个体化的鉴别应用。内镜下胆管支架引流因其较高的生活质量、稳定的引流效果、较低的并发症率为大多数临床医师的优选方式，研究的热点集中在引流材质的选择和多根支架并置扩大有效引流。另外伴随引流过程的恰到好处的特殊治疗如射频消融术、光动力疗法、管腔内近距离放射治疗等是当下及未来研究热点。

胆管恶性肿瘤的转移和复发是影响预后的重要原因，可能与肿瘤细胞生物学特性及宿主局部防御功能有关，研究认为神经浸润和微转移也是潜在的复发因素，同时，加强肝内胆管癌细胞分子生物学特性的研究和探索新的治疗方式对改善胆管癌患者的预后具有重要意义，目前比较明确的标志物有 VEGF 和 EGFR，不同国家的研究者们证明 VEGF 和 EGFR 的高表达与胆管癌的不良预后密切相关，但胆管癌的临床研究还远远落后于基础研究，需要转化医学的研究将基础研究应用的临床试验当中，发现胆管癌新的诊断或预后标志物都会对临床预后起到立竿见影的指导作用，甚至针对胆管癌像赫赛汀一样有效的药物有可能出现，进而大大提高胆管癌患者的生存质量和生存时间。

九、临床典型病例分析

病例一：患者，男，59 岁，以Ⅳ型肝门部胆管癌收住，入院后查血生化 TBIL：452.1μmol/L，DBIL：372.5μmol/L。由于肿瘤无法根治性切除，遂决定行 ERCP 术，导丝无法插入胆管，遂行 PTCD 术，于右侧肝内胆管穿刺，放置 10.2Fr 的 PTCD 外引流管，黄疸较前明显消退。1 周后，再次行 ERCP，以会师技术完成 ERCP 插管，拔除 PTCD 引流管，左右肝管分别保留导丝，沿左侧肝内胆管推送 8.5Fr ～ 12cm 塑料支架一枚，右侧肝内胆管置入 10mm × 60mm 金属支架一枚，患者术前与术后影像见图 3-32，患者术后黄疸消退，满意，3d 后出院。

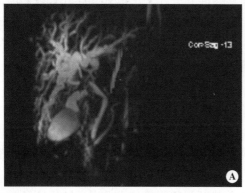
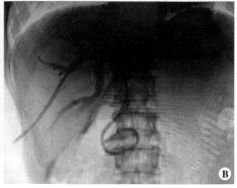

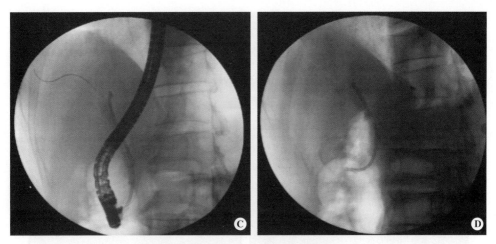

图 3-32　患者术前术后影像显示

A. 术前磁共振；B. PTCD；C、D. ERCP 并行放置塑料及胆管金属支架

病例二：患者，女，80 岁，以 Ⅱ 型肝门部胆管癌入院，肝功能提示：TBIL：279.10μmol/L，DBIL：154.80μmol/L。患者高龄，难以耐受手术，遂行 ERCP，行 EST，术中胆管肿瘤射频消融，放置鼻胆管引流。术后患者病情，1 周后再次行 ERCP 术，放置 10mm×60mm 胆管金属支架一枚，术后患者黄疸消退明显，顺利出院。

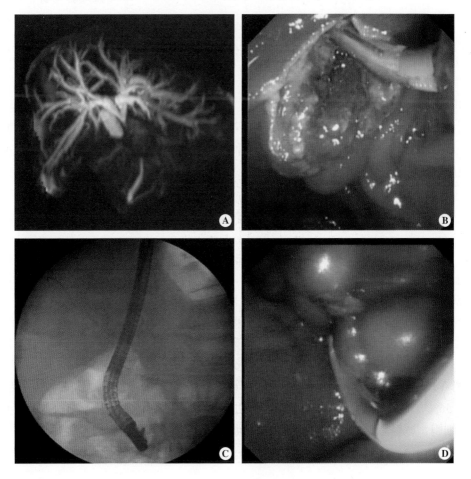

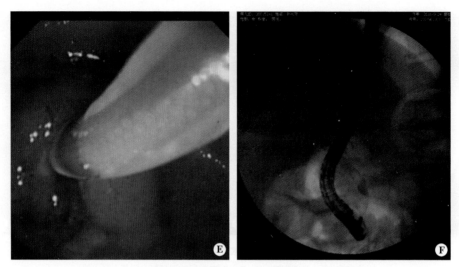

图 3-33　患者术前术后影像显示

A. MRCP 提示 Ⅱ 型肝门部胆管癌；B ～ D. 第一次 ERCP，EST 后行肝门部胆管肿瘤射频消融术，放置鼻胆管；E ～ F. 第二次 ERCP，放置 10mm×60mm 胆道金属支架

（孟文勃　岳　平）

第七节　ERCP 联合光动力治疗在胆管恶性肿瘤中的应用

胆管恶性肿瘤临床上常用姑息性治疗，措施包括肝胆管内外引流、胆管支架、胆管射频治疗、放射治疗和化疗等，但效果均不理想。光动力治疗胆管恶性肿瘤有其独特的杀伤机制和治疗的多种优势，呈现较好的肿瘤减灭效果，特别是与胆管支架引流等措施组合应用，近年来在临床上取得较好效果。

一、光动力联合其他治疗在胆管肿瘤中的应用

1. 光动力联合金属支架　对于胆管恶性肿瘤金属支架仅暂时性的解决患者的胆管梗阻问题，随着时间的延长支架会再次梗阻，而光动力联合支架有效的解决了此问题，一项研究共纳入 43 例患者，分为 A 组（PDT 和支架）与 B 组（单纯支架），结果显示 A 组中位生存期为 493d，B 组中位生存期为 98d（$P < 0.0001$）。另一项研究中，纳入 48 例因无法手术切除的胆管癌患者，19 例接受 PDT 和支架治疗，29 例单纯接受了胆管支架治疗。结果发现，支架联合 PDT 组与单纯支架治疗组的总生存期分别为 16.2 个月和 7.4 个月（$P < 0.004$）。PDT 联合组在 3 个月、6 个月和 12 个月时的病死率分别为 0%、16% 和 56%。而支架组的相应病死率则分别高达 28%、52% 和 82%。光动力治疗直接杀伤肿瘤细胞，减轻患者的肿瘤负荷，同时增加支架畅通时间，延长患者生存期。

2. 光动力联合化疗　胆管恶性肿瘤患者因其特殊的解剖部位、病理组织类型及复杂的肿瘤微环境而导致化疗效果差，易产生耐药；同时对于高龄患者常规化疗会带来严重不良反应，并且单纯化疗对肿瘤细胞的杀伤较为单一。研究表明光动力联合化疗，可增加单一化疗的疗效。一项研究共纳入不可手术切除的胆管癌患者 74 例，分为 A 组（PDT联合化疗）和 B 组（单纯 PDT 治疗），化疗方案为吉西他滨或吉西他滨联合顺铂。生存分析表明，A 组的生存率高于 B 组，A 组的总中位生存时间为 17.9 个月，明显高于 B 组的 11.1 个月。A 组的 1 年、2 年和 3 年生存率分别为 93%、16% 和 0%，B 组则分别低至40%、17% 和 3%。研究表明光动力治疗后可表明肿瘤微环境，较低耐药蛋白的活性，增加化疗药物的敏感度。一定程度可减少化疗药物剂量，降低不良反应。

3. 光动力联合免疫靶向治疗　近年来，随着基因与分子生物学的不断进展，免疫和靶向治疗也成为恶性肿瘤主要的研究方向之一。研究表明，PDT 治疗后 VEGF、MMP 和COX-2 等分子表达升高，诱导局部炎症及新生血管的生成。靶向这些血管生成和生成前分子的抑制剂可以增强光动力治疗的疗效。对于免疫治疗，光动力治疗不仅具有肿瘤直接杀伤作用，光动力治疗对肿瘤组织的破坏会引起局部炎症反应，引起前列腺素、白三烯、血栓烷的释放，还有炎性细胞因子如 MIP2（CXCL2）、IL6、IL-1β、TNFα 的快速上调及补体的激活。光动力治疗后还可增强适应性免疫，导致中性粒细胞、巨噬细胞、NK细胞、树突状细胞等的释放，破坏肿瘤细胞同时激活特异性抗肿瘤 CD8+T 细胞，增加局部及全身免疫系统对肿瘤细胞的杀伤效果；所以光动力治疗联合免疫靶向治疗对肿瘤细胞有更强的杀伤作用。

光动力联合金属支架可以延长胆管畅通时间，减轻胆管梗阻所造成的一系列并发症；PDT 后改变肿瘤微环境，降低耐药蛋白活性，减少药物外排，联合化疗可以增强化疗药物的敏感度，进一步杀伤肿瘤细胞；PDT 后导致促进肿瘤生长的靶向分子暴露，联合靶向分子抑制剂，可以防止肿瘤复发；PDT 后能够进一步激活机体免疫系统，将"冷肿瘤"变为"热肿瘤"，提高肿瘤组织免疫细胞浸润，与免疫治疗联合应用不仅提高原位肿瘤杀伤效果，而且增强远处转移肿瘤的杀伤效果。PDT 作为不可切除肝外胆管癌的有效治疗手段之一，与多种治疗联合可减轻肿瘤负荷，减缓肿瘤进展，延长患者的生存期，提高患者的生存质量，将成为胆管恶性肿瘤治疗的重要辅助治疗。

二、适应证及禁忌证

1. 适应证　对于胆管梗阻患者经影像学或病理学诊断为胆管癌患者，一般来说若患者经入院检查后，无严重心肺功能障碍、凝血功能障碍、严重感染者经围术期管理后都可进行光动力治疗，因为光动力治疗的优点就是微创精准、低副作用安全、靶向性好等。

2. 禁忌证　绝对禁忌证为光敏剂过敏者；相对禁忌证为严重心肺功能及凝血功能障碍者。

三、围术期管理

1. 术前准备　术前全面检查患者身体基本情况，确保治疗安全顺利进行，如生化、血常规、心肺功能，同时复查是否存在凝血功能障碍，由于胆管梗阻患者会引起维生素 K_1 的吸收，多导致凝血功能障碍，为避免出血，适当补充维生素 K_1。治疗前改善营养状况，指导患者进食低脂、高热量、优质蛋白等易消化食物，并补充液体和电解质以维持水电解质及酸碱平衡。PDT 目前在国内还未普及，患者对该治疗方式认识模糊，可能给患者带来心里压力，产生紧张和恐惧心理，因此要做好患者内心护理，消除患者的顾虑。

给药前避光病房布置，包括门窗、灯光进行遮挡，并且告知患者家属及同病房人员以避免不了解情况的人员打开避光措施。嘱患者家属准备避光服、墨镜、手套等物品。治疗前做光敏剂皮试，用 0.1ml 血卟啉原液抽取 0.9ml 生理盐水配制为 1ml 含有 0.05mg 血卟啉，进行皮下注射，10min 后观察有无红肿、硬结等不良反应。若出现阳性反应，应禁用光敏剂停止光动力治疗，若反应阴性，则于术前 48h 按体重计算给药（2ml/kg）加入 250ml 生理盐水中静脉滴注。用药后告知患者严格遵守避光护理。

经十二指肠行 PDT 治疗患者应进行肠道术前肠道准备，防止术中误吸和影响治疗效果。嘱患者治疗前 8h 禁食水。

2. 术中注意事项　治疗前告诉患者体位注意事项，配合操作者。嘱患者治疗中鼻子吸气，嘴巴呼气，防治呛咳及误吸，中深度镇静或麻醉患者应密切关注患者生命体征，确保治疗过程顺利。术中对于不同位置或形状不规则部位，应采取分段不同部位照射，确保治疗效果。

3. 术后护理

（1）避光护理：治疗后严格进行避光护理，术后 1 周可开启微弱灯光且避免光线直接照射，4 周后可在清晨或傍晚外出活动，避免在强烈阳光下外出，2 个月后恢复正常生活。

（2）一般护理：术后密切观察患者血压、脉搏、心率、体温、尿量等生命体征变化，复查血常规、生化指标、凝血功能、感染指标等。术后患者可能因疼痛或不适无法进食，应补充营养及水电解质，次日可进流食或半流质饮食，禁食辛辣刺激、冷热和粗糙食物以避免消化道损伤。

四、光动力治疗在胆管肿瘤中的应用典型案例

患者张某，女，71 岁，因"确诊胆管癌 4 个月"入院。患者入院前 4 个月，无明显诱因出现右上腹痛，皮肤巩膜黄染。就诊于当地医院发现 CA19-9 升高，行腹部增强 CT 提示：肝左叶肝门区占位考虑，肝左叶肝内胆管扩张，考虑肝门部肿瘤。MRCP 显示：①结合临床 TACE 术后改变；肝门部突然截断并异常信号影，胆管细胞癌多考虑，侵犯右肝管，Bismuth-Corlette Ⅲ b 型，梗阻性肝内胆管扩张。②胆囊炎，胆总管下段小结石。③脾及左肾中部小囊肿（图 3-34）。

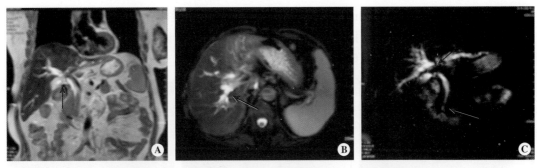

图 3-34　患者 MRCP 影像，箭头所指为肿瘤性狭窄部位

A. 肝内胆管迂回扩张，于肝总管汇合处突然截断，截断初见不规则形信号影；B. 右肝管侵犯 Bismuth-Corlette Ⅲ b 型；C. 水成像显示：肝门部胆管下信号截断，肝内胆管扩张，胆总管下端截断，胆总管下端小结石

经过 MDT 讨论后，患者在 ERCP 下进行双侧胆管金属支架置入（图 3-35）；经导丝插管进入胆管，注射 38% 造影剂见肝门部不显影，左右肝内胆管扩张，沿双导丝先后在左右肝管内置入金属胆管支架（波士顿金属 uncover 胆管支架 8cm×10cm 及南京微创金属胆管支架 8cm×10cm），透视见支架通过狭窄段分别到达左右肝管，支架释放后见胆汁排出良好。放置鼻胆管于右肝管内冲洗引流，退镜结束操作（如图 3-37 所示）。

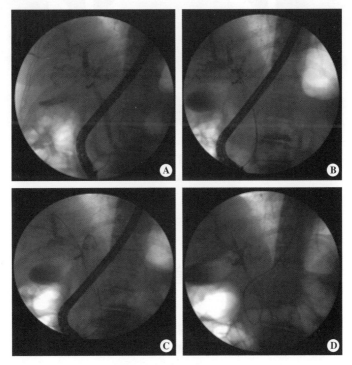

图 3-35　ERCP 术中图像

A. 造影后胆总管显影及肝内胆管显影，肝门部胆管及左右肝管充盈缺损；B. 经导丝插管进入胆管；C. 分别于左右肝管选择性置入导丝沿导丝先后在右肝管和左肝管内置入金属胆管支架；D. 留置鼻胆管引流

后期完善相关检查后行 PDT（如图 3-36 所示）。静脉滴柱光敏剂（血卟啉注射液，用药前将冻结药品置室温，避光下溶化，取原液在患者前臂做皮肤划痕试验，观察 15min

后，无红肿硬结，按体重一次 3mg/kg 加生理盐水 250ml 静脉滴注。48h 后进行光动力治疗）。病房要求：病房的窗户要求用遮光布，采用小功率灯光进行遮光照明，患者注射光敏剂后需穿防护服，戴墨镜、入住暗房并注意观察病情变化情况。

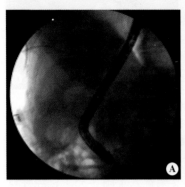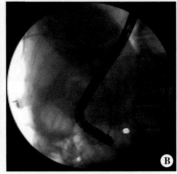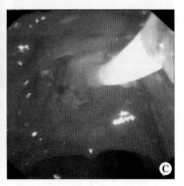

图 3-36　PDT 治疗

A. ERCP 透视下取出鼻胆管；B. 于内镜透视下胆管内置入 5cm 柱状光纤；C. 给予功率 600mW，时间 10min，总能量为 600J 进行光动力治疗，照射结束后推镜结束操作

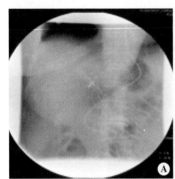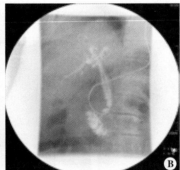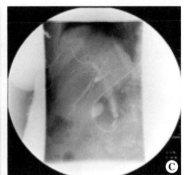

图 3-37　经金属支架联合光动力治疗后鼻胆管造影

A. 右上腹见管状影，胆管支架置在位；B. 经鼻胆管注入造影剂见肝内胆管扩张；C. 左右支架通畅，在位，引流良好

（陈　昊）

第八节　胃肠道改道术后的 ERCP 诊疗

内镜诊治过程中胃、十二指肠解剖结构改变的病例逐渐增多，此类 ERCP 技术难度较高。Billroth Ⅱ式胃切除术和胰十二指肠切除术后，应用十二指肠镜完成 ERCP 难度较大，替代方法包括应用标准推进式小肠镜、小儿结肠镜、常规结肠镜进行 ERCP，但插镜至乳头或吻合口仍然会有困难。小肠镜下 ERCP 的主要限制在于技术难度大，学习曲线较长、缺少足够长度的设备或附件和耗费大量时间。

一、适应证与禁忌证

1. 胃肠改道术后 ERCP 的适应证同常规 ERCP。
2. 胆／胰肠吻合口狭窄、胆肠吻合术后肝内胆管结石、胆／胰肠吻合口异物残留。
3. 禁忌证同常规 ERCP。

二、术 前 准 备

1. 胃肠道改道术后 ERCP，操作时间长、难度高、风险大，所以建议常规在气管插管全身麻醉下进行操作。

2. 对患者既往消化道手术全面了解，特别是手术记录，将既往消化道重建类型进行术前描绘，画出消化道重建图谱，确定进镜路线。

3. 多学科合作团队准备，胃肠道改道术后的 ERCP 操作应该在多学科诊疗模式下进行，包括麻醉科、普外科、消化内镜等多个学科参与，并在术前进行常规多学科讨论。

4. 选择合适的内镜和附件。

三、操 作 方 法

因既往胃肠道重建存在诸多的不确定性，胃肠改道术后 ERCP 的操作方法难以像常规 ERCP 一样进行规范、统一的流程化操作。消化道术后 ERCP 如何进行分类与规范化处理，目前还没有形成相关的共识，笔者结合消化道术后 ERCP 分类方法，处理不同类型消化道术后 ERCP 的处理策略。

（一）胃切除术后 ERCP

需要进行单管插管，在治疗方面一般需要进行胆总管取石或者支架置入，使用十二指肠侧视镜进行操作，采用球囊造影引导法提高进镜成功率，进镜成功后十二指肠侧视镜在胆管插管和后续治疗上相当于其他类型的内镜更加有优势。当然，该方法在 Billroth Ⅰ吻合、Billroth Ⅱ吻合（含 Braun 吻合）和全胃 Roux-en-Y 吻合的成功率是有差别的，分别为 100%、86.7%（含 Braun 吻合为 84.0%）和 62.5%，常规十二指肠镜在全胃切除术后进镜成功率是相当偏低的，但是一旦进镜成功基本都可以完成相应的治疗。因此，在胃切除术后 ERCP 操作时，选用常规十二指肠镜应更加注重提高进镜的成功率，包括球囊造影引导法在内都值得尝试和推广。

选用包括小肠镜在内的直视镜，进镜成功率高，但是使用直视镜进行常规的胆管插管还是具有相当的难度，所以如果选用直视镜操作应想方设法提高胆管插管和治疗的成功率。

（二）胆胰术后 ERCP

选择单气囊小肠镜辅助进行相应的 ERCP 操作，一方面单气囊小肠镜相对于其他内镜更细、更灵活、有外套管辅助进镜成功率更高；另一方面肝内胆管结石往往需要内镜进入肝内胆管，在直视下进行相关的操作，这类似于常规外科手术胆道镜的作用，因此大操作通道的内镜往往镜身更粗，无法进入肝内胆管，反而不适合肝内胆管的取石。目前单气囊小肠镜辅助 ERCP 的相应配套器械也在积极的研发和推广中，有报道称用单气囊小肠镜辅助进行胆胰术后 ERCP 的诊治的成功率在 90% 以上，效果满意。

（三）胃肠改道术后 ERCP

根据既往胃肠改道手术的手术记录，由外科医师描绘胃肠道重建图谱并确定进镜路径。胃肠改道术后 ERCP 一般采用气管插管全身麻醉下进行，运用常规十二指肠侧视镜进行操作时，患者一般取 ERCP 标准俯卧位，更有利于后续内镜下诊治。如果采用胃镜、结肠镜或者小肠镜操作，患者一般取仰卧位。在术前确定的进镜路径指导下完成进镜，在进镜过程中不仅在内镜图像指引下寻腔进镜，更要结合利用动态的 X 线图像进镜。

胃肠道术后改道的患者，为了避免盲目寻找肠腔，造成进镜困难，应用球囊造影引导进镜法，通过内镜伸出取石球囊及导丝，向肠道内注射造影剂，通过 X 线图像可辨明肠腔情况，如肠道走行、有否成角、肠腔有否狭窄、狭窄长度如何，并通过取石球囊进行肠腔内探查引路降低进镜难度，减少肠腔穿孔的可能性。

四、术 后 处 理

1. 患者术后处理同常规 ERCP。

2. 经十二指肠大乳头进行操作的胃肠改道术后 ERCP 患者及胰肠吻合口插管的患者，术后需要常规检测血、尿淀粉酶；对经胆肠吻合口进行胆管插管的患者，术后无须常规检测血、尿淀粉酶。

五、并 发 症

1. 胃肠改道术后 ERCP 并发症主要包括消化道穿孔、出血和 ERCP 术后胰腺炎。

2. 胃肠改道术后 ERCP 并发症相对于常规 ERCP，消化道穿孔的发生率相对较高；消化道重建类型不同，术中发生穿孔的位置也有所不同；以 Billroth Ⅱ 重建为例，进镜时发生屈氏韧带附近穿孔较为常见。

六、注 意 事 项

1. 胃肠改道术后 ERCP 应该常规在多学科诊疗模式下进行，包括麻醉科、普外科、消化内镜等多个学科参与，并在术前进行常规多学科讨论。

2. 胃肠改道术后 ERCP 风险高，易发生消化道穿孔，应由经验丰富的 ERCP 医师完成，在进镜和治疗过程中要小心谨慎，并运用合适的方法和策略，以保障手术的安全性和成功率。

七、经验与总结

要充分利用动态 X 线透视图像进镜，而不是单一的内镜图像，特别是运用常规的十二指肠侧视镜在单一的内镜图像下进镜，往往难度更大。通过内镜伸入取石球囊及导丝，在导丝及造影剂的引导下，取石球囊可达更远的空肠，如没有球囊和导丝的引导，直接推镜进入中间的肠腔，往往因为侧视镜的视野盲区，内镜误滑入其他肠腔，造成误判。而在球囊和导丝引导下，如果内镜滑入其他肠腔后，球囊会发生反折，在内镜及 X 线图像下能及时发现。

另外，手术经常因腹腔内粘连造成小肠成角固定，通过取石球囊造影的显示肠腔情况，内镜通过肠管成角处，内镜图像是看不清肠腔的方向，而利用动态的 X 线图像，打开球囊进行锚定、钩拉，并在球囊和导丝的引导下推镜，往往能安全顺利地通过成角处。内镜是否达到相应插管位置，除了在内镜下对十二指肠大乳头、胆肠吻合口等标志性结构进行识别外，还需要结合 X 线下图像，对插管位置进行大概的判定和识别，然后再在大致的位置寻找十二指肠大乳头、胆肠吻合口等标志性插管结构，会更加可行。在胆管插管时，要注意消化道重建后内镜下插管的方向和轴向和常规胆管插管的区别。在治疗的策略上，胃肠道改道术后更加复杂，特别是难以在一次 ERCP 解决治疗问题时，对需要多次 ERCP 干预病例的整体诊治策略以及每次治疗需要达到的目的都要有精确的把握，以便在更少的干预次数下尽可能完美地完成内镜下的治疗。

八、临床典型病例分析

Billroth Ⅱ合并 Braun 吻合术后 ERCP，术前诊断：胆总管结石。

术前多学科诊疗模式进行病例讨论，该患者既往行 Billroth Ⅱ合并 Braun 吻合术，手术记录提示胃肠吻合口处为输入袢对胃小弯侧，由外科医师画出消化道重建图谱，确定进镜路线（图 3-38）。Billroth Ⅱ合并 Braun 吻合与一般的 Billroth Ⅱ重建，可以是输入袢对大弯侧，也可以对小弯侧。当十二指肠镜进镜至胃肠吻合口，从内镜的图像上来看，两个肠腔总是有上下之分，因为外科医师吻合时是以小肠的长轴对应胃大、小弯的轴线，上方的肠腔在小弯侧，下方的肠腔则靠近大弯侧（图 3-39）。当十二指肠镜经其中一肠腔继续进镜至 Braun 吻合口处时，在内镜图像上可见 3 个肠腔开口，一个通向胃腔，另一个是进入输出袢的远端，而第三个则是真正通向十二指肠残端的输入袢。在 Braun 吻合口处 3 个肠腔的辨识更难，因为十二指肠镜稍微改变一下角度，内镜图像中的排列就会发生改变，试着一个一个肠腔的进入寻找，

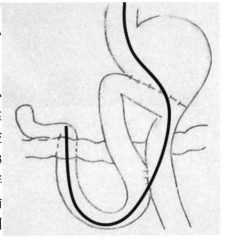

图 3-38　Billroth Ⅱ合并 Braun 吻合术后 ERCP 最佳进镜路径

往往会因为内镜的角度改变而可能造成反复进入同一个肠腔，而未被察觉，导致进镜失败。发现进镜至 Braun 吻合口处时，无论内镜角度如何改变，在 3 个肠腔中位于中间的那个肠腔是固定唯一的，且中间的肠腔不是通向输出袢的远端，就是通向十二指肠残端。这就是我们所谓的"中间法则"，即在 Braun 吻合口处内镜图像上存在 3 个不同的肠腔，无论内镜如何旋转改变角度，位于图像中间的肠腔是固定唯一的。内镜无论顺时针还是逆时针转动，位于图像中间的肠腔是始终是固定的。如果内镜在某一个角度时，中间的肠腔难以辨别时，可以通过转动内镜角度直至中间肠腔可以清楚识别为止。在胃肠吻合口处，如果从输出袢进镜至 Braun 吻合口，内镜图像的中间肠腔通向十二指肠乳头。Billroth Ⅱ合并 Braun 吻合术后的 ERCP 最佳路径是在胃肠吻合口处从输出袢进镜至 Braun 吻合口处，再从中间肠腔进入直至十二指肠乳头。Billroth Ⅱ合并 Braun 吻合的 ERCP 进镜路径是有别于一般的 Billroth Ⅱ重建，在胃肠吻合口处应经输出袢进镜，到 Braun 吻合口处再利用中间法则即可进入十二指肠残端，是推荐的最佳进镜路径。

　　患者气管插管全身麻醉，麻醉后取常规 ERCP 俯卧位，十二指肠镜经口进入残胃并找到胃空肠吻合口（图 3-39），经输出袢肠腔进镜至 Braun 吻合口处，在内镜图像上可见 3 个不同方向的肠腔，选择位于中间的肠腔（图 3-40），通过内镜通道伸出快速交换取石球囊及导丝，在导丝及造影的引导下，取石球囊可达更远的肠管，直至造影下能明确是否是十二指肠。十二指肠镜沿着球囊指引的方向在输入袢进镜，进镜时既要看内镜图像也要结合 X 线检查，找到十二指肠乳头，进行插管造影并完成相应的治疗（图 3-41，图 3-42）。

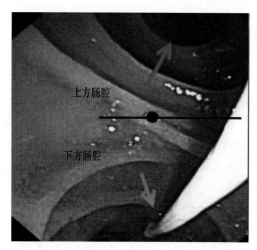

图 3-39　胃空肠吻合口处进镜肠腔的选择

如果输入袢对胃大弯吻合，患者俯卧位时十二指肠镜沿胃大弯进镜至胃肠吻合口处，则位于内镜图像下方的肠腔就是输入袢，上方肠腔为输出袢；如果输入袢对胃小弯吻合，那么位于内镜图像上方的肠腔就是输入袢，下方肠腔为输出袢

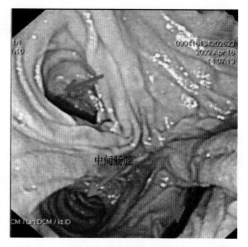

图 3-40　Braun 吻合口处进镜肠腔的选择

通过输出袢进镜至在 Braun 吻合口处时，无论内镜角度如何改变，在 3 个肠腔中位于中间的那个肠腔是固定唯一的，且中间的肠腔通向十二指肠残端

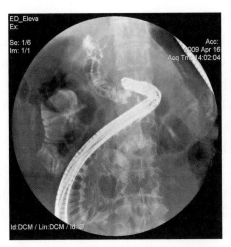

图 3-41　通过球囊造影明确十二指肠并引导进镜，内镜通过屈氏韧带处

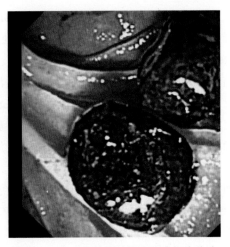

图 3-42　通过取石网篮取石完成相应治疗

（王雪峰）

第九节　胆道损伤的 ERCP 诊疗

一、医源性胆漏 ERCP 诊治

胆漏是肝胆外科手术常见的并发症，大部分临床上发现的胆漏预示着胆道损伤的存在。

根据手术类型不同，胆漏可分为胆囊切除术后胆漏、肝包虫术后胆漏、肝切除术后胆漏、肝移植术后胆漏、T 管拔除术后胆漏、胆肠吻合术后胆漏、外伤后胆漏等。胆漏的发生原因有许多，往往根据原因不同，采用不同的处理对策。胆漏的处理随着外科技术的发展也有着相应的变化。随着微创技术的发展，ERCP 成为处理胆漏一线治疗方案。

（一）腹腔镜胆囊切除术后胆漏

1. 适应证和禁忌证　若胆道连续性存在，胆总管未完全横断，插管成功则可进行 ERCP，否则需手术修复。患者存在严重的心肺等器官功能障碍、重度食管静脉曲张、严重出血倾向等不适宜行 ERCP。

2. ERCP 治疗选择　胆漏在腹腔镜胆囊切除术后较常见。胆漏的处理方式取决于胆道损伤的性质和程度。内镜处理胆漏具有诊断快、准确、创伤小、愈合时间短等优点，尤其适用于胆囊管漏和胆囊床漏的患者。ERCP 对于轻型胆漏，疗效满意，避免了因急诊手术带来的较高手术死亡率和术后并发症发生率。

3. ERCP 诊治操作　插管成功后首先行胆管造影，了解 BDI 的类型和程度，从而决定治疗方案。如造影发现造影剂外溢说明存在胆漏，ERCP 可确诊胆漏的位置、大小、类型（Strasberg 分型）及下段有无结石。BDI 胆漏的处理原则是早期发现、有效引流胆汁、降低胆道压力、促进漏口愈合。内镜处理方式包括内镜下括约肌切开术（endoscopic sphincterotomy，EST）、经内镜鼻胆引流术、内镜下胆道支架置入（endoscopic stent，ES）等。结合笔者所在中心多年的诊疗经验，提出以下治疗方案。

（1）对胆囊管残端漏（A 型）：施行 EST+ENBD，对合并有胆管下段结石应行 EST 后取出结石，对营养状况差的患者同时留置鼻肠营养管。

（2）对主胆管漏患者（D 型）：主张采用 EST+ERBD+ 鼻肠营养管置入治疗，EST、ERBD 可解除胆管下段狭窄，降低胆道压力，支架的支撑作用还防止了二次胆管狭窄的发生，而营养管在改善患者营养的同时减少了胆汁分泌量。对于 D 型 BDI，还建议 B 超或 CT 引导下腹腔穿刺引流，控制感染。ERCP 明确部位，如漏出量少则下端行 EST 并留置鼻胆管引流，如漏出量大则在下端行 EST 并留置多枚胆道塑料支架支撑引流。

（3）对 C 型 BDI，给予控制感染、腹腔多点穿刺引流，行 ERCP 明确病因，若胆道连续性存在则行 EST+ERBD（多枚）/ENBD。C 型患者由于副右肝管横断损伤，腹腔引流后 ERCP 治疗放置支架无法对横断以上的胆道进行引流，故仅有 33.3% 的患者 ERCP 治疗有效；效果不佳的患者可能需要外科手术治疗。

（4）如合并有胆管狭窄，则采用胆管柱状球囊或探条扩张，扩张后置入适宜直径的支架，支架上口超过狭窄上端 2cm。

（5）ERCP 治疗后若胆漏持续存在，再次行 ERCP 无效，或对于损伤严重、胆管横断患者建议手术探查并修复。

4. 术后处理及随访

（1）术后应用广谱抗生素 3～7d，胆漏型（Strasberg 分型 A、C、D 型）须腹腔穿刺引流，同时给予保肝、减轻黄疸、营养、抑制消化液分泌等治疗措施。观察患者有无发热、腹痛、黄疸加重等情况。

（2）术后 6h、24h、48h 检查血淀粉酶水平，如果淀粉酶升高合并腹部症状体征，给予禁食、抑酸药及抑制胰腺分泌药物，并定期复查血淀粉酶直至正常为止。

（3）术后 1 周、4 周、8 周复查患者主观症状、体征、肝功能改善情况。

（4）术后每 3 个月、每 6 个月复查肝脏生物化学指标和行腹部 B 超检查，持续随访 1 年直至支架完全拔除确认无胆漏及狭窄。Strasberg 分型 E 型狭窄较重未能放置 2 个以上支架患者，术后 6 个月需再次来院复查，更换支架。

（5）首次放置可回收胆道覆膜金属支架患者术后 6 个月复查，如狭窄解除，拔除胆道覆膜金属支架；放置≥2 枚胆道塑料支架患者术后 6 个月左右来院复查，如狭窄解除，则拔除支架，如仍存在狭窄则更换胆道塑料支架或放置可回收胆道覆膜金属支架。

5. 胆漏闭合的标准　胆管造影显示无造影剂溢出，动态复查腹部 B 超显示 48 h 内无腹水形成，或腹腔引流管无胆汁样液体流出。支架支撑治疗结束支架取出的指征：胆管造影显示胆管内无狭窄或狭窄段基本消失，肝内胆管不扩张。

6. 临床典型病例分析　患者女，54 岁，胆囊切除术后 5d 发现大量腹水，腹腔穿刺发现胆汁漏，ERCP 术中证实为胆囊管残端漏，ERCP 术中放置 2 枚胆道塑料支架，鼻肠营养管，B 超引导下腹腔置管引流（图 3-43）。

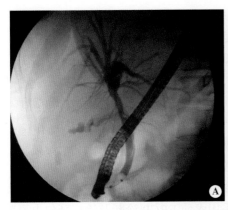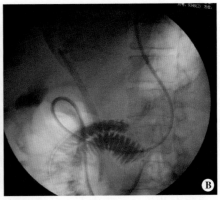

图 3-43　LC 后胆囊管残端漏经 ERCP 治疗

A. LC 术后胆囊管残端漏；B. 经 ERCP 置入支架及鼻肠管

（二）肝包虫术后胆漏

肝包虫病是我国西部地区常见的人畜共患性寄生虫病，外科手术是其有效的治疗方法，包括姑息性手术（内囊摘除术，保留部分或全部外囊）和根治性手术（完整外囊摘除术），但无论哪种式样，其术后均存在一定的胆漏，其发生率高达 5% ～ 63%。肝包虫术后残余囊腔胆漏给患者带来很大的影响，有时需要长期带管，引起囊腔感染，引发急性胆管炎，使患者多次返院治疗，带来较重的经济和生活负担。而内镜技术的发展为其诊治带来较大的优势。

1. 胆漏的原因　肝包虫病胆汁漏是因为囊性肝包虫在膨胀性生长过程中，长期挤压周围肝内胆管，造成肝内胆管解剖位置、结构发生改变，胆管挤压变性坏死，包绕贴附于外囊部分，胆管破入囊内形成了胆漏，又称为包囊胆管内瘘（cyst biliary fistula，CBF）。可分为显性 CBF 和阴性 CBF。若术中没有合理地处理胆漏或者没有发现胆漏开口，术中遗漏的胆漏口可因胆道压力的增加破开缝合口或因囊腔感染致使各个漏口未能如期愈合则术后并发胆汁漏，这种类型胆漏与医源性胆管损伤导致的胆漏不同。

2. 包囊胆管内漏的分型

（1）CBF 可分为中央型和外周型：①中央型，主要胆管的侧壁与包囊相通，从包囊内壁可见近、远端两个胆管开口。②外周型，肝组织直接分泌胆汁到包囊内，这些胆汁不能按正常途径排至胆总管中。

（2）按照 Sandha 等胆漏与肝内胆管显影之间分为 2 型：①低位型，即造影剂充满全部肝内胆管分支时出现胆汁外溢；②高位型，即当造影剂尚未充盈肝内胆管便出现胆汁外溢。

（3）根据漏的时间分类：①持续性胆漏，即高流量胆漏超过 10d；②短暂性胆漏，即低流量胆漏不超过 10d，不经过内镜处理就可自愈。

3. 包囊胆管内漏的诊断

（1）术前诊断：术前肝包虫病患者，临床出现发热、寒战、全身黄染等急性胆管炎表现，B 超 /CT/MRCP 等影像学提示肝内外胆管扩张，肝内囊性占位、包囊壁钙化，碱性磷酸酶显著升高，包虫试验阳性，首先考虑肝包虫囊肿破入胆道的可能性大。一些中心推荐使用 ERCP 诊断肝包虫囊肿与胆道之间是否相通，但其假阴性率较高（17%～20%），可能导致 ERCP 的相关并发症，故临床常用 CT 或磁共振成像明确诊断。

（2）术中诊断：在保守性肝包虫手术中，打开内囊观察囊液内有无胆汁；切除大部分囊壁，在残留内囊用高渗盐纱布擦去表面覆盖的角质层后，内囊壁上检查有无漏口，可采取以下方法：①经胆囊管或切开的胆总管前壁注入亚甲蓝观察有无渗漏；②阻断胆总管下端，挤压胆囊，造成肝内胆道高压，观察纱布有无黄染。

（3）术后诊断：术后包囊内引流管或腹腔引流管有胆汁流出，50～500ml/d；经胆道 T 管造影可见造影剂在残留囊腔内集聚即可诊断。

4. 适应证和禁忌证　临床上 4 种情况可采用术前 ERCP 诊断及治疗肝包虫囊腔 - 胆道相通引起的并发症：①急性胆管炎及胆道梗阻；②肝包虫囊腔 - 胆道交通形成，术前行 EST 用以降低术后胆瘘发生率及缩短住院时间；③清除胆道内的包虫残存体，为择期手术创造条件；④肝包虫囊腔破入胆道，清除胆道内的内容物，解除胆道梗阻。

术后近期并发症（持续性胆瘘及梗阻性黄疸）及远期并发症（胆道狭窄 / 硬化性胆管炎 /Oddi 括约肌狭窄）是治疗性 ERCP 的绝对适应证。胆漏引流量较大且持续胆漏的病例仍需 ERCP 处理。

5. ERPC 治疗选择　目前应用内镜下治疗肝包虫术后合并胆瘘被越来越多的专家学者认为是首选的方法。ERCP 可明确诊断胆漏的部位及程度。

（1）术前 ERCP：ERCP 更多时候是作为治疗而实施。术前 ERCP 常应用于胆道引流，解除胆道梗阻性黄疸并有效控制感染具有重要意义。感染重、血流动力学不稳定或因年龄、自身疾病无法耐受手术的患者，通过 EST 后清除胆总管内的包虫囊肿的内囊亦或子囊后反复清理胆道，可有效解除胆道梗阻及胆管炎表现，同时可选择胆道支架引流或鼻胆管引流进行胆道减压，评估术后可能会发生胆漏的病例，可预先提供手术前的指导作用。有研究发现术前行 ERCP 可降低术后胆漏的风险。

（2）术后 ERCP：术后 10 d 后引流量大，持续性胆瘘或术后不足 10d 早期出现胆瘘量逐渐增加，需行 ERCP 防止感染及转归成慢性胆瘘。ERCP 治疗胆瘘包括行 EST、ENBD、ERBD，将胆汁引流至十二指肠，减轻胆道系统压力，从而减少胆汁向包虫囊腔外漏，其成功率高达 90%。ERCP 术中是否行 EST、选择何种引流视患者全身情况、胆道情况及乳头局部条件而定，为使胆汁能以正常途径排入肠道，可行 EST 后降低十二指肠乳头处给予胆道的压力，从而使胆瘘口的胆汁漏量减少，减轻瘘口局部的压力，增加胆汁的正常排泄。

6. 总结与分析　术后 1 周内胆瘘量较大且无明显减少的病例，可早期行 ERCP。考虑到囊腔内微小子囊在造影时难以发现，建议常规行 EST，并行球囊或网篮清理胆道。ERCP 取净胆道内包虫内囊及子囊后，必须使用生理盐水冲洗胆道，防止微小子囊残留于胆道。如果胆瘘合并胆道狭窄，行 EST 后应可采用球囊扩张狭窄段后置入胆道支架，一般放置 6～12 周。若合并化脓性胆管炎，可放置鼻胆管，便于冲洗引流。当胆道内未取净或者合并急性化脓性胆管炎时，ENBD 应作为首选临时引流方式，若鼻胆管堵塞，可体外冲洗保持通畅。

7. 术后管理及随访

（1）术后保证包囊腔内引流管通畅，记录每日引流量及颜色。

（2）术后保证 T 管引流管通畅，拔管前予以造影。

（3）术后冲洗鼻胆管，直接观察每日引流量及颜色。

（4）姑息性摘除术后口服抗包虫药阿苯达唑 3 ～ 6 个月。

8. 胆漏的愈合标准　3 个月后复查 ERCP，腹腔胆汁引流液和临床症状基本消失，经鼻胆管造影或 T 管造影未见造影剂漏出者为治愈，可拔除胆道支架。

9. 临床典型病例分析　患者女，59 岁，2 年前于当地医院行肝包虫手术，因"间断性右上腹疼痛 2 个月余"入院，诊断肝包虫复发（位于肝右后叶，直径 15cm），再次行手术治疗，施行肝包虫内囊摘除术，术后 3 个月患者出现胆漏，诊断包囊胆管内漏，行ERCP 治疗，胆漏治愈。具体操作如下（图 3-44）。

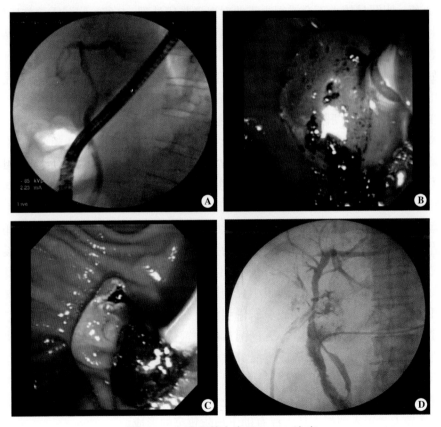

图 3-44　包囊胆管内瘘经 ERCP 治疗

A. 造影见胆管下段可见一结石负影，直径约 8mm；B. 行 EST；C. 球囊拖出结石；D. 鼻胆管造影见包囊内胆汁漏出且与胆道相通

（三）肝叶切除术后胆漏

1. 肝切除术后胆漏的原因

（1）单纯肝切除的患者，胆漏主要来自于肝断面细小胆管结扎线或焦痂的脱落，或

主要胆管的术中损伤。

（2）伴有肝肠吻合的肝切除术，其术后胆漏主要来自于吻合口，其发生率更高。其次是创面。

（3）肝切除术时的胆管损伤主要发生在肝门部周围的手术。例如肝方叶肿瘤切除，因为其与胆管的关系最为密切。

（4）广泛的肝切除术容易损伤胆管，如发生在扩大的左半肝或右半肝切除术。

（5）肝脏再次手术是出现胆漏的独立危险因素。

（6）ALPPS 手术。

（7）腹腔镜肝切除所致胆管损伤更为复杂，多与切割闭合器使用不当，肝实质离断平面偏移所致胆管损伤有关。

2. 肝切除术后胆漏的分级　国际肝脏外科研究组织关于肝切除术后胆漏的分级，分为 3 级：A 级，胆漏量较小不会或很少需要对患者临床处理。B 级，胆漏需要临床处理（包括诊断性或治疗性措施）可控制不需要再次手术，或者 A 级胆漏持续时间超过 1 周；C 级，胆漏需要再次手术。

3. 适应证和禁忌证　肝切除未做肝肠吻合，胆漏两端的胆管有连续性适于内镜治疗。对感染引起胆汁性腹膜炎和脓毒症的患者，介入治疗失败的患者需要手术治疗。

4. ERCP 治疗选择　肝切除而未行肝肠吻合的患者，对于术后胆漏，多数的学者偏向于非手术治疗。肝切除术后，出现胆漏应以微创处理为主，通过在 B 超或 CT 扫描引导下经皮穿刺引流及内镜置入支撑管，能有效治疗胆漏，由于 PTC 的使用受到一定限制，经 ERCP 放置支架成功率高（75%），其创伤小，有利于胆漏的愈合，尽管其成功率低于腹腔镜胆囊切除术后胆漏的内镜处理，但降低了再次手术治疗的病死率。

内镜治疗包括乳头括约肌切开、鼻胆管引流、支架支撑或乳头括约肌切开联合支架支撑等治疗。漏口的位置可能影响着内镜治疗的效果，可根据漏口的位置来决定内镜治疗的方式。肝切除术后 A 级或部分外周型胆漏经非手术治疗或介入穿刺引流后漏口可自闭。但大部分肝切除术后的胆漏属于中央型胆漏，需要内镜下支架支撑治疗。对中央型胆漏，可直接放置胆道塑料支架或鼻胆管引流 1～2 周，感染控制后放置胆道支架，支架的位置一定要越过漏口的位置。无论漏口的位置位于胆管系统的任何部位，可先行鼻胆管引流，较为简单和安全，可促进漏口愈合，同时便于观察漏口愈合的情况。在鼻胆管引流胆瘘闭合后，对以下几种情况建议置入塑料支架：胆漏伴胆管狭窄，胆瘘愈合处充盈不规则或有狭窄倾向，伴漏口愈合较慢或漏口较大的胆漏。以上几种情况发生胆管狭窄的概率较大，置入塑料支架支撑有助于预防狭窄的形成。

85% 的外周型胆漏经内镜治疗后闭合，72% 的中央型胆漏经内镜治疗可闭合。尽管只有 59% 来自于胆总管的胆漏经内镜治疗可以治愈，但同时 88% 的外周型胆漏，通过主胆管放置胆道塑料支架支撑后可成功治愈。内镜治疗胆漏的时间还不明确，文献报道关于内镜治疗的时间一般较晚。在一些研究中，肝切除术后内镜治疗的时间是 6～16d，建议更早的内镜治疗有利于胆漏的愈合，减少狭窄的发生。

肝切除术后胆漏可发生于各种类型的肝切除术后，对于复杂肝切除、围肝门部胆管肝切除等手术，涉及胆管较为密切，术中可预防性放置 T 管，减少胆道压力，减少术后胆漏的发生率；内镜治疗体现出微创、高效等优势，对术后发生的胆漏可将内镜治疗作为一线治疗方案。

5.胆漏治愈标准　ERCP 造影：使用球囊堵住胆管下段，造影剂完全填充胆管树后，未见造影剂漏出胆管树，可诊断治愈。

6.术后随访及管理

（1）ERCP 术中抽取胆汁做细菌培养，术后加强抗感染治疗。

（2）内镜治疗同时保持腹腔淤积胆汁通畅引流，必要时 B 超或 CT 引导下重新穿刺并调整。

（3）当胆漏量减少后，术后 4～6 周再次行 ERCP 评估有无胆漏。

（4）术后加强抗炎、利胆等治疗。

（四）肝移植术后胆漏

1.肝移植术后胆漏的原因　吻合口漏主要原因是手术时破坏了胆管的血液供应，其他原因有缺血/再灌注损伤、T 管的应激、免疫排斥反应和肝动脉血栓等。非吻合口胆漏的主要原因是肝动脉血栓形成。早期胆漏（≤1 个月）多为吻合口胆漏，多与技术因素有关；而远期胆漏（>1 个月）多与 T 管拔除有关。

T 管周围胆漏的原因：OLT 术后营养不良、免疫抑制药尤其是糖皮质激素的大量使用、组织愈合能力差及 T 管窦道形成不良等，临床常需 OLT 术后至少 3 个月方可拔除 T 管。

2.肝移植术后胆漏的分型

（1）根据肝移植术后胆漏发生部位：①吻合口漏；②非吻合口胆漏；③迷走胆管漏；④拔除 T 管后胆漏；⑤胆总管十二指肠吻合口漏；⑥由于胆道缺血坏死所致的胆管吻合口漏或肝内胆汁瘤；⑦减体积或活体肝移植时肝断面胆漏。其中吻合口胆漏和 T 管拔除后胆漏占全部胆漏的 80% 以上。

（2）根据 OLT 术后发生可时间：近期胆漏（≤1 个月）和远期胆漏（>1 个月）。

（3）根据 OLT 后胆漏是否合并有其他胆道并发症：单纯型胆漏和复合型胆漏（胆漏合并胆管狭窄、胆漏合并胆道结石、胆漏合并胆道出血）。

3.适应证和禁忌证　吻合口漏口量小，不合并肝动脉血栓，供、受体胆管端端吻合可施行 ERCP。对供、受体胆管行胆肠吻合或有明显弥漫性腹膜炎或脓毒症的患者禁忌行 ERCP。

4.ERCP 治疗选择　肝移植术后胆道并发症通常需要多学科团队共同处理，包括移植外科、移植内科、内镜外科、介入放射科、病理科等。内镜治疗成为胆管端、端吻合后胆漏的一线治疗方案。主要是解除胆漏远端胆道的梗阻、引流近端胆道中的胆汁，降低胆道压力，促进漏口愈合。

内镜处理的技术包括 EST、ENBD、ERBD、PTBD 等，各种内镜治疗手段对胆漏的总治疗有效率 79%～85%。联合应用这些技术可起到较高的成功率。由于胆漏是形成胆道吻合口狭窄的独立危险因素，可能与胆漏引起的局部感染诱发胆管周围纤维化改变有关。胆漏合并胆管狭窄的处理更难，技术成功率只有 50%。对这种类型胆漏，放置支架可提高治疗的成功率。①内镜治疗应包括 EST，球囊扩张狭窄段后放置胆道塑料支架，放置支架时间 2～3 个月，延长支架放置时间更有益漏口愈合。②对肝移植术后胆道狭窄行球囊扩张要谨慎施行，防止撕裂胆道。③将 1 根或多根支架放置在狭窄段和漏口以上位置，也可多次行 ERCP 放置。多数吻合口胆漏经 2 次 ERCP 或 PTC 治疗后痊愈。④ 注重对合并症的处理，如胆泥 / 胆道柱型 / 胆管结石。

5. 总结与分析　近年来，内镜技术迅速发展，目前一种新型可回收全覆膜自膨式金属支架用于 17 例肝移植术后胆漏的治疗，其在减少并发症、降低胆漏治愈时间等方面取得令人满意的效果。笔者所在中心应用这种金属支架对肝移植术后胆漏合并胆管狭窄的患者进行治疗，显示出较好前景和应用价值，全覆膜自膨式金属支架置入治疗肝移植术后胆管吻合口狭窄是一种安全及有效的选择，支架置入时间可明显延长，可提高胆管吻合口狭窄的治愈率，降低其复发率低。

T 管拔除相关胆漏与吻合口胆漏相比，更适于内镜治疗。如果通过开放 T 管，减轻胆道压力，T 管相关胆漏通常可能自闭。如果持续胆漏，就需要进行内镜治疗，放置与 T 管平行的胆道塑料支架。

活体肝移植为供、受体胆肠吻合，ERCP 无法施行，近年报道双气囊小肠镜逆行胆管治疗，疗效近似 ERCP。内镜治疗无效时考虑行胆肠吻合再次重建胆管。ERCP 对继发于肝动脉栓塞等血供障碍造成的广泛胆管缺血坏死，导致的胆汁瘤和非吻合口胆漏效果不佳，胆管缺损难以自愈，经内镜治疗或再次胆管重建疗效甚微时，应及早考虑再次肝移植。

6. 术后随访及管理　OLT 患者行 ERCP 术后需加强抗感染治疗，使用三代以上头孢或碳青霉烯类抗生素；同时服用滔罗特等利胆药。3 个月以后复查 ERCP。

7. 胆漏疗效判断标准　腹腔胆汁引流液和临床症状基本消失，经 ENBD 胆管造影未见造影剂漏出者为治愈；腹腔胆汁引流液未减少或反增，临床症状未见消失或加重者视为无效。

8. 临床典型病例分析　患者男，42 岁，因"肝硬化失代偿期、乙型病毒性肝炎、门脉高压"，行"同种异体原位肝移植术"（未放置 T 管，胆管 - 胆管端端吻合），术程顺利。肝移植术后 10 个月余，患者全身黄染，MRCP 提示：肝门部不规则形异常信号并其内液平面，考虑包裹性积液（胆瘘并包裹）；先后 4 次行 ERCP，诊断肝门部胆管狭窄、胆漏，术后仍反复发热，CT 提示肝内多发脓肿形成，CTA 造影示左右肝动脉起始部及肝右动脉近段管腔局限性及移行性狭窄；门静脉系统广泛血栓形成致门静脉闭塞，最终肝衰竭（图 3-45）。

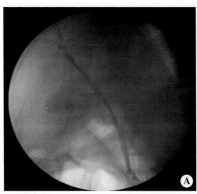
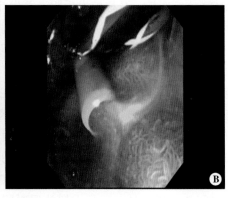

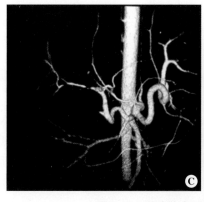
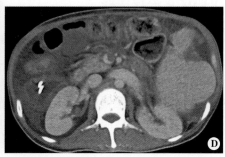

图 3-45　肝移植术后胆汁瘤形成 行 ERCP 治疗

A. 造影见造影剂于胆总管中上段外溢，顺导丝置入 8.5F、12cm 的胆道塑料支架及鼻胆引流管 1 根；B. 支架内托出大量胆泥及脓液，分别置入 8.5F、15cm 支架两枚及鼻胰管一枚；C、D.CTA 示左右肝动脉起始部及肝右动脉近段管腔局限性及移行性狭窄，门静脉主干及肠系膜上静脉、脾静脉广泛血栓形成致门静脉闭塞

二、外伤性胆漏 ERCP 诊治

（一）外伤后胆漏的原因

1. 腹腔内脏伤常合并胆道损伤，单纯性胆道损伤极罕见，多数合并有其他脏器损伤，患者的肝创面损伤较重，并且容易失血过多导致休克，患者处于应激状态，肝脏产生的胆汁会减少，并与血液混合，不易发现，因此诊断时易漏诊。

2. 对于较深的裂伤，往往只能做单纯缝合，遗漏对胆管的结扎。

3. 由于术中麻醉、肝门阻断等原因而使肝功能暂处于抑制状态，导致漏诊。

4. 初期处理不当形成的。

5. 术后创面感染、组织坏死，结扎线脱落，肝脓肿形成导致胆汁渗漏。

（二）外伤后胆漏的分型

按照胆管损伤的程度分类。

1. 胆管撕裂伤：①小的胆管撕裂伤，胆管破一小口，有胆汁漏出，可形成局限性腹膜炎或局限在右上腹肝下形成胆汁湖。②较大的胆管撕裂伤，胆管可损伤裂开 1/3 ～ 1/2，胆汁容易漏出，形成弥漫性腹膜炎。

2. 胆管完全断裂伤：常因腹部严重损伤、刀伤、火器伤等，造成胆管完全横断，这种损伤非常严重，不及时处理可引起中毒性休克危及患者生命。

3. 胆管损伤合并其他脏器损伤。

（三）适应证和禁忌证

单一性胆漏，胆漏量较少的外伤性胆漏可选择内镜治疗。合并有多脏器损伤，并发血管损伤属于内镜禁忌证。

（四）ERCP 治疗选择

对广泛的肝损伤应行胆总管引流或胆囊造口术，以减轻胆道压力并促进胆漏愈合。单一胆道损伤，可考虑内镜治疗。胆漏量较大者尽早行胆道造影或瘘管造影，了解胆漏部位。Sawaya 等比较了各种方法治疗外伤性胆道损伤的疗效及安全性。研究纳入 11 例患者，其中 3 例行内镜下支架置入、2 例行胆总管空肠吻合术，治疗的患者全部治愈。笔者所在中心对 1 例刀刺伤术后胆漏患者行 ERCP 放置全覆膜胆道金属支架，6 个月后拔除胆道金属支架，胆道未见明显狭窄。3 个月后反复出现发热、寒战，再次放置全覆膜胆道金属支架治愈。

（五）术后随访及管理

1. 胆漏处理以通畅引流为主，控制感染，并加强营养支持。

2. 引流量大的胆漏，应尽可能引流并设置胃管式鼻肠营养等。鼻肠营养管，回输胆汁，减少胆盐丢失，保持电解质平衡。

（六）胆漏疗效判断标准

术后引流管持续引流胆汁减少，无腹膜炎体征，CT 及 B 超检查无局部积液，3 个月后可夹管。ERCP 造影，造影剂充满胆管无外溢。

（七）临床典型病例分析

患者男，21 岁，因刀刺伤后胆管损伤，胆漏，行 ERCP，导丝难以进入肝内胆管，胆漏量大，遂行 PTCD，导丝顺利经胆道进入十二指肠，在 PTCD 管的引导下放置全覆膜胆道金属支架，胆漏治愈。6 个月后拔除胆道金属支架，胆道未见明显狭窄。3 个月后反复出现发热、寒战，再次放置全覆膜胆道金属支架（图 3-46）。

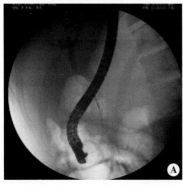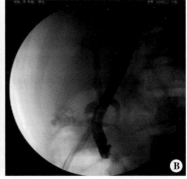

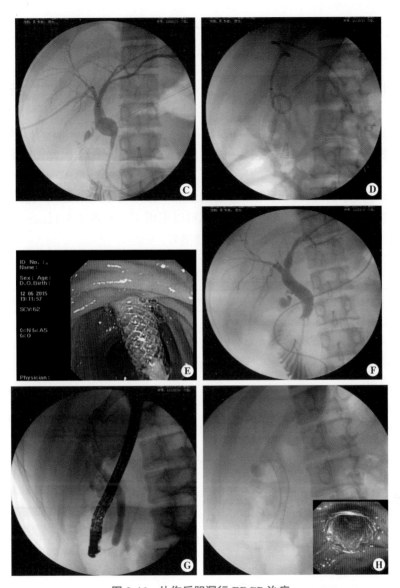

图 3-46　外伤后胆漏行 ERCP 治疗

A. 导丝难以进入肝内胆管；B. 造影示胆漏明显；C. 行 PTCD，导丝顺利经胆道进入十二指肠；D. 在 PTCD 管的引导下放置胆道金属覆膜支架；E. 6 个月后拔除胆道金属支架；F. 胆道未见明显狭窄；G. 柱状球囊扩张狭窄处；H. 再次放置胆道覆膜金属支架

（李　汛　张　辉　张奇煜）

第十节　特殊情况下的 ERCP 诊疗

一、儿童患者的 ERCP 诊疗

儿童胆胰管疾病发病率相对较低，ERCP 操作仍缺乏足够的经验。主要介绍包括婴儿

和儿童的诊断和治疗性 ERCP 的适应证，以及准备、技术、结果和并发症等。

（一）十二指肠镜及操作附件

目前最小的十二指肠镜是 Olympus 公司出品的 PJF160，该十二指肠镜的外径仅 7.5mm，钳道为 2.0mm。该设备是为了给新生儿以及体重小于 10kg 的婴儿进行 ERCP 而设计的，但是该内镜抬钳能力较弱，而且仅能通过 5Fr 的附件；同时 PJF160 的先端部是金属的，在使用电刀时可能发生热传导引起的十二指肠壁损伤，因此使用起来有一定的局限性。

我国大部分医疗机构在进行儿童患者的 ERCP 诊疗时采用的是成人的十二指肠镜，而笔者的经验是，体重大于 7.5kg 的婴幼儿都可以采用成人的外径为 11mm 的十二指肠镜。表 3-1 列出了市售的可用于儿童 ERCP 的内镜型号。

表 3-1　可用于儿童 ERCP 操作十二指肠镜

型号	先端外径（mm）	活检通道（mm）
富士（FUJINON）		
ED450XL5	12.5	3.2
ED450XT5	13.1	4.2
奥林巴斯（OLYMPUS）		
PJF160	7.5	2.0
JF260V	12.6	3.65
TJF260V	13.5	4.15

儿童 ERCP 成功的关键是有经验的操作者、经过特殊培训的配合护士及专门的儿科麻醉师之间的合作。儿童 ERCP 往往需要全身麻醉，且俯卧位容易引起气道的压迫（青少年患者除外），一些早产儿患者在生命的前几年容易有气道高敏感度，因此对麻醉师的要求也比较高。

（二）儿童 ERCP 的操作与并发症

1. ERCP 的操作　儿童 ERCP 的操作与成人 ERCP 无异，均采用俯卧位，进镜至十二指肠第二部分后将十二指肠镜顺时针旋转并回拉，形成"短镜拉直"状态。而在婴幼儿 ERCP 的操作过程中，形成"短镜拉直"姿势较为困难，因为婴幼儿患者胃和十二指肠的拉伸性更好，十二指肠较为游离，有时不得不采用"曲镜"的方式来操作。一般 7 岁以上小儿的胆总管直径为 2.1 ～ 4.9mm，而十二指肠乳头肌附近胆胰管汇合的解剖变异与成人一样也是存在各种各样的变化的。

2. 并发症　儿童 ERCP 的总体并发症＜ 5%，最常见的并发症仍是胰腺炎，一般 1 ～ 2d 可以治愈。选择性插管、乳头肌切开后放置鼻胰管或胰管支架，避免胰腺显影，均可以减少术后胰腺炎的发生。乳头肌切开后出血在儿童 ERCP 中较为罕见，一般都可以较好的控制住，黏膜下注射 1 ∶ 10 000 万的肾上腺素可以有效止血。十二指肠乳头肌切开后的穿孔几乎很少出现在儿童 ERCP 的报道之中。

（三）儿童胆道疾病 ERCP 的适应证

胆道疾病的适应证：诊断（临床怀疑）为胆道闭锁，胆总管囊肿，胆管炎，胆道寄生虫阻塞，良（恶）性胆道狭窄，原发性硬化性胆管炎，胆道术前或术后评估，胆道新生物，胆道外伤及手术并发症。可以进行的操作为十二指肠乳头肌切开，十二指肠乳头肌扩张，结石取出，狭窄扩张，放置胆道支架，鼻胆管引流。

1. 胆道闭锁（Biliary atresia，BA）　胆道闭锁发病率为 1/15 000～1/8000，是新生儿胆汁淤积最常见的原因，特点发生出生后 3 个月，部分或完全肝外胆道完全性纤维化梗阻，闭锁的范围和和位置是可以因人而异的。该病诊断困难，早期诊断对于 Kasai 手术（肝门空肠吻合术）的成功至关重要。

胆道闭锁的基本病理类型有 3 型（图 3-47），Ⅰ型为胆总管闭锁，Ⅱ型为肝管闭锁，Ⅲ型为肝门部闭锁，各型还可分为数个亚型。3 种类型在 ERCP 造影中的表现见下文（图 3-47），Ⅱ、Ⅲ型两种表现的胆道闭锁 ERCP 诊断可明确，而Ⅰ型胆道闭锁需要通过手术探查来明确诊断。

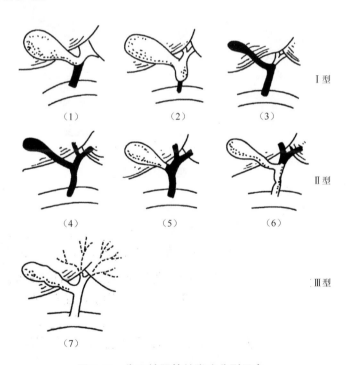

图 3-47　先天性胆管扩张症分型示意

可疑胆道闭锁婴儿的 ERCP 影像表现：Ⅰ型，30% 胆道树完全不可见，从十二指肠段开始缺失，胰腺显影正常；Ⅱ型，35% 远端胆管和胆囊缺失，十二指肠不可见胆汁，胰腺显影正常；Ⅲ型，Ⅲa 型胆总管和胆囊存在，肝门部可见胆汁湖存在，Ⅲb 型左右肝管和胆汁湖均可见。

2. 先天性胆管扩张症　先天性胆管扩张症（congenital biliary dilatation，CBD）是以胆总管囊状或梭状扩张，伴有或不伴有肝内胆管扩张为特点的胆道畸形，儿童多见，较为严重的并发症有胆管炎、囊肿穿孔、肝衰竭和恶性肿瘤。

常用的胆总管囊肿分型（Todani 分型）为五型（图 3-48）：Ⅰ型最为常见，占 80% ～ 90%，囊肿可有球状或梭状（图 3-49），还有少数为圆柱状。囊肿体积大小不一，小者如核桃，大者囊腔积液可达 2000ml 或更多。Ⅱ型胆总管憩室型，少见，占 2% ～ 3%。Ⅲ型胆总管末端囊性脱垂，罕见，约占 1.4%。Ⅳ型多发性扩张：胆管扩张症伴有肝内胆管扩张，在肝左、右叶形成球状或圆柱状的一个或多个小囊肿（图 3-50）。Ⅴ型单纯肝内胆管扩张，目前多数学者认为，Ⅴ型实际上是一类独立的病变，即 Caroli 病。

腹痛、黄疸和腹部肿块为本病的 3 个基本症状，但临床上受患儿年龄和表达能力等因素的影响往往只出现一个或两个症状。另外，间歇性出现的黄疸和反复发作的急性胰腺炎也提示有本病的可能。当考虑先天性胆管扩张症时，如果 B 超、MRCP 等无创检查无法确诊，可考虑进行诊断性 ERCP 来明确诊断。本病一经确诊，仍需要通过手术治疗进行根治。

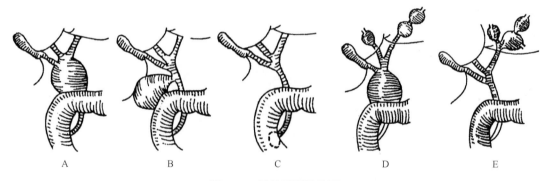

图 3-48　胆总管囊肿分型

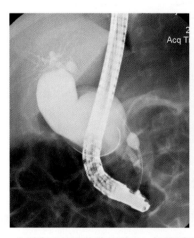
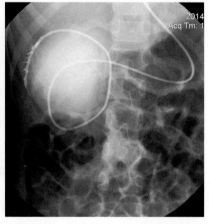

图 3-49　A. Ⅰ型先天性胆总管扩张症，梭型扩张，约 4cm×8cm；B. Ⅰ型先天性胆总管扩张症，约 6cm×8cm，造影剂无法充盈整个胆道，鼻胆管盘曲在胆总管中

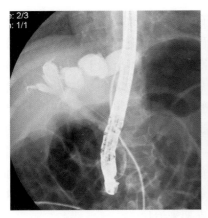
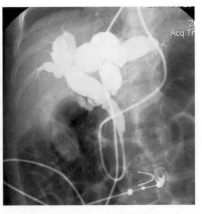

图 3-50　Ⅳ型胆总管扩张症，肝内胆管与胆总管节段性扩张，远端胆管细如发丝

胆总管结石、胆源性胰腺炎是本病常见的并发症，可以在根治性手术前通过 ERCP 先进行治疗。一般确诊胆总管扩张后，ERCP 的治疗以胆道引流，解除梗阻，降低肝功能，缓解胰腺炎为主，而取石根据手术情况可选择 ERCP 时进行或行根治性手术时同时清除胆总管结石。

3. 胆总管结石　胆总管结石在儿童期间非常罕见，但是近年来发生率也有所提高，据报道儿童的胆总管结石发生率为 0.15% ～ 0.22%。胆囊结石、镰刀状红细胞贫血症、胆道寄生虫、胆总管扩张症等疾病均可并发胆总管结石。

儿童患者由于有时表述困难，部分胆道寄生虫无法在发生当时被准确诊断，往往造成虫体死亡在胆管内形成结石，这时的结石往往是呈现坏死物质形态（图 3-51）。胆道横纹肌肉瘤在胆管内也可表现为结石的影像学形态（图 3-52），这时可通过 ERCP 取出组织后经病例进行确诊。

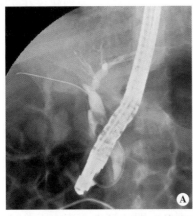
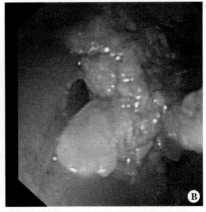

图 3-51　A. 胆道死蛔虫表现为胆总管结石的影像学表现；B. 从胆管取出的胆道死蛔虫

4. 原发性硬化性胆管炎　原发性硬化性胆管炎（primary sclerosing cholangitis，PSC）是一种慢性进行性肝脏疾病，通常与炎性肠病有关，尤其是溃疡性结肠炎，主要特征肝内胆管和肝外胆管的炎症或闭塞和纤维化。它是一种进行性病变，约有 50% 的患者会发

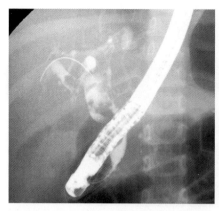

图 3-52　4 岁男童，梗阻性黄疸，胆总管扩张入院，ERCP 图像为胆总管结石表现，取出后为坏死组织样物质，送病理提示横纹肌肉瘤

展为肝硬化和肝衰竭，最终可能需要进行肝移植。原发性硬化性胆管炎发生胆管癌的风险较常人高。

诊断性 ERCP 可应用于 MRCP 无法确诊的胆汁淤积的患儿。可通过乳头肌切开或扩张后置入胆道支架来暂时解除肝外胆道梗阻。

5.胆道外伤（创伤与手术）　腹腔镜胆囊切除术、肝移植、胆道外伤、胆总管囊肿穿孔等引起的胆漏，可通过鼻胆管引流或乳头肌切开后放置胆道支架治疗。胆囊切除术后胆总管狭窄可通过 ERCP 放置胆道塑料支架来治疗。

闭合性腹部损伤一般不易造成胆漏，一旦出现其症状是隐匿且非特异性的。早诊断、早治疗可带来更好的效果。

（四）儿童胰腺疾病 ERCP

儿童因胰腺疾病行 ERCP 治疗的患者中，急性复发性胰腺炎和慢性胰腺炎是儿童 ERCP 最常见的病因，归纳起来适应证有：①诊断为目的，复发性胰腺炎，慢性胰腺炎，胰腺肿块。②治疗为目的，急性胆源性胰腺炎，十二指肠乳头狭窄，主胰管狭窄，胰腺分裂，胰管结石，胰腺假性囊肿，十二指肠重复畸形。

1.急性胰腺炎　一般情况下，急性胰腺炎的诊断和严重程度的分级是通过一些非侵入性操作，如 B 超、MRCP 等进行诊断，因此诊断性 ERCP 现在大部分有 MRCP 替代。

在急性胰腺炎的患者中，急性胆源性胰腺炎、患有胆道扩张症的患儿以及十二指肠主乳头梗阻（十二指肠隔膜等）的患儿有进行 ERCP 的指征，强烈建议在 72h 内对重症胆源性胰腺炎的患儿进行胆道括约肌切开减压，即使患儿不出现黄疸，操作仍是需要急诊进行。普通的急性胰腺炎一般不需要进行 ERCP 的操作。

2.复发性胰腺炎及慢性胰腺炎　对于梗阻性的复发性胰腺炎可以进行治疗性 ERCP 的操作，如取石、球囊扩张、胰管括约肌切开、胰管支架（图 3-53）等。另外，胰腺分裂症也是儿童复发性胰腺炎的常见病因，一般也可通过胰管支架来缓解症状。

3.胆胰合流异常　胆胰合流异常（anomalous pancreatobiliary junction，APJ）是指胆胰管在十二指肠乳头括约肌外的异常汇合，往往会引起胰酶与胆汁异常的混合，常与胆总管扩张症的发生有关，也会引起胆源性胰腺炎。1916 年，由日本的 Kazumi 首先报道，日本胆胰合流异常研究会将其分为三型：Ⅰ型（胆管型），即胆总管先汇流入主胰管，而后主胰管单独开口于十二指肠。Ⅱ型（胰管型），即胰管先汇流入胆总管，而后胆总管单独开口于十二指肠。Ⅲ型（复杂型），即胆总管先汇入主胰管或副胰管，而后主胰管及胆总管分别开口于十二指肠。

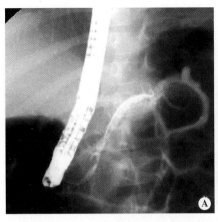
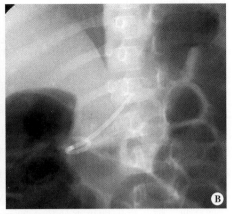

图 3-53　4 岁女童，2 年来反复发作胰腺炎

A. ERCP 见胰头部胰管狭窄体尾部胰；B. 置入胰管支架

目前认为胆胰合流异常是胆总管扩张症、胆管癌、胆管蛋白酶栓的主要病因（图 3-54）。临床症状为慢性腹痛、阻塞性黄疸和（或）复发性胰腺炎。若通过 ERCP 进行确诊，可以进行十二指肠乳头括约肌切开和（或）放置鼻胆管引流等措施来缓解症状，为最终的手术创造更好的条件。

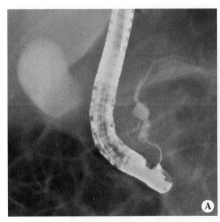
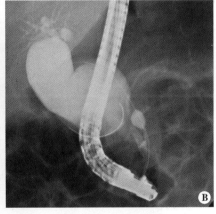

图 3-54　2 岁女童，因阻塞性黄疸，胆源性胰腺炎入院

A. ERCP 见胆胰合流异常；Ⅱ型；B. 诊断为胆总管扩张症（Ⅰ型）

4. 胰腺外伤和胰腺假性囊肿　胰腺假性囊肿大多可自行消退，但出现以下情况建议积极干预：创伤导致胰管断裂或部分断裂，急性胰腺炎后 6 周仍存在的巨大假性囊肿，囊肿伴有感染可能。

主要的干预方法：通过 ERCP 在胰管内放置导丝后交换猪尾支架进行引流，在 EUS 引导下从胃穿刺并放置引流管。报道显示 EUS 引导下囊肿引流的复发率为 15%，因此若假性囊肿持续存在，需要通过外科手术引流。

5. 总结　ERCP 应用于儿童患者无论是诊断还是治疗都是安全有效的。但由于儿科疾病谱的不同，一些胆胰管疾病无法通过 ERCP 进行治愈，但对于并发症的处理可以为最终的手术提供更好的条件。

二、妊娠期患者的 ERCP 诊疗

妊娠期患者的胆胰疾病发生往往由胆道梗阻引起，及早解除梗阻、通畅引流最为关键，若处理不当，孕妇病死率及胎儿流产、早产率高。ERCP 相比于传统手术，创伤更小、恢复更快、对妊娠状态干扰更小，成为妊娠期胆胰疾病理想的干预手段。

因妊娠期特殊性和暂时性，妊娠期胆胰疾病的治疗需要在产科、普外科、消化内科等多学科诊疗模式下进行，ERCP 操作以引流解除胆道梗阻为主要目的，待产后再针对病因进行处理。一般认为胎儿接受不超过 10cGy 放射剂量是安全性的，但因射线对胎儿影响存在不确定性，因此妊娠期患者的治疗性 ERCP 需要常规应在无 X 线透视情况下完成。在无透视情况下，妊娠中晚期患者需左侧卧位，行 ERCP 治疗相当困难，应由经验丰富的 ERCP 医师和手术配合团队操作，手术全程进行吸氧、心电监测、胎动监测以及产科的协助，并快速完成手术。

三、镜面人 ERCP 诊疗

内脏反位分为部分反位（图 3-55）及完全反位两种，因解剖结构的异常和操作习惯的影响，给 ERCP 技术带来较大的困难，并可能造成相关术后并发症的发生率增高。

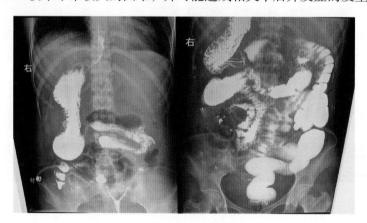

图 3-55　内脏部分反位

完全内脏反位 ERCP 操作多采用常规左俯卧位，内镜进入胃腔后沿胃壁向右下行至幽门，内镜向下、左旋、进镜至十二指肠球部，然后内镜向左轻旋、寻腔进境可达十二指肠降段，找到十二指肠乳头，向后旋小旋钮，拉直内镜，调整、固定乳头位置和轴向（图 3-56）。切开刀沿乳头 1 点位置插管，可顺利进入胆道，注入适量造影剂见胆道显影（图 3-57）。如需胰管显影，只需沿乳头 11 点位置插管可顺利进入胰管。由于采取患者常规的左俯卧位，术者、助手位置均是常规位置，手术操作顺利，无任何不便在 ERCP 操作中，只需将常规操作中左右动作向相反方向调整，即可顺利完成操作。

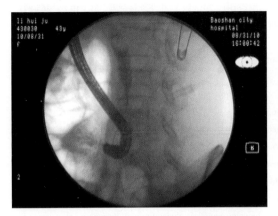

图 3-56　内脏部分反位患者十二指肠侧视镜找到
　　　　　乳头后拉直镜身

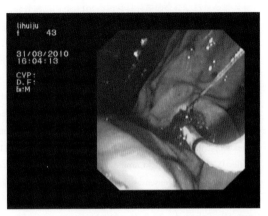

图 3-57　切开刀沿乳头 1 点位置进行胆管插管

（蔡开林　王雪峰）

参 考 文 献

董家鸿，2005.胆道并发症：肝移植的阿喀琉斯之踵.中华普通外科杂志，20（8）：465-466.

高道键，胡冰，潘亚敏，等，2013.内镜下多塑料支架置入治疗活体肝移植术后胆管狭窄.第二军医大学学报，34（3）：
　　247-251.

高志清，付由池，何勇，等，2012.胆道损伤与处理.北京：人民军医出版社.

国际肝胆胰学会中国分会，中华医学会外科学分会肝脏外科学组，Group H S，et al，2015.胆管癌诊断与治疗—外科专家共识.
　　临床肝胆病杂志，31（1）：12-16.

洪德飞，彭淑牖，2008.腹腔镜肝胆胰脾外科手术操作与技巧.北京：人民卫生出版社.

黄志强，黄晓强，2005.肝胆胰外科聚集.北京：人民军医出版社.

李文，董默，李彦茹，等，2016.ERCP 对肝移植术后胆漏的诊疗效果评价.天津医药，44（5）：518-521.

陆雷，王轩，仇毓东，2010.ERCP 干预移植肝胆道狭窄预后的影响因素.世界华人消化杂志，（26）：2822-2825.

马臻，陶鹏先，陈昊，等，2018.原发性硬化性胆管炎患者肝移植的研究进展.中华肝胆外科杂志，44（4）：279-282.

汤朝晖，靳龙洋，魏妙艳，等，2018.胆道良性疾病诊治中的若干争议及共识.中国实用外科杂志，38（2）：142-145.

吐尔洪江.卡哈尔，吐尔干艾力，2018.ERCP 在肝包虫病胆道并发症中的应用.新疆医科大学.

杨宏强，王菊，李江，等，2012.囊性肝包虫囊肿周围胆内管道的病理解剖学观察.中国人兽共患病学报，28：371-374.

岳平，孟文勃，白冰，等，2017.内镜逆行胰胆管造影术在肝包虫病胆道并发症治疗中应用.中国内镜杂志，23（11）：1-4

岳平，张金铎，把永江，等，2017.胆管恶性梗阻术前减黄的现状及进展.中国普外基础与临床杂志，（5）：644-648.

张辉，周文策，李汛，等，2017.ERCP 在医源性胆管损伤中的治疗价值（附 117 例报告）.中国实用外科杂志，37（11）：
　　1276-1280.

张雷达，李智华，董家鸿，等，2006.肝移植术后胆道并发症的内镜治疗.中华消化内镜杂志，23（6）：449-451.

张奇煜，李汛，张磊，2018.全覆膜自膨式金属支架治疗肝移植术后胆管狭窄.中国普外基础与临床杂志，25（9）：1044-1048.

张奇煜，张磊，李汛，等，2014.医源性胆道损伤的内镜治疗选择.中华消化内镜杂志，31（12）：690-694.

张志强，肖占军，冯秋实，等，2018.内镜下胆道内支架置入引流治疗囊性包虫病术后胆漏的疗效.腹部外科，31（2）：
　　108-111.

中国抗癌协会，2015.肝门部胆管癌规范化诊治专家共识（2015）.中华肝胆外科杂志，21（8）：505-511.

中华医学会肝病学分会，中华医学会消化病学分会，中华医学会感染病学分会，2016.原发性硬化性胆管炎诊断和治疗专家共
　　识（2015）.临床肝胆病杂志，22（1）：23-31.

中华医学会外科学分会胆道外科学组，2013.肝门部胆管癌诊断和治疗指南（2013 版）.中华外科杂志，51（10）：865-871.

中华医学会外科学分会胆道外科学组，2013. 肝门部胆管癌诊断和治疗指南（2013 版）. 中华外科杂志，51（10）：865-871.

周宁新，谢于，2012. 先天性胆管扩张症分型与术式选择. 中国实用外科杂志，32（3）：191-192.

Acar F，Sahin M，Alptekin H，et al，2014. Surgical treatment of giant liver hydatic cysts：comparison of cystojejunostomy and partialcystectomy. Surg Today，44（11）：2065-2071.

Alexander Dechene，Christoph Jochum，Christian Fingas，et al，2014. Endoscopic management is the treatment of choice for bile leaks after liver resection. Gastrointest Endosc，80（4）：626-633.

Balderramo D，Navasa M，Cardenas A，2011. Current management of biliary complications after liver transplantation：emphasis on endoscopic therapy. Gastroenterol Hepatol，14（34）：107-115.

Banales JM，Cardinale V，Carpino G，et al，2016. Expert consensus document：Cholangiocarcinoma：current knowledge and future perspectives consensus statement from the European Network for the Study of Cholangiocarcinoma（ENS-CCA）. Nature Reviews Gastroenterology & Hepatology，13（5）：261.

Baron TH，Saleem A，2010. Intraductal electrohydraulic lithotripsy by using SpyGlass cholangioscopy through a colonoscope in a patient with Roux-en-Y hepaticojejunostomy. Gastrointestinal endoscopy，71（3）：650-651.

Beltrán Hernández I，Yu Y，Ossendorp F，et al，2020. Preclinical and Clinical Evidence of Immune Responses Triggered in Oncologic Photodynamic Therapy：Clinical Recommendations. J Clin Med，Jan 24；9（2）：333.

Bhattacharjya S，Puleston J，Davidson BR，et al，2003. Outcome of early endoscopic biliary drainage in the management of bile leaks after hepatic resection. Gastrointest Endosc，57：526-330.

Boulay BR，Birg A，2016. Malignant biliary obstruction：From palliation to treatment. World Journal of Gastrointestinal Oncology，8（6）：498-508.

Bray F，Ferlay J，Soerjomataram I，et al，2018. Global cancer statistics 2018：GLOBOCAN estimates of incidence and mortality worldwide for 36 cancers in 185 countries. CA Cancer J Clin，（68）：394-424

Capella MA，Capella LS，2003. A light in multidrug resistance：photodynamic treatment of multidrug-resistant tumors. J Biomed Sci，Jul-Aug，10（4）：361-366.

Capussotti L，Ferrero A，Vigano L，et al，2006. Bile leakage and liver resection：where is the risk. Arch Surg，141：690-694.

Carr-Locke DL，2002. Therapeutic role of ERCP in the management of suspected common bile duct stones. Gastrointest Endosc，56：S170-S174.

Chang JM，Lee JM，Suh KS，et al，2005. Biliary complications in living donor liver transplantation：imaging findings and the roles of interventional procedures. Cardiovasc Intervent Radiol，28：756-767.

Chen YK，Parsi MA，Binmoeller KF，et al，2011. Single-operator cholangioscopy in patients requiring evaluation of bile duct disease or therapy of biliary stones（with videos）. Gastrointest Endosc，74：805-814.

Chen YK，Pleskow DK，2007. SpyGlass single-operator peroral cholangiopancreatoscopy system for the diagnosis and therapy of bileduct disorders：a clinical feasibility study（with video）. Gastrointest Endosc，65：832-841.

Cheon YK，Lee TY，Lee SM，et al，2012. Longterm outcome of photodynamic therapy compared with biliary stenting alone in patients with advanced hilar cholangiocarcinoma. HPB（Oxford），Mar，14（3）：185-193.

Cohen S，Bacon BR，Berlin JA，et al，2002. National Institutes of Health State-of-the-Science Conference Statement：ERCP for diagnosis and therapy，January 14-16，2002. Gastrointest Endosc，56：803-809.

Cotton PB，Kozarek RA，Schapiro RH，et al，1990. Endoscopic laser lithotripsy of large bile duct stones. Gastroenterology，99：1128-1133.

De Angelis P，Foschia F，2012. Rocholangiopancreatography in diagnosis and management of congenital choledochal cysts：28 pediatric cases. Journal of Pediatric Surgery，47（5）：885-888

De Bellis M，Fogel EL，Sherman S，et al，2003. Influence of stricture dilation and repeat brushing on the cancer detection rate of brush cytology in the evaluation of malignant biliary obstruction. Gastrointest Endosc，58：176-182.

Draganov P V，Lin T，Chauhan S，et al，2011. Prospective evaluation of the clinical utility of ERCP-guided cholangiopancreatoscopy with a new direct visualization system. Gastrointestinal Endoscopy，73（5）：971-979.

Draganov PV，Chauhan S，Wagh MS，et al，2012. Diagnostic accuracy of conventional and cholangioscopy-guided sampling of indeterminate biliary lesions at the time of ERCP：a prospective，longterm follow-up study. Gastrointest Endosc，75：347-353.

Ferrero A，Russolillo N，Vigano L，et al，2008. Safety of conservative management of bile leakage after hepatectomy with biliary reconstruction. Gastrointest Surg，12：2204-2211.

Fishman DS，Tarnasky PR，Patel SN，et al，2009. Management of pan[creaticobiliary disease using a new intra-ductal endoscope：The Texas experience. World J Gastroenterol，15：1353-1358.

Fouzas I，Sklavos A，Bismpa K，et al，2012. Hepatic artery thrombosis after orthotopic liver transplantation：3 patients with collateral formation and conservative treatment. Transplant Proc，44（9）：2741-2744.

Fritcher EG，Kipp BR，Halling KC，et al，2009. A multivariable model using advanced cytologic methods for the evaluation of indeterminate pancreatobiliary strictures. Gastroenterology，136：2180-2186.

Fukuda Y，Tsuyuguchi T，Sakai Y，et al，2005. Diagnostic utility of peroral cholangioscopy for various bile-duct lesions. Gastrointest Endosc，62：374-382.

Galati G，Sterpetti AV，Caputo M. et al，2006. Endoscopic retcograde cholangiography for intrabiliary rupture of hydatid cyst. Am J Surg，191（2）：206-210.

Garg PK，Tandon RK，Ahuja V，et al，2004. Predictors of unsuccessful mechanical lithotripsy and endoscopic clearance of large bile duct stones. Gastrointest Endosc，59：601-605.

Gomer CJ，Ferrario A，Luna M，et al，2006. Photodynamic therapy：combined modality approaches targeting the tumor microenvironment. Lasers Surg Med，Jun，38（5）：516-521.

He XD，Wang L，Liu W，et al，2014. The risk of carcinogenesis in congenital choledochal cyst patients：an analysis of 214 cases. Annals of Hepatology，13（6）：819-826.

Hong MJ，Cheon YK，Lee EJ，et al，2014. Long-term outcome of photodynamic therapy with systemic chemotherapy compared to photodynamic therapy alone in patients with advanced hilar cholangiocarcinoma. Gut Liver，May，8（3）：318-323.

Kaffes AJ，Hourigan L，De Luca N et al，2005. Impact of endoscopic intervention in 100 patients with suspected postcholecystectomy bile leak. Gastrointest Endosc，61：269-275.

Kaltenborn A，Gutcke A，Gwiasda，et al，2017. Biliary complications following liver transplantation：Single-center experience over three decades and recent risk factors. World J Hepatol，9（4）：147-154.

Kaneko T，Imaizumi H，Kida M，et al，2018. Influence of Cholangitis after Preoperative Endoscopic Biliary Drainage on Postoperative Pancreatic Fistula in Patients with Middle and Lower Malignant Biliary Strictures. Digestive Endoscopy，30（1）：90-97.

Kassab C，Prat F，Lignory C，et al，2006. Endoscopic management of post-laparoscopic cholecystectomy biliary strictures. Long-term outcome in a multicenter study. Gastroenterol Clin Biol，30（1）：124-129.

Kawakubo K，Isayama H，Tsujino T，et al，2011. Peroral cholangioscopy in a patient with a Billroth II gastrectomy using the SpyGlass Direct Visualization System. Endoscopy，43：E241-E242.

Kayaalp C，Bzeizi K，Demirbag AE，Akoglu M，2002. Biliary complications after hydatid liver surgery：incidence and risk factors. Gastrointest Surg，6：706-712.

Kim HJ，Kim MH，Lee SK，et al，2000. Tumor vessel：a valuable cholangioscopic clue of malignant biliary stricture. Gastrointest Endosc，52：635-638.

Koch M，Garden OJ，Padbury R，et al，2011. Bile leakage after hepatobiliary and pancreatic surgery：a definition and grading of severity by the International Study Group of Liver surgery. Surgery，149：680-688.

Lau JY，Leung KL，Chung SC，et al，1999. Endoscopic management of major bile leaks complicating hepatic resections for hepatocellular carcinoma. Gastrointest Endosc，50：99-101.

Lauri A，Horton RC，Davidson BR，et al，1993. Endoscopic extraction of bile duct stones：management related to stone size. Gut，34：1718-1721.

Lee JG，Leung JW，Baillie J，et al，1995. Benign，dysplastic，or malignant - making sense of endoscopic bile duct brush cytology：results in 149 consecutive patients. Am J Gastroenterol，90：722-726.

Mansour JC，Aloia TA，Crane CH，et al，2015. Hilar Cholangiocarcinoma：expert consensus statement. HPB，17（8）：691-699.

Maydeo A，Kwek BE，Bhandari S，et al，2011. Single-operator cholangioscopy-guided laser lithotripsy in patients with difficult biliary and pancreatic ductal stones（with videos）. Gastrointest Endos，74：1308-1314.

Meng W，Yue P，Li X，2017. Accurate biopsy of bile duct without destroying duodenal papilla. Turkish Journal of

Gastroenterology，28（1）：67-68.

Moon JH，Terheggen G，Choi HJ，et al，2013. Peroral cholangioscopy：diagnostic and therapeutic applications. Gastroenterology，144：276-282.

Nakajima M，Akasaka Y，Fukumoto K，et al，1978. Peroral cholangiopancreatoscopy（PCPS）under duodenoscopic guidance. Am J Gastroenterol，66：241-247.

Neuhaus H，HoffmannW，Zillinger C，et al，1993. Laser lithotripsy of difficult bile duct stones under direct visual control. Gut，34：415-421.

Oh DW，Lee SK，Song TJ，et al，2015. Endoscopic management of bile leakage after liver transplantation. Gut Liver，9：417-423.

Ortner ME，Caca K，Berr F，et al，2003. Successful photodynamic therapy for nonresectable cholangiocarcinoma：a randomized prospective study. Gastroenterology，Nov，125（5）：1355-1363.

Parsi MA，2011. Peroral cholangioscopy in the new millennium. World J Gastroenterol，17：1-6.

Peker KD，Gumusoglu AY，Seyit H，et al，2015. Prevention of postoperative bile leak in partial cystectomy for hydatid liver disease：tricks of the trade. J Gastrointest Surg，19（12）：2228-2234.

Phillips MS，Bonatti H，Sauer BG，et al，2011. Elevated stricture rate following the use of fully covered self-expandable metal biliary stents for biliary leaks following liver transplantation. Endoscopy，43：512-517.

Prachayakul V，Aswakul P，Kachintorn U，2011. Successful laser lithotripsy using peroral SpyGlass cholangioscopy，in a patient with Mirizzi syndrome. Endoscopy，43（S 02）：E166-E167.

Rahnemai-Azar A A，Weisbrod A B，Dillhoff M，et al，2017. Intrahepatic cholangiocarcinoma：current management and emerging therapies. Expert Review of Gastroenterology & Hepatology，11（5）：439-449.

Ramchandani M，Reddy DN，Gupta R，et al，2011. Role of singleoperator peroral cholangioscopy in the diagnosis of indeterminate biliary lesions：a single-center，prospective study. Gastrointest Endosc，74：511-519.

Rizvi S，Khan S A，Hallemeier C L，et al，2017. Cholangiocarcinoma - evolving concepts and therapeutic strategies. Nature Reviews Clinical Oncology，15（2）：95-111.

Rizvi S，Khan SA，Hallemeier CL，et al，2017. Cholangiocarcinoma-evolving concepts and therapeutic strategies. Nature Reviews Clinical Oncology，18（6）：647-653.

Rosch W，Koch H，Demling L，1976. Peroral cholangioscopy. Endoscopy，8：172-175.

Ryan ME，Geenen JE，Lehman GA，et al，1998. Endoscopic intervention for biliary leaks after laparoscopic cholecystectomy：a multicenter review. Gastrointest Endosc，47：261-266.

Saab S，Martin P，Soliman GY，et al，2000. Endoscopic management of biliary leaks after T-tube removal in liver transplant recipients：nasobiliary drainage versus biliary stenting. Liver Transpl，6（5）：627-632.

Sandba GS，Bourke MJ，Haber GB，et al，2004. Endoscopic therapy for bile leak based on a new classification：results in 207 patients. Gastroinlest endosc，60：567-574.

Sastry AV，Abbadessa B，Wayne MG，et al，2015. What is the incidence of biliary carcinoma in choledochal cysts，when do they develop，and how should it affect management. World Journal of Surgery，39（2）：487-492.

Sawaya DE Jr，Johnson LW，Sittig K，et al，2001. latrogenic and noniatrogenic extrahepatic biliary tract injuries：a multi-institutional review. Am Surg，67：473-477.

Sethi A，Chen YK，Austin GL，et al，2011. ERCP with cholangiopancreatoscopy may be associated with higher rates of complications than ERCP alone：a single-center experience. Gastrointest Endosc，73：251-256.

Siddique I，Galati J，Ankoma-Sey V，et al，1999. The role of choledochoscopy in the diagnosis and management of biliary tract diseases. Gastrointest Endosc，50：67-73.

Siddiqui A A，Mehendiratta V，Jackson W，et al，2012. Identification of cholangiocarcinoma by using the Spyglass Spyscope system for peroral cholangioscopy and biopsy collection. Clinical Gastroenterology and Hepatology，10（5）：466-471.

Slater K，Strong RW，Wall DR，et al，2002. Latrogenic bile duct injury：the scourge of laparoscopic cholecystectomy. ANZ J Surg，72（2）：83-88.

Soares KC，Arnaoutakis DJ，Kamel I，et al，2014. Choledochal cysts：presentation，clinical differentiation，and management. Journal of The American College of Surgeons，219（6）：1167-1180.

Somani SK SA，2012. Resolution of Hepatic Hydatid Cyst with Biliary Communication with ERCP. J Gastroint Dig Syst，2：114.

Strasberg SM，Hertl M，Soper NJ，1995. An analysis of the problem of biliary injury during laparoscopie cholecystectomy. J Am Coll Surg，180（1）：101-125.

Takekoshi T，Takagi K，1975. Retrograde pancreatocholangioscopy. Gastrointest Endosc，17：678-683.

Tamada，Kiichi，Jun Ushio，and Kentaro Sugano，2011. Endoscopic diagnosis of extrahepatic bile duct carcinoma：Advances and current limitations. World journal of clinical oncology，25：203.

Tanaka S，Hirohashi K，Tanaka H，et al，2002. Incidence and management of bile leakage after hepatic resection for malignant hepatic tumors. J Am Coll Surg，195：484-489.

Ten Hove A，de Meijer VE，Hulscher JBF，et al，2018. Meta-analysis of risk of developing malignancy in congenital choledochal malformation. British Journal of Surgery，105（5）：482-490.

Thethy S，Thomson BNJ，Pleass H，et al，2004. Management of biliary tract complications after orthotopic liver transplantation. Clin Transplant，18（6）：647-653.

Vitale GC，Tran TC，Davis BR，et al，2008. Endoscopic management of postcholecystectomy bile duct strictures. J Am Coil Surg，206（5）：918-923.

Wang AY，Yachimski PS，2018. Endoscopic Management of Pancreatobiliary Neoplasms. Gastroenterology，154：1947-1963.

Witzigmann H，Berr F，Ringel U，et al，2006. Surgical and palliative management and outcome in 184 patients with hilar cholangiocarcinoma：palliative photodynamic therapy plus stenting is comparable to r1/r2 resection. Ann Surg，244（2）：230-239.

第四章
胰腺疾病的 ERCP 诊疗

胰腺疾病近十年来全球发病率明显升高，常见的胰腺疾病包括急慢性胰腺炎、胰腺良恶性肿瘤、胰腺先天性解剖结构异常、胰腺外伤等。由于胰腺为腹膜后位器官，位置较深，发生肿瘤等病变出现症状较晚，很大一部分胰腺癌患者出现明显黄疸、腹痛、消瘦的明显症状时前来就诊时已进入中晚期，甚至丧失手术根治机会。绝大部分由胆系结石引起现已成为治疗 ABP 的重要手段，但内镜技术是一种侵入性操作，不可避免的需要面临一些并发症，包括急性胰腺炎、胆管炎、脓毒血症、消化道出血和胃肠道穿孔。

第一节　急性胆源性胰腺炎的 ERCP 诊疗

急性胆源性胰腺炎（acute biliary pancreatitis，ABP）系由胆道疾病所诱发的急性胰腺炎，占我国急性胰腺炎发病总数的 40%～50%。绝大部分由胆系结石引起。大部分 ABP 症状轻微，可通过非手术治疗缓解。目前内镜技术发展迅速并趋于成熟，ERCP 在 ABP 的治疗与外科手术治疗相比较，具有明显的创伤小、并发症少、病死率低等优势，现已成为治疗 ABP 的重要手段。但内镜技术是一种侵入性操作，不可避免的需要面临一些并发症，主要包括急性胰腺炎、胆管炎、脓毒血症、出血和肠穿孔。

一、禁　忌　证

禁忌症如下：
1. 不能进行麻醉的生命体征不稳定状况。
2. 胃肠改道手术后解剖结构改变，内镜不能进入十二指肠大乳头。
3. 各种病因造成临床上显著凝血障碍。
4. 不伴有胆道梗阻表现的急性胰腺炎。

二、适　应　证

对于非梗阻型急性胆源性胰腺炎，经非手术治疗无效并开始出现梗阻症状可于 48～72h 行 ERCP。

胆道梗阻持续时间与 ABP 的严重程度呈正相关，早期内镜干预显著降低并发症的发生率和病死率。

急性胆源性胰腺炎合并急性胆管炎患者，强烈推荐入院 72h 内行 ERCP，并予 EST，可降低复发性胰腺炎的风险，但不能降低其他胆道事件的风险。

重型胆源性胰腺炎患者早期进行 ERCP 可降低并发症发生率，但并不影响病死率。

三、总结与分析

对于大多数急性胆源性胰腺炎患者，早期由于缺乏胆道梗阻的实验室或临床证据，并不需要行 ERCP，入院并未明确胆管结石或者胆道梗阻的患者而早期采取内镜治疗并不能显著改善其预后。胆源性胰腺炎的复发率高，ABP 患者病情控制后，推荐同期行胆囊切除术，而并非出院后择期行胆囊切除术。胆囊切除术可以预防胆源性胰腺炎的复发。但严重的胰腺炎则推迟胆囊切除术，直至炎症消退，推荐并发症恢复后尽早（术后 1 ～ 3 个月）施行胆囊切除术。内镜治疗 ABP 也有其不足之处，常见有结石的残留、术后胰腺炎加重、消化道出血等，尤其对于胰头部炎症较重的患者，ERCP 插管往往成功率较低，而无胆道梗阻性的 ABP 患者，ERCP 往往获益较少。

（朱克祥）

第二节　慢性胰腺炎的 ERCP 诊疗

慢性胰腺炎是各种病因引起胰腺组织和功能不可逆改变的慢性炎症性疾病。基本病理特征包括胰腺实质慢性炎症损害和间质纤维化、胰腺实质钙化、胰管扩张和胰管结石等改变。慢性胰腺炎早期症状无特异性，当出现典型腹痛和（或）消化不良时，胰腺已经存在严重不可逆的结构和功能损害，因而要重视早期诊断和治疗。内外分泌消化不良的症状。

一、内镜治疗

内镜治疗的目的包括取出胰管内结石，解除胰管狭窄，改善胰液的引流，降低胰管内压力，减轻疼痛，延缓内外分泌功能的损害。主要适用于 Oddi 括约肌狭窄、胆总管下段狭窄、胰管狭窄、胰管结石及胰腺假性囊肿等。治疗方法包括 Oddi 括约肌切开术（EST）、鼻胆管和鼻胰管引流、胰管胆管支架置入、假性囊肿引流及 EST 联合体外震波碎石（extracorporeal shock wave lithotripsy，ESWL）等。内镜治疗和（或）ESWL 作为疼痛性非复杂性慢性胰腺炎伴胰头 / 体部主胰管（main pancreatic duct，MPD）梗阻患者的一线治疗。6 ～ 8 周评估临床疗效，疗效不满意者应再次进行多学科诊疗模式（MDT），并考虑外科治疗选择。慢性胰腺炎、胰管结石、胰管狭窄、胰腺假性囊肿等内镜治疗将在下文中详细叙述。

二、预后及随访

慢性胰腺炎的预后受致病因素、并发症、严重程度、治疗方案和疗效等多因素影响。慢性胰腺炎是一种进行性疾病，部分患者病情相对稳定，持续进展者可发生内、外分泌功能不全或胰腺癌，应定期随访，通过实验室检查、CT 和（或）MRI 检查、问卷调查等方式，对患者胰腺内外分泌功能、营养状况、生活质量等进行评估。此外，鉴于肿块型 CP 与胰腺癌鉴别困难、且为胰腺癌的高危因素，建议 3 个月随访一次，行肿瘤指标、影像学等检查；若未见明显异常，可适当延长随访时间。

（侯森林　张立超）

第三节　胰管狭窄的 ERCP 诊疗

胰管支架置入术是扩张胰管直径、通畅引流的有效手段。不仅用于慢性胰腺炎合并胰管狭窄、胰腺假性囊肿、胰腺外伤后胰管破裂、胰瘘和胰源性腹水等治疗，也可以用作预防经内镜逆行性胰胆管造影术后急性胰腺炎的发生。胰管支架治疗的并发症包括加重胰源性疼痛、胰腺炎、胰腺感染、支架阻塞、支架移位等，另外还可能引起管周组织损伤和瘢痕化，导致狭窄进展和局灶慢性胰腺炎。

一、内镜下胰管支架置入操作

1. 十二指肠乳头括约肌切开术（EST）或副乳头切开术。

2. 通过内镜配件将胰管内的结石取出，但部分胰管结石因镶嵌在胰管内，常规方法或配件很难将其取出，此时，需借助于体外冲击波碎石（ESWL）或借助于 SpyGlass 胰管内直视下用钬激光或液电设备碎石后再取石。

3. 根据胰管狭窄的程度及位置来判断能否置入常规直径的胰管支架（5Fr、7Fr、8.5Fr 或直型 / 猪尾形胰管支架。根据狭窄的程度及长度来判断是否需要对胰管狭窄段进行气囊扩张术，导管扩张术，或者 Soehendra 支架回收器进行有效扩张。

4. 最后置入合适的胰管支架应根据远端胰管的口径、狭窄段的严重程度及近端胰管的扩张情况，综合决定放置胰管支架的规格与数量，可留置 5 ～ 10Fr 的胰管支架 1 根至数根，也可按"先细后粗，先少后多"的原则逐步增加支撑支架的口径和数量，也可选用全覆膜金属支架。对于置入胰管支架前是否需要行胰管括约肌切开尚无定论。依据患者症状和（或）间隔 1 ～ 6 个月的检查、化验，定期更换胰管支架，并保持支架在位 2 年左右时间。

二、临床典型病例分析

病例一

1. 简要病史　患者男，39 岁，间断上腹剧痛 15d，较剧烈，肩背部放射，恶心、呕吐，无发热，无腹泻，大小便正常，体重未见明显下降，吸烟及饮酒史数十年。既往体健。

2. 查体　腹部平坦，腹软，上腹部压痛，无反跳痛，无肌紧张，肠鸣音正常。

3. 实验室检查　血淀粉酶 17.0U/L，血葡萄糖 6.65mmol/L，血钙 2.51mmol/L，血常规未见明显异常，肝肾功能未见明显异常。

4. 影像学检查　CT 胰腺区多发钙化或结石，胰管扩张明显（图 4-1）。

5. 初步诊断　慢性胰腺炎。

患者于入院 3d 后，在全身麻醉下行 ERCP+ EST+ 胰管扩张 +ERPD+ENBD 术，术中见胰头部多发钙化斑，胰头部胰管狭窄，远端胰管扩张，最宽处直径约 1.0cm，其内未见结石样充盈缺损，应用 7Fr 金属扩张探条扩张狭窄段胰管，沿导丝将一 9cm 长、7Fr 胰管支架置入胰管内（图 4-2）。

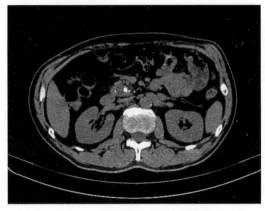
图 4-1　慢性胰腺炎胰头部钙化

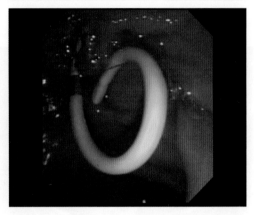
图 4-2　单猪尾胰管支架

患者于术后 3d 出院，出院情况：腹痛明显缓解，无恶心、呕吐，无发热，食欲良好，查体未见明显异常，实验室检查未见明显异常。

6. 术后医嘱　患者出院后戒烟、戒酒，调整饮食，低脂饮食，积极补充营养，并定期复查实验学及影像学相关检验，患者慢性胰腺炎目前尚未出现胰腺内外分泌功能不全的表现，内镜治疗可明显缓解疼痛，内镜治疗应为首选。

病例二

1. 简要病史　患者男，43 岁，左上腹胀痛 7 个月余，无恶心、呕吐，无发热，无腹泻，大小便正常，体重未明显下降，无吸烟及饮酒史。既往糖尿病史 7 个月。

2. 查体　腹胀，上腹部压痛，无反跳痛，无肌紧张，肠鸣音正常。

3. 实验室检查　血淀粉酶 34.0U/L，血葡萄糖 10.36mmol/L，血钙 2.14mmol/L，血常规未见明显异常，肝肾功能未见明显异常。

4. 影像学检查　CT，胰体尾部较大囊性病变，边界清，考虑胰腺假性囊肿（图 4-3）。

5. 初步诊断　慢性胰腺炎、胰腺假性囊肿、糖尿病。

患者于入院 3d 后，在全身麻醉下行超声内镜 + 囊肿支架置入术，将两根直径 10Fr 长 5cm 及一根直径 10Fr 长 3cm 双猪尾支架沿胃壁置入囊腔内（图 4-4）。

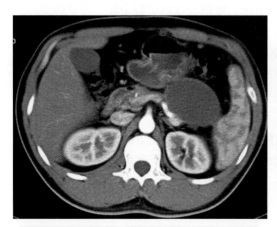

图 4-3　胰腺假性囊肿

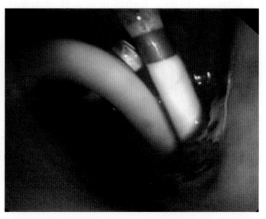

图 4-4　猪尾形支架置入

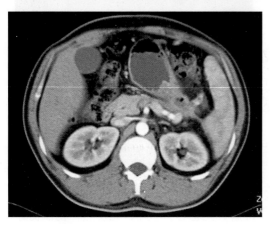

图 4-5　囊肿引流术后 CT 复查

　　患者术后囊肿引流通畅，腹痛明显缓解，复查 CT，囊肿基本消失（图 4-5）。

　　胰腺假性囊肿多数是胰腺炎急性发作的后遗症，在慢性胰腺炎中的发生率为 20% ～ 40%。胰腺囊性病变行内镜治疗前建议行其他影像检查，排除囊性肿瘤可能；EUS-FNA 有助于确立诊断。早期的假性囊肿有自行吸收的可能，无症状的小囊肿一般无须处理；如果囊肿持续存在（超过 6 周）、直径＞ 5cm、伴有临床症状（如腹痛、胃流出道梗阻等）或出现并发症时（如感染、出血、破裂等），需进行临床处理。胰腺假性囊肿的处理首选内镜治疗，不适合内镜治疗或内镜处理失败的病例可考虑经皮引流或手术治疗。内镜下引流胰腺假性囊肿的成功率可达 85%，复发率 4% ～ 18%，其疗效与手术治疗相仿。内镜下胰腺囊肿引流可采用经乳头引流、跨壁引流。

　　　　　　　　　　　　　　　　　　　　　　（侯森林　张立超）

第四节　胰腺癌 ERCP 诊疗

　　ERCP 是一种有创性的检查手段，主要用于对影像学检查高度怀疑胰腺癌而又不能进一步明确诊断时，在 ERCP 的同时还可以获得胰液、细胞刷检标本，可以进行细胞学、肿瘤标记物、基因检测，可进一步提高胰腺癌的诊断率。

　　胰腺癌的患者在 ERCP 术中可见主胰管扩张、中断、不规则弯曲；分支胰管阻塞、扩张；主胰管和胆总管呈双管征。早期胰腺癌 ERCP 主要表现为主胰管扩张、狭窄或胰管内充盈缺损，特别是主胰管的扩张可能是早期胰腺癌的唯一影像学表现。ERCP 并不能直接显示肿瘤病变，其主要依靠胰管的改变及胆总管的形态变化对胰腺癌做出诊断，对胆道下端和胰管阻塞或有异常改变者有较大价值。另外，胰腺癌还具有一些特殊的 ERCP 征象，如双管征、软藤征，这些征象对胰腺癌有特异性诊断价值。

单纯的诊断性 ERCP 操作已不推荐作为胰胆系统疾病的诊断首选，而更多的是进行治疗性 ERCP 操作过程中进行胰胆管造影诊断。

一、ERCP 技术在胰腺癌中的应用

（一）ERCP 用于外科手术前的减黄治疗

胰腺癌压迫胆管导致的胆汁淤积会提高术后并发症的发生率，导致高致死率及致残率，术前引流亦可以改善肝脏功能，提高内源性毒素的清除及改善消化道黏膜功能，有利于术后的恢复。而有手术指征的胰腺癌患者术前减黄治疗需要谨慎考虑，有随机对照实验的研究结果表明，在手术可接受的黄疸范围内（≤ 250μmol/L），直接手术的患者术后效果要优于术前应用胆道支架进行前减黄处理的患者。因此，应当严格掌控术前引流减黄者的适应证选择，术前减黄适应证：①伴有发热，败血症，有较明显的胆管炎等症状，需要术前改善相关症状。②对症状严重、瘙痒及化脓性胆管炎。③各种原因导致手术延误。④需要术前放、化疗。减黄尽可能应用鼻胆引流管减黄或可取出胆道塑料支架，全腹膜胆道金属支架等可取出的引流材料，避免使用胆道金属支架。

（二）ERCP 在晚期胰腺癌治疗中的应用

80% 以上的胰腺癌患者在初诊时因为局部侵犯进展或是远处转移而不能行根治性外科手术，因此胰腺癌患者的姑息治疗显得特别重要，其目标是缓解症状、改善生活质量。晚期胰腺癌患者 70%～80% 会出现胆管梗阻表现，晚期胰腺癌姑息治疗主要目的为胆管减压退黄治疗。相对于经皮经肝穿刺胆管置管引流术（percutaneous transhepaticcholangial drainage，PTCD），内镜下胆管引流虽然有插管失败、胰腺炎等风险，但成功置管引流的机会更大，支架定位更准确，发生出血、胆漏等风险低，总体并发症发生率较低且患者舒适度较好。因此，一般首选 ERCP 为姑息性胆管引流方法，只有当不具备 ERCP 条件或操作失败，或内镜治疗效果不佳时才考虑采用 PTCD。基于疗效及成本效益分析，建议对于预期生存＜ 3 个月的患者应用塑料胆管支架置入，而对于预期生存≥ 3 个月应用金属胆管支架置入，在支架置入前必要时可先行鼻胆引流管减压引流。

二、操 作 方 法

1. 插管　将十二指肠镜顺利进入食管、胃至十二指肠降部，调节镜身及角度，镜下找到十二指肠乳头，镜活检孔置入导管，调节角度钮及抬钳器，使导管与乳头口垂直，将导管插入。

2. 造影　插管成功后将造影管或切开上行狭窄段以上处，可直接缓慢注入造影剂或先抽回部分胆汁后再注入造影剂，以更加直观的显示胆管／胰管狭窄部位及近端扩张程度，注意术中造影剂的剂量及造影剂推入的压力。

3. 拍片　可根据胆管、胰管显影情况，选择性拍片，或进一步行细胞刷检等检查。

4. 引流　通过留置导丝，推送鼻胆管和（或）胆道支架，根据梗阻部位选择合适长度的胆道塑料支架或胆道金属支架。

三、临床典型病例分析

病例一

1. 简要病史　患者女，71 岁，间断性右上腹部疼痛不适 1 个月，加重 10d，伴有皮肤黏膜及巩膜黄染，恶心、呕吐不适，呕吐物为胃内容物，外院彩超提示胆总管扩张并下端实性占位性，考虑恶性病变，主胰管扩张。近期体重下降不明显。20 年前行胆囊切除术。

2. 查体　右上腹部压痛，无反跳痛，无肌紧张，移动性浊音阴性，肠鸣音 3 次／分。

3. 实验室检查　血常规未见明显异常。生化：天冬氨酸氨基转移酶 50U/L，丙氨酸氨基转移酶 59U/L，总胆红素 243.7μmol/L，直接胆红素 145μmol/L，间接胆红素 98.7μmol/L，碱性磷酸酶 182U/L，γ- 谷氨酰转移酶 277.9U/L。肿瘤标志物：CA19-9：181.8U/ml。

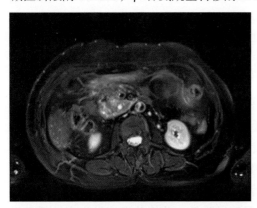

图 4-6　胰头癌可能

4. 腹部 MRI+MRCP 提示　胰头区信号不均匀并斑片状异常信号，相应胆总管及胰管包埋其中，与壶腹分界不清，肝内外胆管及胰管扩张，考虑胰头癌可能（图 4-6）。

患者入院后积极完善相关实验室检查，评估病情后，在静脉复合麻醉下行 EUS+ERCP+EST+EBME+ENBD 术（图 4-7），术中在胰头可见大小约 1.7cm×1.8cm 低回声占位性病变，造影可见胆总管下端明显狭窄，沿导丝留置胆道金属支架、鼻胆管。

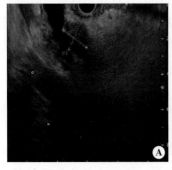
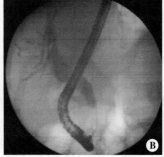
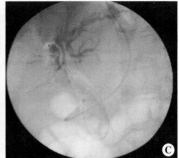

图 4-7　胰头癌内镜及透视下图片

A.EUS 可见胰头低回声占位性病变；B.ERCP 术中透视下可见胆总管下端明显狭窄；C.内镜下放置的胆道金属支架＋鼻胆管

病例二

1. 简要病史　患者男，70 岁，上腹部胀满不适 20d，加重伴皮肤巩膜黄染 8d，无恶心、呕吐，粪便陶土色，尿色深。外院平扫 CT 提示胆总管结石，建议 MRCP、ERCP 检查。近期体重变化不明显，既往无手术外伤史。

2. 查体　中上腹部及右上腹部压痛，无反跳痛，无肌紧张，移动性浊音阴性，肠鸣音 3 ～ 4 次 / 分。

3. 实验室检查　血常规未见明显异常。生化提示：天冬氨酸氨基转移酶 374U/L，丙氨酸氨基转移酶 401U/L，总胆红素 690.2μmol/L，直接胆红素 463.1μmol/L，间接胆红素 227.1μmol/L，碱性磷酸酶 1174U/L，γ- 谷氨酰基转移酶 1778.1U/L。肿瘤标志物：CA19-9：391.5U/L，CEA：5.8ng/ml。

4. 腹部 MRI+MRCP　胰头增大并斑片样信号异常，胆总管及胰管截断，以上肝内外胆管及胰腺体尾部胰管扩张，考虑恶性病变，胰头癌？

患者经评估病情后在静脉复合麻醉下行 ERCP+EST+ERBD 术（图 4-8），术中见胆总管下端狭窄，沿导丝留置两根胆道塑料支架。

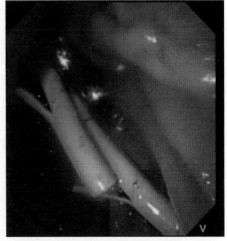

图 4-8　ERCP 术中放置 2 枚胆道塑料支架

病例三

1. 简要病史　患者女，53 岁，乏力、食欲缺乏 2 周，皮肤巩膜黄染 4d，无恶心、呕吐等不适，外院彩超提示胆总管扩张并低回声（性质待定），粪便颜色如常，尿色黄，自述近期体重变化不明显，既往无手术及外伤史。

2. 查体　右上腹部压痛，无反跳痛，无肌紧张，移动性浊音阴性，肠鸣音 3 ～ 4 次 / 分。

3. 实验室检查　血常规未见异常。生化：天冬氨酸氨基转移酶 600U/L，丙氨酸氨基转移酶 509U/L，总胆红素 137.3μmol/L，直接胆红素 82.1μmol/L，间接胆红素 55.2μmol/L，碱性磷酸酶 1292U/L，γ- 谷氨酰基转移酶 3602.5U/L。肿瘤标志物：CA19-9 ＞ 1000U/L。

4. 腹部平扫 + 增强 CT 提示　胰头内下方肿物，考虑胰腺癌并肝内外胆管、胰管及分支胰管扩张，肠系膜上动脉近段局部被包绕，建议 MRCP 检查，肝门部及胰头后方多发淋巴结肿大，考虑淋巴结转移。

5. 腹部 MRI+MRCP　胰头内下方异常信号肿物，弥散受限，肝内外胆管、胰管及分支胰管扩张，考虑胰腺癌，请结合临床。肝门部及胰头后方多发淋巴结肿大，不排除转移。

患者入院后评估患者病情，于静脉复合麻醉下行 ERCP+EST+ 球囊探查 +EBME+ENBD 术，术中见胆总管下段截断，长度约 2cm，沿导丝留置胆道金属支架、鼻胆管（图 4-9）。

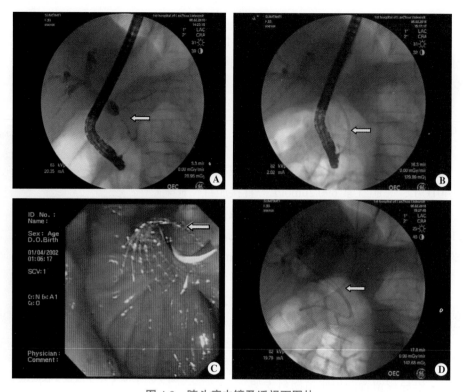

图 4-9　胰头癌内镜及透视下图片

A. ERCP 术中造影可见胆总管下端截断影；B. ERCP 术中透视下胆道金属支架；C. ERCP 术中内镜下胆道金属支架；
D. ERCP 结束时透视下见胆道金属支架、鼻胆管

（张　磊　骆　伟）

第五节　胰腺损伤 ERCP 诊疗

ERCP 对胰腺损伤评估损伤分级、判断胰管损伤部位及程度最有价值，术中可进行治疗，如放置支架管或置管引流等，但对于血流动力学不稳定的严重损伤患者常难以耐受，同时有增加胆道感染和诱发胰腺炎的风险。因此，ERCP 多用于伤情稳定、无其他严重合并伤的患者。此外，手术探查过程中常需行 ERCP 或胰管造影以明确胰管损伤的部位及程度（图 4-10）。

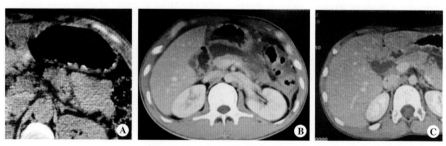

图 4-10　胰腺外伤的 CT

A. 胰头断裂伤；B. 胰尾部损伤；C. 胰腺尾部断裂伤

一、胰腺损伤中的 ERCP 应用

（一）诊断及治疗的价值

胰腺损伤是较为少见的腹部损伤，占腹部闭合性损伤的 1% ～ 4%，胰腺损伤往往合并其他毗邻脏器的损伤，包括十二指肠、胆管、胃、腹腔大血管等脏器。由于胰腺位于后腹膜，挫裂伤及挤压伤较为多见，受伤之初无明显特异性临床表现或合并其他脏器损伤而被忽略，较容易出现漏诊或误诊，后期表现为创伤性胰腺炎、胰漏、腹腔感染时方被重视，因此，胰腺损伤的早期处理是改善此类患者预后的关键因素。

ERCP 技术对胰腺损伤的早期评估、伤情判断具有一定的价值，同时可以进行有效可重复的内镜治疗，如放置胰管支架等，一般 ERCP 多应用于患者腹腔伤情稳定，暂无危急生命的出血、消化道穿孔等合并损伤的胰腺损伤患者，目前应用较多的是美国创伤外科学会（AAST）提出的胰腺损伤分级标准，此分级分为 5 级。

Ⅰ 血肿：无胰管损伤的浅表挫伤撕裂，无胰管损伤的浅表撕裂伤。

Ⅱ 血肿：无胰管损伤或组织丢失的较重挫伤撕裂，无胰管损伤或组织丢失的较重撕裂。

Ⅲ 撕裂：远端横断或有胰管损伤的实质挫伤。

Ⅳ 撕裂：近端横断（肠系膜上静脉以右），累及壶腹的实质撕裂。

Ⅴ 撕裂：胰头严重毁损伴有主胰管的损伤。

（二）ERCP 操作

插管成功后先行胰管造影，根据造影结果及 CT 表现，确定胰腺损伤的 AAST 分级。Ⅲ、Ⅳ级胰腺损伤均可见造影剂外漏（图 4-11），根据不同的胰腺损伤 AAST 分级，分别采取内镜下胰管支架置入（endoscopic retrograde pancreatic drainage，ERPD）、胰管 + 胆管支架置入（ERPD+ERBD）或内镜下鼻胰管引流（endoscopic nasopancreatic duct drainage，ENPD），通畅胰液引流，既具有治疗价值，又避免了开腹探查。但此方法的应用仅限于血流动力学稳定的胰腺损伤患者。日本学者 Takishima 通过回顾性研究，建立了基于胰管显影（enhancement of the pancreatic duct，ERP）结果的损伤分级标准（表 4-1）。对于 1 级和 2A 级的患者可行非手术治疗，而损伤达 2B 级的患者则需急诊手术引流；3 级的患者已累及主胰管损伤，依据损伤部位在胰体尾部或胰头部，分别选择远端胰腺切除、胰十二指肠切除术或胰空肠 Roux-en- Y 吻合术。该分级方法能指导临床医师在最短的时间内完成胰腺损伤的定位诊断并制定进一步的治疗措施，以防止并发症的发生、降低病死率。

（三）并发症的治疗价值

胰腺损伤的迟发性并发症主要包括慢性胰瘘及胰腺假性囊肿。近年来，ERCP 在治疗损伤后慢性胰瘘及胰腺假性囊肿方面亦有进展。Lirl 等学者报道了经内镜下经壶腹支架引流（endoscopic transpapillary drainage，ETD）成功治疗 AAST Ⅳ级胰腺损伤常规术后形成假囊肿的病例。另有文献报道经鼻胰腺引流（ nasopancreatic duct drainage，NPD）也能取得满意的疗效。但与该技术治疗早期损伤类似，继发性主胰管狭窄的发生率较高。

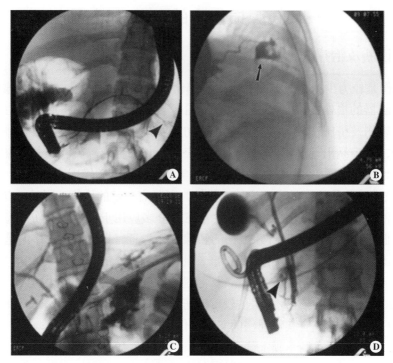

图 4-11　胰腺外伤的 ERCP 造影表现

A. 胰尾部造影剂少量弥散；B. 胰尾部造影剂明显外溢；C. 胰腺颈体交界处胰管损伤，造影剂外溢；D. 胰头部胰管损伤，造影剂外溢（引自：Stanley J，Rogers MD. The Journal of TRAUMA，2010.）

表 4-1　胰腺损伤的 ERCP 分级标准

损伤分级	显影结果	治疗措施
1 级	正常胰管	非手术治疗
2 级	胰管分支损伤	
2A	胰瘘位于胰腺实质内	非手术治疗
2B	胰瘘扩展至后腹膜腔	开腹引流术
3 级	主胰管损伤	
3A	主胰管损伤位于胰体尾部	胰体尾部切除
3B	主胰管损伤位于在胰头部	胰十二指肠切除 / 胰空肠 Roux-Y 吻合术

　　胰腺损伤术后常见并发症包括出血、胰瘘、胰腺炎、胰腺假性囊肿、脓肿，须通过多学科诊疗模式进行针对性处理。

　　1. 腹腔内出血　术后出血一般是胰液腐蚀而导致迟发性出血。因此，处理好胰瘘是防止出血的基础。动脉性出血多可通过数字减影血管造影（DSA）诊断和治疗。

　　2. 胰瘘　胰瘘是胰腺损伤后常见的并发症。据报道，孤立性胰腺损伤的发生率约为20%，联合十二指肠损伤后的发生率约为 35%。胰瘘可分为低漏量（200ml/d）或高漏量（500ml/d）。初始治疗的原则包括控制感染、充分的引流和全胃肠外营养支持（total

parenteral nutrition support，TPN）等。如果漏量低于 100ml/d，则可逐步更换 TPN 为肠内营养。如果漏随着肠内营养增加而增加，应停止肠内营养并重新开始 TPN。CT 扫描是诊断以及引流胰周积液的最佳方式。如果漏量超过 500ml/d，时间超过一周，应该考虑行 ERCP。术中如果发现胰管损伤，则应在内镜下放置支架。奥曲肽的作用在胰腺损伤后胰瘘治疗中的作用仍然存在争议。因此，当胰管连续性良好或存在胰管狭窄时，胰瘘可通过内镜处理，90% 患者在 8 周愈合，仅 10% 患者需要手术处理。胰瘘的治疗总的原则是首先采用非手术治疗，无效采用内镜或介入治疗，如胰管支架置入等，仍不成功可考虑手术治疗。70%～90% 的胰瘘可以经非手术治疗后治愈。

3. **胰腺炎** 损伤后胰腺炎往往和忽略的胰管损伤、胰管梗阻相关，发生率高达 17%。大多数可自愈，部分需要 ERCP 放置胰管支架。急性胰腺炎的典型临床表现包括腹部疼痛，恶心和尿淀粉酶血症。2/3 患者可经非手术治疗治愈。反复发作的胰腺炎可能最终需要手术治疗。

4. **胰腺脓肿** 胰腺脓肿是延迟诊断胰腺损伤后常见的另一种并发症。据报道，发生率约为 20%。胰腺脓肿的发展并不总是与胰腺损伤的程度有关，而是与相关的空腔脏器损伤有关。最佳治疗方式包括抗生素和 CT 引导下经皮穿刺引流，必要时可反复进行，甚至手术引流。

5. **胰腺假性囊肿** 胰腺假性囊肿通常由于未早期发现的较少的胰腺导管损伤发展而来。或由于胰腺坏死周围渗出包裹演变而来，出现典型的临床表现通常是发生在损伤后数周或数月。60% 假性囊肿在 8 周内自愈，其处理策略不仅取决于患者是否有症状，还取决于胰管损伤的大小、位置、性质和假性囊肿囊壁的成熟度。如果患者存在症状或假性囊肿体积增大，应该进行 MRCP 或 ERCP 以识别胰管损伤。研究表明，如果假性囊肿与主要近端胰管连通，则应尝试进行 ERCP 内镜下引流，ERCP 术中判断囊肿和主胰管关系，如和主胰管相通，内镜治疗成功率达 90%，复发率低。若主胰管未与假性囊肿相通，则应在 CT 或超声引导下进行经皮穿刺外引流或内镜超声（EUS）下行内引流，如果是假性囊肿与胃或十二指肠关系密切，并且在内镜检查中，通过内镜的超声引导来尝试引流。这种方法对于多囊的、合并囊内出血或感染的假性囊肿来说成功率较低。如果无法进行内镜引流，则需要进行手术引流。

虽然十二指肠乳头切开、放置胰管支架架桥可能减轻胰瘘、迅速改善临床症状，避免急性期手术，但长期预后存在争议。内镜鼻胰管引流术（ENPD）或支架的近期并发症包括腹腔感染、十二指肠损伤、胰腺炎、支架移位或堵塞，远期由于损伤修复的原因，胰管狭窄几乎不可避免，须反复更换支架甚至再次手术。TPS 及 NPD 的主要并发症：①支架取出后的继发性胰管狭窄，其原因可能因损伤本身或支架引起，尚未明确。近年来有学者运用无末端内缘突起的小直径（3Fr 或 4Fr）支架取代常规支架进行 TPS。研究表明，该支架不仅更易自行排出，避免了再次行 ERCP 取出支架，还能有效降低术后胰腺炎及胰管狭窄的发生率。②支架堵塞，有研究发现堵塞概率与放置支架时间成正比。③支架移位。④十二指肠糜烂和感染。对于早期损伤的患者，TPS 及 NPD 将胰管断裂两端桥连成功者的临床转归较好。

二、ERCP 诊治胰腺损伤的要点

目前，胰腺损伤的治疗更注重脏器功能的保全，ERCP 可作为单独的外科介入手段，也可是传统手术治疗围术期处理的重要手段，这大大提高了胰腺损伤非手术治疗的范围和成功率，改善了胰腺损伤的预后。

针对胰腺损伤的治疗，越来越多学者主张采取控制损伤的简化治疗方案。

1. ERCP 在胰腺损伤诊治中的优点　①精确判断胰腺尤其是胰管损伤程度，同时可排除胰腺损伤。②通过胰管支架置入术或留置鼻胰管行胰液的内引流或外引流，可避免不必要的开腹探查，还可降低胰腺手术后胰瘘的发生率。

2. ERCP 的局限性　①创伤性胰腺炎可能加重；②进镜或插管失败：由于创伤造成的十二指肠及胰头水肿将会给 ERCP 造成一定的困难；③造影失败或诊断未能达到预计目的；鉴于以上原因，推荐由经验丰富的医师完成。

对于胰腺损伤患者，进行及时、精确的诊断及风险评估，选择合适的治疗方法，才能最大限度地降低并发症的发生率，取得最佳的疗效。传统手术治疗仍是治疗胰腺损伤的最主要方法，但包括内镜治疗在内的新技术已显示出其在诊断敏感性、精确性及治疗微创性的优势，具有广阔的应用前景。

3. 对于胰腺损伤患者拟行 ERCP 时应注意以下几个方面

（1）不推荐在血流动力学不稳定的病例使用。

（2）对于闭合性胰腺损伤，在血流动力学稳定的病例中，ERCP 被认为是检查及治疗的首选，若用来判断胰管的连续性，建议在受伤后 12 ～ 24h 进行 ERCP 检查。

（3）可行术中 ERCP 明确漏口。

（4）对于 I 级、II 级胰腺损伤，为降低胰管压力、减轻损伤胰腺组织周围胰液的渗出，可考虑短期内鼻胰管引流；针对 III 级胰腺损伤，大部分文献均推荐 ERCP+ERPD 作为治疗的首选，可显著降低住院时间，获得更快的康复；而对于 IV 级胰腺损伤，胰管支架置入仅被认为是治疗选择之一，该部位损伤部分累及壶腹或局部肿胀压迫胆道，可引起梗阻性黄疸，可考虑胰管及胆管支架置入；V 级胰腺损伤为胰头部毁损，不属于 ERCP 的诊疗范畴。

综上，ERCP 诊治闭合性胰腺损伤的适应证应严格把握，治疗的策略应基于胰腺损伤的分级，包括临床评估、CT、MRCP 及 ERCP 影像评估。

三、临床典型病例分析

1. 简要病史　患者男，26 岁，于 2015 年 10 月 27 日就诊。病史：患者入院前 7d 因车祸致腹部损伤，在当地医院治疗，诊断为胰腺损伤，非手术治疗后效果不理想，患者出现发热，遂转诊至笔者所在医院就诊。

2. 入院查体　左侧额部可见 4cm 长伤口瘢痕愈合，右侧鼻唇沟变浅、右眼闭合不全，嘴角左斜，全腹腹肌紧张，全腹压痛阳性，局部反跳痛。

3. 入院后查腹部 CT 示　远端胰腺断裂并胰管损伤，周围积液、渗出（图 4-12A），患者为复合伤，经神经外科、骨科、胸外科等多学科诊疗，诊断：①胰腺外伤；②胰管断裂并胰瘘；③腹水；④左侧血气胸；⑤硬膜外血肿；⑥头颅及面部外伤；⑦面神经损伤。

4. 非手术治疗经过　入院后 2015 年 10 月 27 日至 11 月 5 日给予抗感染、抑酸、抑酶、肠外营养等治疗，仍有腹胀、腹痛不适，复查 CT 示：胰腺体尾部巨大假性囊肿（图 4-12B）。

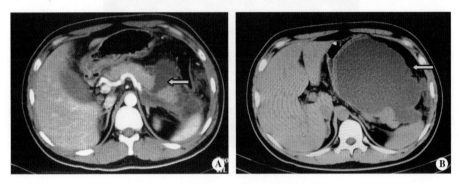

图 4-12　内镜治疗前 CT 影像资料

A. 入院时腹部 CT 示：远端胰腺断裂并胰管损伤，周围积液、渗出；B. 非手术治疗后复查腹部 CT 示：胰腺体尾部巨大假性囊肿

5. 内镜治疗过程　经科室病例讨论，考虑囊肿与胰管相通可能性大，建议行 ERCP，必要时内镜下引流。遂于 2015 年 11 月 5 日行 ERCP+EST+ERPD，术中留置鼻肠营养管（图 4-13）。

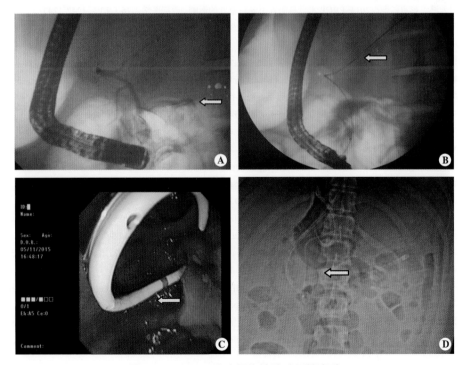

图 4-13　ERCP 治疗损伤性胰腺假性囊肿

A. ERCP 造影示胰管走行扭曲，胰尾部似可见造影剂外溢；B. 导丝顺利经远端胰管进入假性囊肿腔内；C. 内镜图示顺利置入胰管支架；D. X 线影像示胰管支架位置良好，同时置入鼻肠营养管

6. *治疗结局*　1 个月后复查 CT 示假性囊肿消失，胰腺连续性良好（图 4-14）。

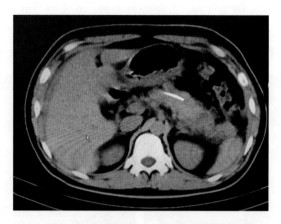

图 4-14　治疗后复查 CT 影像学表现

（张　辉　盛　亮）

参考文献

白宁，臧凤莉，朱孟华，等，2015. ERCP 治疗急性胆源性胰腺炎．现代生物医学进展，15（5）：957-959.

胡钢，钱小星，杨仁保，2015. ERCP 术后发生胆道感染的危险因素．肝胆外科杂志，23（1）：29-31.

黄纯秀，范金先，张艳，2016. 综合护理对 ERCP 及 EST 患者的护理效果．实用临床医药杂志，20（18）：61-63.

李鹏，王拥军，王文海，2018. 中国 ERCP 指南（2018 版）．中国医刊，53（11）：1185-1215.

刘小红，田云鸿，彭勇，等，2014. ERCP 术后鼻胆管引流对患者的影响．西部医学，26（9）：1242-1243.

苏艳，李汛，张磊，等，2019. 麻醉前预吸氧联合术中高流量吸氧对行 ERCP 的老年胆管结石患者术中的影响．西部医学，31（7）：1125-1128.

姚茹，2016. 大黄保留灌肠预防 ERCP 术后 PEP 和高淀粉酶血症的护理体会．西部中医药，29（12）：123-124.

余爱玲，刘菁，孔庆云，等，2016. 高龄患者 ERCP 下介入治疗的护理操作配合．中华现代护理杂志，22（27）：3977-3979.

张敬坡，冯雷，秦静，等，2017. 肝硬化合并胆总管结石患者行 ERCP 的临床分析．肝胆外科杂志，25（6）：457-460.

周益峰，张啸，张筱凤，等，2009. 156 例合并肝硬化的胆胰疾患 ERCP 临床分析．中华肝胆外科杂志，15（9）：647-650.

Ahn DH，Bekaii-Saab T，2014. Ampullary cancer：an overview. Am Soc Clin Oncol Educ Book，112-115.

Antonios Vezakis，Georgios Fragulidis，Andreas Polydorou，2015. Endoscopic retrograde cholangiopancreatography-related perforations：Diagnosis and management，World J Gastrointest Endosc，7（14）：1135-1141.

Heinzow HS，Kammerer S，Rammes C，et al，2014. Comparative analysis of ERCP，IDUS，EUS and CT in predicting malignant bile duct strictures. World J Gastroenterol，20（30）：10495-10503.

Hong SK，Jang JY，Kang MJ，et al，2012. Comparison of clinical outcome and cost-effectiveness after various preoperative biliary drainage methods in periampullary cancer with obstructive jaundice. J Korean Med Sci，27（4）：356-362.

IshiwatariH，KawakamiH，HisaiH，et al，2016. Ballooncatheterversus basket catheter for endoscopic bile duct stone extraction：a multicenter randomized trial. Endoscopy，48（4）：350-357.

Karaahmet F，Kekilli M，2018. The presence of periampullary diverticulum increased the complications of endoscopic retrograde cholangiopancreatography. Eur J Gastroenterol Hepatol，30（9）：1009-1012.

LEE Y J，PARK Y K，LEE M J，et al，2015. Different strategies for transpancreatic septotomy and needle knife infundibulotomy due to the presence of unintended pancreatic cannulation in difficult biliary cannulation. Gut Liver，9（4）：534-539.

OzawaN，YasudaI，DoiS，et al，2017. Prospective randomized study of endoscopic biliary stone extraction using either a basket or a balloon catheter：the BasketBall study. J Gastroenterol，52（5）：623-630.

Sundaralingam P，Masson P，Bourke MJ，2015. Early precut sphincterolomy does not increase risk during endoscopic retrograde cholangiopancreatography in patients with difficult biliary access：a meta-analysis of randomized controlled trials. Clin Gastroenterol Hepatol，13（10）：1722-1729.

Van Egmond JC，Verburg H，Mathijssen NM，2015. The first 6 weeks of recovery after total knee arthroplasty with fast track. Acta Orthopaedica，86（6）：708-713.

Varayu Prachayakul，Pitulak Aswakul，2014. Endoscopic retrograde cholangiopancreatography-related perforation：Management and prevention，World J Clin Cases，2（10）：522-527.

第五章
胆胰疾病 ERCP 诊疗护理

第一节 概 述

一、ERCP 的 护 理

（一）ERCP 护理学的概念

ERCP 护理学是伴随着内镜医学发展起来的，目前 ERCP 已成为胆胰疾病诊治的主要方法之一。由于其具有安全、时效，以及微创、简便等优点，与传统的外科手术相比，大部分具有适应证的患者倾向于选择 ERCP 解决其病症，因此近年来内镜医学取得了蓬勃的发展。

随着国内外内镜医学快速发展，内镜护理学逐渐成为一门独立于内、外科护理学的学科，ERCP 护理学属于其中的一门。目前，国内护理学者对 ERCP 的护理研究甚少。内镜医学是融合了影像学与临床治疗学的一门学科，在胆胰疾病等方面应用广泛，涉及多系统及多器官的诊断与治疗。ERCP 护理学就是应用所学的护理知识与手段，从生理学、心理学、社会学等方面，对行经内镜逆行胰胆管造影术的患者实施包括术前的评估与诊断、术中的病情观察、手术配合、并发症的防治，以及术后护理与效果评价等方面的一系列护理措施。以提高 ERCP 诊治成功率与患者满意度，降低术后并发症发生率的全程综合性护理。ERCP 护理学是内镜医学和内镜护理学的重要组成部分，属于护理学的一个分支学科，是建立在一般护理学基础之上的一门独立的专科护理学。

（二）ERCP 护理学的目标

ERCP 护理的目的是帮助患者改善症状、减轻痛苦、促进健康，根本目标是恢复患者正常的生理及生活。ERCP 护理的重点在于术中护士与医师的配合默契程度，操作医师有时由于长时间穿铅衣操作会出现精力分散的情况，特别是对于一些复杂疑难操作，这时护士应该敢于提出自己的建议。有经验的护士可以和操作医师一起探讨部分操作的可行性和安全性，从而更好的完成手术，减少风险发生的机会。

二、ERCP 护理学的现状与发展

（一）ERCP 护理学的现状

1. 国外 ERCP 护理现状　1968 年，乔治华盛顿大学的 McCune 利用侧视纤维十二指肠镜完成了十二指肠乳头的首次插管，标志着 ERCP 技术的诞生，但当时的插管成功率不足 25%。1970 年，日本学者 Oi 等相继报道了 60 例成功的 ERCP 操作经验，使得 ERCP 诊治技术逐步广泛应用于临床，后来 ERCP 护理技术才有机会正式在临床亮相。

随着 ERCP 技术的快速发展，治疗范围的不断深入，一些内镜专家开始意识到护理对于 ERCP 操作的重要性。由于 ERCP 技术涉及学科广泛，这就对护理人员提出了更高的要求，从而使得 ERCP 护理学在自身的不断发展中与消化病学和影像学紧密结合，形成了自己的专业特色。早期欧美国家的 7 项样本量大于 1000 例的随机对照研究显示 ERCP 术后并发症发生率在 4.0%～15.9%，虽然同时期的 Garrow 等也报道了 11 497 例 ERCP 操作，发现术后胰腺炎、感染以及出血这三种并发症逐年下降，但是其发生率并不乐观。因此，ERCP 的发展需要与之相适应的护理来配合，从而减少并发症的发生，而近年来的各项研究也表明了 ERCP 护理能提高 ERCP 的疗效。

美国胃肠病学护士认证委员会（American Board Certification for Gastroenterology Nurses，ABCGN）规定，申请成为消化内镜专科护士者应具有如下要求：①需在内镜中心全职，具有胃肠镜相关工作经验满 2 年，或在过去的 5 年中兼职从事相关工作满 4000h。②具有当前有效的美国护士注册证书，并在临床工作已满 2 年。③申请者需取得护理准学士或学士学位。可以看出，国外对于从事内镜特别是 ERCP 护理人员的要求较高，这也与其发达的医疗技术与丰富的资源有关。针对内镜的护士，美国还统一设置有相应的培养课程，如解剖学、生理学、病理学、内镜诊疗步骤、内镜治疗、并发症的预防及处理等，在资质考核时，内镜相关知识占比达 80% 左右。所有护士在上岗前也必须进行统一的专业培训，主要分为 3 个阶段：认知性技能培训、实践技能的培养，以及定期的能力考核及继续教育。

2. 国内 ERCP 护理现状　国内 ERCP 护理起步较晚，自 20 世纪 70 年代 ERCP 引入我国，护士才开始与医师配合参与胆胰疾病的诊断与治疗。随着 ERCP 技术的发展，国内医院相继成立单独的 ERCP 检查治疗间，相继有一批专业化的护士队伍承担检查间的管理和术中配合，此时 ERCP 护理才相对实现了专业与规范化。但由于患者分散在各病房，护理工作由病房护士承担，整体护理未能实现。

目前，ERCP 专科护士的培养工作主要由大型三甲医院负责，专科护士的培养暂处于起步阶段，尚未形成统一的规范与制度。各大内镜中心在专科护士的选拔、师资的配置、培训教材的选择及考核内容并没有统一的规定，而是根据各培训基地自身的条件结合国内外培训经验自行设计，未形成统一的培训标准。参培人员多为在内镜中心专科工作的注册护士，而对其年龄、工作年限、学历等未有统一的标准。师资方面，多由各大内镜中心护士长、教学组长、高年资护士及内镜医师担任教学工作。但对拥有教学资质的筛选大多属于主观判断，带教资质的审核也缺乏统一的标准。护士长及部分高年资护士同时担任管理工作，带教时间不足，不能确保带教的质量。进行培训的时间则根据各医院的要求、护士的专业水平及资历，安排 3～6 个月，时间不尽相同，尚未形成系统培养规划。

（二）ERCP 护理学的发展

我国护理教育与实践在经历了 40 余年的发展后已经取得了巨大的进步，这为我们护理分支学科的发展奠定了坚实的基础。未来，ERCP 护理学将随着 ERCP 的诊疗技术进步而发展，随着内镜医学的应用范围不断扩大而提高。ERCP 以其安全、时效，以及微创、简便等优点被大部分患者所接受，是 21 世纪最具有发展潜力的专业技术之一。因此，ERCP 护理学的前途是光明的。我国的 ERCP 护理相较于国外仍有差距，但我们正处于 ERCP 护理快速发展的时期，为提高自身的 ERCP 护理能力，我们需要在临床中不断总结经验，进行科研分析，加强国内、国际护理技术的交流，举办 ERCP 护理技术培训班等。因此，建立一支知识全面、技术精湛和经验丰富的专业化 ERCP 专科护士队伍，是 ERCP 护理发展的必然趋势。目前国内尚未形成统一的 ERCP 专科护士培训模式，一些有关 ERCP 围术期护理的研究虽然达成共识，但是尚未得到推广和普及。我们要敢于"走出去"，勤于"走出去"，敢于"带回来"。总之，ERCP 护理学科的发展与进步，离不开广大内镜护理人员的努力与付出，而未来 ERCP 护理学也会变得更加先进与成熟。

三、胆胰疾病 ERCP 护理管理

（一）ERCP 胆胰疾病的适应证与禁忌证

1.适应证　ERCP 在胆胰疾病方面应用广泛，一般认为凡疑有胰胆疾病者均为适应证，主要包括以下几点。

（1）疑有胆管结石、肿瘤、炎症、寄生虫或梗阻性黄疸且原因不明者；

（2）胆囊切除或胆管术后症状复发者；

（3）临床疑有胰腺肿瘤、慢性胰腺炎或复发性胰腺炎缓解期；

（4）疑有十二指肠乳头或壶腹部炎症、肿瘤，胆源性胰腺炎须去除病因者；

（5）怀疑有胆总管囊肿等先天性畸形及胰胆管汇流异常者；

（6）原因不明的上腹痛而怀疑有胰胆道疾病者；

（7）因胆胰疾病需收集胆汁、胰液或行 Oddi 括约肌测压者；

（8）因胰胆病变需行内镜治疗者；

（9）胰腺外伤后怀疑胰管破裂者；

（10）胆管手术疑有误伤者；

（11）疑胰腺先天性病变；

（12）胆管癌（胆总管、肝门部及胆囊）；

（13）胆石症（胆总管、胆囊及肝内胆管）；

（14）肝内胆管疾病（胆管炎）；

（15）胆道系统狭窄及扩张的性质、程度；

（16）某些肝脏疾病。

2. 禁忌证

（1）有上消化道狭窄、梗阻，估计不可能抵达十二指肠降段者；

（2）有心肺功能不全等其他内镜检查禁忌者；

（3）非结石嵌顿性急性胰腺炎或慢性胰腺炎急性发作期；

（4）有胆管狭窄或梗阻，而不具备胆管引流技术者；

（5）重度胆管感染者。

（二）设备耗材及人员管理

1. 设备管理

（1）十二指肠镜：电子或纤维十二指肠镜侧视镜，内镜头端有一个可调节的抬钳器，用于调节固定内镜附件（图 5-1）。抬钳器及内镜腔道是污染的主要场所，为减少内镜相关性感染，需严格刷洗（图 5-2）所有内镜的通道、内部和外部表面及可拆卸的部件和所有辅助通道，然后根据 2016 版《软式内镜清洗消毒技术规范》中的灭菌要求对十二指肠镜进行灭菌。

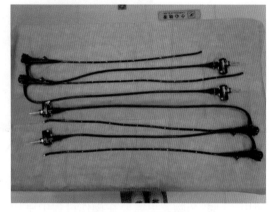

图 5-1 十二指肠镜

（2）导管：造影导管种类繁多，用于插管注射造影剂，导管头端含有金属标刻便于透视下显示其位置及深度，但目前临床多采用括约肌切开刀，既能造影、也能对插管困难的乳头进行切割。

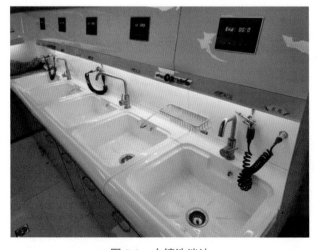

图 5-2 内镜洗消池

（3）导丝：ERCP 导丝被誉为"生命线"，ERCP 专属导丝是具有柔软、超滑、坚韧、不透 X 线、抗缠绕等特点的亲水涂层导丝，主要应用于乳头插管、胆胰管插管、穿过狭窄段等 ERCP 辅助性操作。

（4）X 线透视机：目前国内 ERCP 室都采用 C 臂结构或下球管包裹式结构（图 5-3），有助于操作医师明确病灶位置，实施果断操作，为手术成功提供帮助并减少并发症的发生。在工作时会产生对人体有害的 X 线，因此医护人员在使用过程中必须做好相关防护措施。同时告知患者取下随身佩戴的金属物件，医护人员连接心电监护时尽量避开透视区，防止操作过程出现伪影，影响判断。

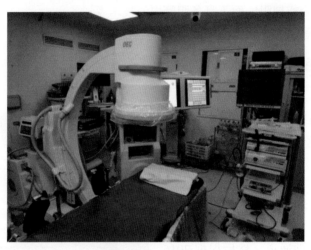

图 5-3   X 线透视机

（5）心电监护仪：心电监护有助于观察患者的术中状态，同时由于大部分 ERCP 都使用了麻醉药物，更需要在操作过程中密切监测其生命体征。

（6）其他治疗器材：在治疗性 ERCP 时需要用到的设备及耗材不止几种，根据治疗性 ERCP 的种类选择的耗材有电刀、取石网篮、取石球囊、碎石网篮、鼻胆引流管、扩张球囊、止血夹、胆道支架、胰管支架等，因大部分耗材都属于高值耗材，在使用前需告知患者或其家属并签署知情同意书。ERCP 专用设备及耗材应定点存放，定人管理，定时检查维修，保证 ERCP 工作能随时正常进行。

2. 耗材管理

（1）ERCP 耗材管理人员需建立出入库登记表，做好有效期的盘点工作，做足各种耗材的备份，并制订采购计划；

（2）保持库房干净、整洁，温湿度适宜，避免阳光直射；

（3）手术期间在 ERCP 室做好耗材的取用与登记工作；

（4）根据有效期排列耗材顺序，做到"先进先出，后进后出"；

（5）做好防火、防盗、防止耗材打折弯曲。

3. 人员管理

（1）患者管理：术前需对进行 ERCP 检查治疗的患者进行全身状况的评估，向患者及其家属进行 ERCP 手术的宣教，提高其预防意识及治疗依从性，并签署手术知情同意书。

术前禁食、禁水 6～8h，根据造影剂类型选择，是否需要提前做好碘过敏试验。

（2）医护人员管理：进行 ERCP 手术操作的医师及术中配合的护士必须经过严格的培训并有一定的 ERCP 手术经验，操作医师须符合在他人指导下完成至少 100 例 ERCP 及 30 例 EST，且插管成功率在 80% 以上。手术护士应熟悉胆胰器官结构，对胆道方向走行有明确的判断，术中严格无菌操作，与医师默契配合。

（三）术前管理

1. 科室进行手术适应证的讨论，完善相关辅助检查，评估术中、术后风险。

2. 根据患者病情选择是否邀请相关科室（如麻醉科、影像科、肝胆外科、胸外科等）进行 MDT 讨论。

3. 术前进行手术规划，确定需要使用及备用的相关耗材与器械。

（四）术中管理

1. 术中密切观察患者生命体征，如有异常及时发现并处理。

2. 术中若需抢救及会诊，巡回护士及时通知相关科室及领导，必要时由医务科协调处理。

3. 巡回护士负责耗材使用的登记、调整 C 臂位置与患者的体位。

4. 做好医务人员的防护措施。

5. 禁止任何人在造影期间打开防护门。

（五）术后管理

1. 术后医护人员应及时巡视患者，观察患者症状与体征的变化，及时复查相关辅助检查，了解病情变化的趋势。病情观察及导管护理可及时预防和早期发现并发症的发生。

2. 若发生严重并发症（如穿孔、出血、重症胰腺炎等），及时进行相关处理，并做好外科手术的术前准备。

3. 提高患者生活质量，做好术后疼痛管理。

四、ERCP 手术过程中的护理配合

（一）术前准备

1. 设备准备　C 臂或者 X 线数字胃肠机及个人防护的铅衣、铅围脖、铅眼镜和铅帽；十二指肠镜及其他相应的配套图像处理系统。检查床旁准备吸引装置，调至备用状态；备心电监护仪及吸氧装置，检查性能处于备用状态。

2. 附件准备　备齐所有型号的附件和生理盐水使用前检查有效期及包装完好；内镜专用电刀，检查工作状态是否处于备用状态，调至合适的参数备用；造影剂：常规用 25% 的泛影葡胺，20ml 的无菌注射器，使用前将造影剂加热至 37℃左右。

3. 患者准备　术前向患者做好心理护理，用通俗易懂的语言介绍手术的过程及注意

事项，最大程度消除患者的顾虑，使患者积极配合手术治疗。了解患者的既往史，有无高血压、心脏病及药物过敏史和手术史等。做好泛影葡胺的过敏试验，观察结果并记录。检查者术前禁食、禁水 4～6h，禁烟。估计有胃排空延缓者，需禁食更长时间，有幽门梗阻者需先洗胃或者行胃肠减压再检查。患者穿着不能太厚，宜穿开襟棉质衣服，要适合拍片的要求。取出活动义齿，如果有松动的牙齿要用线固定，线头留置在口腔外，以免松动的牙齿脱落后掉入气道，取下所有含金属物品及饰品。术前 15～30min 口服去泡剂二甲硅油散和咽部麻醉剂达克罗宁胶浆。常规右手备留置针，建立静脉通路，确保安全给药。给予心电监护，鼻导管吸氧，床旁备好吸引器。目前临床使用静脉复合麻醉下行内镜检查及治疗，很大程度上减轻了患者的痛苦并提高了手术的成功率。

患者体位：左侧俯卧位，双腿微屈，松开领口及裤带，取下活动义齿，头部略向后仰。将电极板贴在患者的小腿部或者臀部等肌肉较丰富的部位。如果患者是小儿尽量用铅衣遮挡除检查部位以外的部位尤其是性腺等对射线较敏感的部位。

（二）术中配合

1. 进镜配合　检查内镜光源是否正常，镜面是否清晰，检查注气注水是否通畅充足，调整好白平衡，及时发现并排除故障；进镜过程注意观察生命体征；观察口腔分泌物并及时清理，防止误吸。观察生命体征变化，常规监测血压、脉搏、呼吸及氧饱和度并记录。老年患者及中重度贫血患者常规吸氧，氧流量应为 3～4L/min。密切观察患者呼吸及面色，保持呼吸道通畅。如有呛咳可叩打患者背部促使其分泌物咳出。SpO_2 下降时应积极寻找原因，立即开放气道，加大氧流量。如无改善应立即中断进镜检查，呼吸气囊加压给氧，必要时气管插管。建立静脉通道后由麻醉师注药。

2. 十二指肠乳头插管配合　插管前，助手必须熟知胆胰管的解剖特点，以便顺利配合插管。有些患者因解剖位置改变导致正常插管困难，对于这些 ERCP 中插管不成功者采用双导丝插管技术或者乳头括约肌预切开术均能提高插管成功率，且不增加 ERCP 并发症的风险，是困难性胆管插管 ERCP 中可以选择的安全有效方法。也可选用针状刀切开乳头法，针状刀作为选择性胆管插管失败的最后选项，可使大部分难治性胆管疾病的内镜诊疗得以进一步进行；但对于扁平小乳头、憩室旁小乳头和憩室内乳头、乳头表面明显恶性病变者应慎用。导管或切开刀使用前，用无菌生理盐水和造影剂将管腔分别排除气泡以免影响造影结果。选择性插管作为 ERCP 成功的第一步，导丝的选择尤为重要。助手熟练配合运用导丝及各种附件，能提高插管成功率，缩短操作时间，减少并发症的发生。

3. 十二指肠乳头切开的配合

（1）针状刀切开的配合：对于经十二指肠乳头选择性插管困难患者会用到针状刀切开，但因针状刀切开难度大、风险高，对术者和配合助手的要求较高。助手根据术者操作熟练程度及要求出刀头的长度一定在可控范围，行切开的时候助手应固定刀头长度，避免因刀头过长引发穿孔。也可用上消化道 Dual 刀代替针状刀。

（2）无头刀切开的配合：无头刀的构造为刀头就是切开导电刀丝，所以拉伸刀弓是助手配合的关键，应严格按照术者的要求控制拉伸刀弓的程度。

（3）经胆胰管弓形刀切开的配合：经胆胰管弓形刀切开相对前两种切开方式较安全，切开时，助手一定要注意手中切开刀钢丝的松紧度，慢慢增加力度，太松将无法有效切开；太紧将形成大切开，会引起出血、穿孔等。

4. **十二指肠乳头扩张术的配合** 在使用柱状球囊扩张时扩张的幅度宜缓慢，密切观察十二指肠乳头及胆总管下端狭窄处在 X 线透视下消失的过程，不能快速扩张乳头括约肌，否则易导致十二指肠乳头括约肌撕裂出血或穿孔。患者往往难以忍受扩张时引起的疼痛，因此在球囊扩张前让麻醉医师适当增加镇静、镇痛药物的用量。扩张时，随着压力的增加，乳头括约肌被机械撕裂的风险就越大，及时提醒医师扩张压力表上的压力变化，明确是否需要再增加压力。

5. **网篮取石的配合** 术者在 X 线监视下将取石网篮送到结石上段后，张开并抖动网篮，将结石套入网篮中，然后慢慢收紧网篮，将结石从胆胰管内拉出至十二指肠。张开取石网篮，使结石从网篮中脱出，掉入十二指肠。

（1）机械碎石的配合：对于结石较大需碎石者，可送入取碎石网篮，取碎石网篮外套管都较硬，进入胆胰管相对比较困难，且穿孔的风险很大。首先，在 X 线透视下确认进入胆胰管方可张开网篮。张开的幅度和力量都要控制，如果存在角度较大应在操作医师调整后张开，否则会出现胆胰管管壁划伤出血，甚至穿孔的风险。取碎石网篮完全套住结石后助手收紧网篮的外套管，使网篮的钢丝充分勒紧结石，以防止结石滑脱。尽可能的使用碎石手柄收缩网篮力道均匀进行碎石后，将结石与碎石网篮一起拉至乳头外。

（2）激光碎石的配合：对于胆总管巨大结石或胰管较大结石通过机械碎石无法达到碎石效果的患者，需在 SpyGlass 系统下采用激光碎石将结石取尽。SpyGlass 系统是在胆道子母镜的基础上开发出来的一种胆胰管诊疗系统，提高了对胆胰管疾病的诊断准确率，并为胆胰管结石、胆胰管梗阻等复杂疾病提供了有效治疗手段。操作时先行 ERCP，成功后用柱状球囊扩张乳头，通过内镜导丝置入 SpyGlass 导管，导管进入胆胰管看到结石后去掉内镜导丝。置入 U100Plus 激光光纤之前，助手做好 U100Plus 激光光纤在 SpyGlass 导管内的长度标识，以便在操作时能准确控制激光光纤在导管内及出导管后的距离。进入光纤遇有阻力时报告操作医师，把抬钳器松到底，以便让光纤顺利进入。定位准确后进行激光碎石，根据碎石效果调整激光碎石机频率及功率，或结合机械碎石，再用取石网篮将结石取尽。

（3）网篮取碎石滞网后的处理：摇柄式碎石器套住结石后剪断网篮尾部钢丝，剪断时注意平整，避免碎石器的外套管和钢丝发生摩擦，导致网篮钢丝不能顺利通过碎石器外套管。置入碎石器外套管后勒紧网篮钢丝，在胆胰管最宽处进行机械碎石。助手根据具体情况控制碎石器摇柄的进退与停顿，并注意感受钢丝的绷紧度，避免尾端钢丝断裂。

6. **球囊取石、探查的配合**

（1）球囊取石的配合：检查球囊充气情况，是否有漏气，注射孔注射是否通畅。根据造影估计胆道情况，选择合适的规格，尽量使用与胆道直径相匹配的球囊。X 线监视下可见球囊导管球囊上下两端的标记，在结石下方注入气体，将球囊充盈到和结石一般大小，然后拖出球囊，若球囊可轻松拖出，则在结石上方充盈起球囊；透视下看到球囊充气影，关闭球囊通道，轻轻抖动球囊同时由上向下缓缓牵拉，使球囊向乳头口方向移动，若感觉有阻力，则用左手固定住球囊导管，在右旋镜身的同时用右手向内推内镜，直到结石和球囊从乳头口排出。

（2）清除碎小结石的配合：碎石取石后经常残留碎小结石，可以用球囊对胆管进行多次探查清理。

（3）球囊加压造影与阻塞造影的配合：为确定结石是否清理干净，可用球囊进行加压阻塞造影，先同造影管排气方法一样对球囊注射孔道进行排气，排气后将球囊插至胆管上段，充盈球囊后关闭通道，边注射造影剂边缓慢拉球囊，拉至胆管末端时可旋转镜身摄片，确定无残留结石，打开球囊通道拉出球囊。

7. 胆管支架置入的配合　在完成 ERCP 造影及取石等操作后，胆管引流是 ERCP 术的必要步骤。胆管支架内引流的优点是无胆汁流失，恢复胆汁的生理流向，术后也无须特殊护理，提高了患者的生活质量；缺点是支架易堵塞和移位脱落。在放置胆管内支架时根据患者的不同情况选择不同型号的支架。胆管支架有分体式塑料支架、一体式塑料支架及双猪尾形塑料支架。其中分体式塑料支架及一体式塑料支架有普通直塑料支架及圣诞树塑料支架，其放置方法及配合也略有所区别。

（1）分体式塑料支架

①普通直塑料支架：当完成 ERCP 造影等各项操作至留置导丝放置支架时，术者根据患者不同的情况选择好相应支架，此时助手当确认好所需支架无误，将支架前后端分清后穿入已留置好的导丝内，然后将已经准备好的支架推送器缓缓穿入导丝至和支架连接，不可用力过猛，防止导丝脱落，当在术者将支架送入镜身插入时，助手当轻拉导丝保持导丝稳定没有出入；当术者将支架前段使用推送器送入胆管时，助手在确认导丝无退出原始位置并无打折的情况下拉动导丝，直至术者将支架推送至所需位置，此时助手缓慢撤出导丝，勿用力拉扯，以防止出现导丝亲水头断裂及其他意外情况。

②圣诞树样塑料支架：圣诞树样塑料支架其推送方法和普通塑料直支架一致，只是在将支架穿入导丝时注意圣诞树样塑料支架的前后端，放置反穿支架；圣诞树样塑料支架前端四个侧翼较大较长于后端侧翼，其推送方法同上。

③双猪尾形塑料支架：在放置此类型支架时需注意支架前后猪尾形支架的放置需求。当前段猪尾需顺应胆道走行时，术者将支架推送至所需位置，助手缓慢撤离导丝，至 X 线下可见导丝亲水部分刚好跨越支架及推送器两者之间时保持导丝固定，待术者将支架推出镜身形成猪尾袢时即可撤离导丝；当需将支架前端猪尾成袢放置胆管内时，术者将支架送入胆管，此时助手缓慢拉出导丝至导丝亲水部退至猪尾形支架内或者下端，注意导丝硬质部不可退出胆管下段，给予一定的支撑，当胆管上端猪尾袢形成后将导丝亦撤离至支架后端猪尾及推送器两者之间，待十二指肠肠腔内猪尾袢形成后，撤离导丝。

④单猪尾形塑料支架：当患者需放置单猪尾形支架时，助手需注意选择合适的推送器及支架，当术者将支架推送至所需位置时，助手缓慢撤离导丝至导丝亲水部分在支架及推送器两者之间，待术者将支架完全推出十二指肠镜并在十二指肠肠腔完成猪尾袢时缓慢撤出导丝。

（2）一体式塑料支架：在放置一体式塑料支架时其中普通直塑料支架及圣诞树样塑料支架推送方法相同；在完成 ERCP 造影等各项操作至需放置支架时，术者根据患者不同的情况选择好相应支架，此时助手当确认好所需支架无误，将支架推送器内芯前段穿入已留置好的导丝内至导丝从推送器后端穿出，然后缓慢拉动导丝，同时将支架整体推送至术者手中，此时不可用力过猛，防止导丝脱落及固定好推送器内芯末端，防止推送器内芯提前脱出；当在术者将支架送入镜身插入部时，助手当轻拉导丝保持导丝稳定没有出入及推送器内芯固定；当术者将推送器内芯前段使用推送器送入胆管时，助手在确认导丝无退出原始位置且无打折的情况下拉动导丝，至内芯前段至支架在胆管上端所需放置位置，此时助手缓慢拉动内芯，推送支架，保证内芯无大幅度进入胆管深处及内芯无提前退出直至推送支架至所需放置位置，撤离推送器内芯及导丝，勿用力拉扯，防止推送器内芯断裂导丝断裂及其他意外情况的发生。

在放置双支架及多根支架时，需注意分清各导丝的位置及推送支架时配合术者保证其他导丝的位置固定，前后分别置入各支架。

8. 鼻胆管引流术的配合 内镜下鼻胆管引流术（endoscopic naso-biliary drainage, ENBD）是经内镜胆道外引流的治疗方法。优点是操作简便、放置成功率高、宜固定、术后便于病情观察。缺点是容易造成胆汁丢失、引流时效较短。

（1）ERCP 诊断的配合：造影发现胆道梗阻后，不要往胆管内注入过多的造影剂，进入梗阻以上胆管后，先尽量抽出淤积的胆汁，再注入造影剂进行明确诊断。若进行碎石取石等操作，再次造影若结果不明确，可置入鼻胆管。

（2）导丝超选的配合：当明确需行 ENBD 后，将备好的导丝经导管插入，超选右肝管采用"顺导管方向直接插入导丝，选用略微弯曲的 J 型导管，或选用略微弯曲的导丝，或切开刀位于肝门部拉弓朝向右侧插入导丝"。超选左肝管采用"用较直的导管和导丝将导管头端置于胆总管远端，插入导丝头端顶住肝管汇合部，使导丝折叠打圈进入左肝管，或在肝门下方用导管顶住胆管右侧壁插入导丝反弹进入左肝管，或利用刀弓弯曲顶住胆管右侧壁插入导丝反弹进入左肝管，或导丝头端做 S 状塑形插入"。医护应协调配合，将导丝超选到最理想的引流部位，通常是引流胆系丰富的胆管，透视下胆管增粗、扩张明显的胆管为最佳的引流胆管。

（3）留置导丝更换鼻胆管的配合：导丝超选到位后留置导丝退出导管，医师匀速向外拉导管，护士匀速向内插导丝，外拉和插入频率应保持一致，以免拉的过快将导丝拉出，或插入过快过多，导致导丝在乳头口结袢而脱出，避免反复插管的麻烦。导管退出后更换鼻胆管，医师向内插入鼻胆管，护士向外拉导丝，使导丝绷紧，以防止插入鼻胆管的同时将导丝插入过深，造成穿孔或导丝在乳头口结袢。技巧在于观察内镜图像，确保导丝没有大的浮动，余光观察医师外拉的速度，做到外拉和插入的速度相一致。

（4）留置鼻胆管退出内镜的配合：鼻胆管到位后可留置鼻胆管退出内镜，医护要协调配合，保持相同速度，以免鼻胆管移位，应边插鼻胆管边拉内镜，退镜时使鼻胆管在十二指肠形成自然的圈，内镜退出口腔时护士可用生理盐水纱布压住近口腔的鼻胆管，再用生理盐水纱布擦拭鼻胆管并将鼻胆管盘成圈并包住鼻胆管口，以免胆汁飞溅造成污染。

（5）鼻胆管口鼻转换的配合：退出内镜后将鼻胆管从口腔引出转换为从鼻腔引出。将口腔外的鼻胆管在右手上折成半圆的圈，左手示指压住口腔内的鼻胆管，将口腔内的鼻胆管同舌头一起往下压，右手握着折成的圈经口伸入到咽喉部，从鼻腔插入导丝（或胃管或其他导管）进入圈内拉出口外，再将鼻胆管末端插入至导管腔内，一手拉导管，一手送鼻胆管，将鼻胆管从鼻腔内拉出，连接负压引流袋，固定前可在射线辅助下确定鼻胆管有无在咽喉部打折，确定无打折后给予妥善固定。

9. 鼻胰管引流的配合　胰管内放置鼻胰管行体外引流是在内镜下治疗胰腺疾病后的常规处理方式，当术者在胰管完成各项操作留置导丝需放置胰管体外引流管时，助手此时需准备相应大小的鼻胰引流管，确认所需型号无误后，在鼻胰管内填充生理盐水，然后将鼻胰管穿入留置好的导丝内，缓慢送至术者手中，然后轻轻拉动导丝配合术者将鼻胰管缓慢推入胰管内至所需位置，在 X 线配合下，助手在鼻胰管未到达所需位置时注意不可提前将导丝撤出或导丝过深进入胰管；当鼻胰管推送至所需位置时，助手缓慢撤出导丝配合术者撤镜，此时不可将导丝完全撤出，保证术者在撤镜时托送鼻胰管须有导丝支撑，保证导丝可支撑十二指肠镜活检孔处术者的推送，防止鼻胰管打折直至十二指肠镜完全退出，再撤出导丝。应用鼻胆管交换方法将鼻胰管从患者鼻孔交换出后妥善固定鼻胰管，再次透视，确定鼻胰管位置以及有无打折情况。

10. 胰管支架置入的配合　胰管支架置入与胆管支架推送方法相同，大多胰管支架为单猪尾形支架，需注意撤离导丝时将导丝亲水部撤离至支架及推送器两者之间，待十二指肠肠腔内支架成袢及完全退出十二指肠镜时缓慢撤离导丝。

11. 胆道金属支架置入术的配合　胆道金属支架是由支架和输送系统组成，按材料分，主要有不锈钢和镍钛记忆合金两种材质制成；镍钛记忆合金丝生物相容性好，具有形态记忆性，弹性佳，目前较常用。按制造方法分为激光雕刻成形（如 Zilver 支架）和金属丝编织成形（如 Wallstent、wallflex 支架）两种。分为不覆膜支架、部分覆膜和全覆膜支架 3 种。根据患者良（恶）性狭窄部位，长度来选择支架种类。护理人员需要了解各种类型支架并有熟练的操作技术才能更好的与医师配合完成手术。

当十二指肠镜插入至十二指肠降段，找到十二指肠乳头后，由活检孔道插入高频切开刀于乳头开口部，沿切开刀置入导丝，确认导丝置于胆总管后，切开刀顺导丝进入胆总管，用 20ml 注射器抽胆汁，如有胆汁抽出，观察胆汁颜色，再沿切开刀缓慢注入造影剂，注射造影剂时速度不宜过快，量不宜过多，按比例配置，同时观察患者的反应。了解胆管的情况，确定胆道梗阻的长度、位置和形状，这对于选择合适的支架十分重要。再根据狭窄程度和支架的大小选择扩张探条或扩张球囊，用不同大小的扩张探条或球囊扩张狭窄部位，当扩张的金属标记通过狭窄段后，表明梗阻部位已被扩开，此时应协助术者测量狭窄段的长度，确定金属支架的长短。然后将带有金属支架的推送器前端插入导丝的末端，沿导丝送入推送器，在 X 线监视下待支架送至病变部位后，依照术者的嘱咐，缓慢退出推送器外套管，释放金属支架，保证金属支架释放到最佳位置。然后退出支架推送器和导丝，此时会有大量的胆汁流出，标志着金属支架放置成功。

12. SpyGlass 的配合　虽然各种内镜诊疗技术突飞猛进，但 ERCP 仍是诊断胰胆管疾病的金标准。ERCP 有相对的局限性，胆胰子镜直视系统 SpyGlass DS 相对于以往的胆道镜具有其自身的优势，主要采用主机光源一体化设计，预设焦点和白平衡，通过直视下实现胆管、胰管系统的直接可视化，有助于胆胰管腔内病变特别是占位性病变的术前诊断、内镜引导下腔内活检及胆胰管疾病的介入治疗。

（1）组成结构：包括主机注水泵、摄像机、光源、吸引管道及显示器等组件。

（2）传送导管：由操作手柄和导管组成，操作手柄上有一个固定装置，两个旋钮和两个操作孔道。固定装置用来将操作手柄固定在十二指肠镜上。两个旋钮类似于普通胃肠镜的操作旋钮，分大小两个，由单人操作、四方位转向、独立的冲洗通道等。导管长度 230cm，直径 10Fr。

（3）适应证：不明原因胆、胰管扩张；胆胰管狭窄或充盈缺损性病变的良（恶）性鉴别诊断；早期仅局限于胆、胰管腔内的微小病变的诊断，利用活检钳取得病理诊断；Mirrizz 综合征的鉴别诊断。

（4）配合要点：十二指肠镜置入十二指肠降部，切开刀带导丝，选择性插管置入需要观察管道，进行造影。造影剂按比例配置好，缓慢注入，观察胆道情况，行 EST 小切开再将胆道镜进入胆管，胆道镜在进入胆管时尽量冲洗胆道以便于观察，从上至下观察，间断性的注水，SpyGlass 的水泵的出水大小根据情况调节，注水时观察患者生命体征、是否有呛咳，操作者需持续吸引。SpyGlass 可以四方位观察胆道，如发现有可疑部位需要取活检，可置入一次性活检钳，在直视下取病理，若发现巨大结石，将 U100＋激光碎石光纤置入 SpyGlass，激光碎石时要使激光光纤靠近结石，并浸在液体中，并且在操作过程中动作要轻柔，以免损坏光纤。SpyGlass 操作过程中尽量不要使用抬钳器，以免损伤外鞘及光纤。

13. 止血的配合　ERCP 虽然作为微创的内镜手术，但仍然会有出血情况发生，包括进镜时贲门口撕裂出血，乳头行 EST 切开后的出血，三腔扩张球囊扩张后的出血，取石球囊脱出后乳头口撕裂出血等，一般不会造成严重的后果。少数为迟发性出血，可能在 48 ～ 72h 发生，出血多数表现为柏油样便等，严重者可出现失血性休克，如不及时诊治，可危及患者生命。内镜下止血是最简易、可靠、有效的治疗手段。内镜下乳头口操作时造成的出血，如出血量少，可以用规格为 1 ∶ 1000 的肾上腺素稀释后进行局部喷洒，若乳头口的持续出血，可以使用内镜下止血夹或电凝设备，在夹闭以及电凝时需要注意观察到胰管开口后在进行处理，以免夹闭胰管。如果时进镜时的黏膜撕裂，先更换为孔径更大的胃镜（如 GIF-Q260J 镜），边冲洗视野清洗，观察撕裂处的范围，然后再进行钛夹夹闭，必要时放置胃管以便观察出血情况。

14. 穿孔的内镜治疗配合　ERCP 术中穿孔的发生率为 0.2% ～ 0.5%，而其病死率为 16% ～ 18%。ERCP 导致的穿孔 Kim 分型如下。

（1）Ⅰ型穿孔：插管穿孔，也就是进镜时发生的十二指肠对侧壁及侧壁穿孔。在操作过程中由于镜身的角度或者患者胃壁或者肠壁改变导致拉镜时造成的穿孔一般临床须立即手术或者使用金属夹闭合（内镜止血夹、OTSC 夹）。

（2）Ⅱ型穿孔：插管或括约肌切开刀造成的穿孔。对于Ⅱ型穿孔的处理首选非手术治疗，但是大多数造成严重后果的甚至死亡的穿孔往往发生在Ⅱ型穿孔，其原因是术中发现相对困难，术后也容易与胰腺炎混淆，而延误治疗。切开刀行 EST 切开时不宜切开过大，保证切开轴向，进镜时对十二指肠乳头憩室准确判断，操作时注气不宜过多。如发生穿孔尽可能保持引流的通畅。

（3）Ⅲ型穿孔：导丝或鼻胆管、网篮造成的穿孔。这一类穿孔以导丝或者网篮造成的胆道损伤为主。助手在进行导丝插管时，应选择"试探性"插管，若有阻力，与医师沟通后缓慢撤回。这一类穿孔主张放置鼻胆管或支架，之后非手术治疗。若术后发现穿孔一般不重新做 ERCP 进行胆管引流，术后应立即禁食水行胃肠减压。鼻胆管保持通畅引流，抑制胰液分泌，抗感染营养支持治疗，密切观察患者生命体征。

第二节　胰腺疾病 ERCP 治疗的护理

一、胰腺疾病的护理要点

（一）健康史

1. 一般资料　包括患者姓名、年龄、民族、文化程度和职业等。

2. 既往史　了解患者有无胆囊疾病、有无发热、腹痛、腹泻、恶心、呕吐、厌食、黄疸、体重减轻等症状，了解有无糖尿病、心脏病及 ERCP 治疗史等。

3. 过敏史　了解有无药物过敏史，尤其是确认有无碘过敏。

4. 遗传史　评估患者家庭成员的健康状态、了解患者家属是否患有糖尿病、心脏病、恶性肿瘤、胰腺疾病等，这类疾病多有遗传易感性。

5. 生活史　询问患者的工作经历、社会经历、饮食习惯、饮酒情况及嗜好等。

6. 用药史　评估患者既往和现在的用药情况，记录用药名称、剂量、用药时间、使用原因等，询问患者是否使用缓泻药、激素等药物。

（二）身体状况

1. 症状

（1）腹痛：腹痛是胰腺疾病最常见的症状之一。护理人员应注意患者有无腹痛，若有，则评估疼痛的部位、性质、是否放射、疼痛减轻或加重的方法等。临床上一般将腹痛按起病急缓、病程长短分为急性、慢性疼痛；按疼痛的性质不同，可分为绞痛、刀割样痛、钝痛、胀痛、钻顶样痛等。根据疼痛的性质、部位、持续时间及伴随症状，可帮助判断疾病类型，如急性胰腺炎常出现上腹部剧烈疼痛、持续性绞痛、钻痛或钝痛，并向腰背部呈束带状放射；慢性胰腺炎多为间歇性，随病情加重发作频率增多，持续时间延长，最终转为持续性腹痛。

（2）腹胀：重症急性胰腺炎的患者因腹腔内渗出液的刺激和腹膜后出血，引起麻痹性肠梗阻，导致肠道积气而引起腹胀。

（3）恶心与呕吐：呕吐分为中枢性和反射性，呕吐的时间、频度、呕吐量及呕吐物性状因疾病而异。胰腺疾病多为反射性呕吐，胰腺肿瘤后期浸润或压迫胃十二指肠可导致恶心和呕吐等消化道症状。

（4）黄疸：黄疸是由于血清中胆红素增高所致。根据黄疸的病因不同，可分为肝细胞性黄疸、阻塞性黄疸和溶血性黄疸。胰腺肿瘤患者常伴随黄疸，呈进行性加重。

（5）发热：胰腺疾病的患者均存在不同程度的发热。根据发热的严重程度，可分为低热、中热、高热和超高热。胰腺炎多为中度热，38～39℃，一般3～5d后即可下降，但重症胰腺炎患者可持续不降。胰腺肿瘤患者可伴有持续低热。

（6）手足抽搐：一般由血清钙降低所致，若血清钙＜1.98mmol/L，则提示病情严重，预后差。

2. 腹部体征 胰腺患者疾病严重程度，与腹部体征不一致。轻症急性胰腺炎患者往往与主诉腹痛体征不相符，重症急性胰腺炎患者上腹或全腹压痛明显并有腹肌紧张、反跳痛，肠鸣音减弱或消失，可有Grey-Turner征或Cullen征。胰腺肿瘤患者晚期有腹部肿块。

（三）心理状况

包括患者的疾病知识、心理反应和社会支持系统等方面，应重点询问患者是否因疾病而产生心理负担，具体表现是什么；患者对疾病及治疗方式是否有所了解，是否需要向其介绍相关疾病及诊疗知识；询问患者近期经济状况，是否存在因经济状况导致的压力。

（四）护理

1. 常见护理问题

（1）疼痛：腹痛与胰腺及周围组织炎症、水肿或出血坏死有关。

（2）体温过高：与胰腺自身炎症有关。

（3）营养失调：低于机体需要量与呕吐、禁食、应激性消耗有关。

（4）有体液不足的危险：与腹腔渗液、呕吐、禁食和补液不足等有关。

（5）知识缺乏：缺乏胰腺疾病检查、治疗及预后情况等相关知识。

（6）有管道滑脱的危险：与ERCP治疗留置鼻胆管等有关。

（7）潜在并发症：出血、胰瘘、胆瘘和胆管感染等。

2. ERCP 术前护理

（1）疼痛护理

①禁食、胃肠减压：禁食以减少胰液的分泌，减少对胰腺周围的刺激，胃肠减压可通过减少胃酸排入十二指肠，抑制胰腺分泌，减轻胃肠胀气。

②药物治疗：对于疼痛剧烈患者，及时给予有效的镇痛药镇痛，观察并记录患者对镇痛药物的反应。并教会患者应用各种非药物镇痛的方式。

③舒适安全的护理：协助患者定时变换体位，采取屈膝抱胸位以减少疼痛，按摩患者肩背部，增加舒适感，剧烈疼痛时注意安全，必要时加用床档。

④减轻焦虑：术前针对ERCP操作的必要性、常规流程、风险、目的及主要内容、出院标准、手术前后疼痛及营养等内容宣教，减缓患者紧张情绪。

（2）维持体液平衡

①补液：根据脱水程度、年龄大小和心功能状况补充液体，调节滴速，及时补充因呕吐、发热及禁食所丢失的电解质，避免酸碱失衡。

②必要时监测并记录 24h 出入液量：严密监测并记录患者出入液量，为治疗提供依据。

③病情观察：观察神志、血压、尿量、皮肤黏膜颜色是否有低血容量性休克的表现，并备好抢救用物。

（3）生活护理

①卧床休息：保证充分睡眠，以降低代谢率、胰腺和胃肠分泌，促进组织修复和体力恢复。

②口腔、皮肤护理：禁食患者做好口腔护理，黄疸及出汗患者做好皮肤护理。

（4）营养支持

①营养评估：评估患者营养状态，如皮肤弹性、体重和上臂褶皱厚度，并监测实验室检查指标。

②营养支持：禁食期间遵医嘱给予营养支持，做好肠内营养的护理，掌握由肠内营养向经口进食过渡的时机。

③控制血糖：对合并高血糖者，应调节好胰岛素用量。

（5）术前准备：术前行碘过敏试验；检查或治疗前禁食 6h，禁水 2h；检查前 10min 口服二甲硅油散 30ml，以去除肠内胀气，口服表面麻醉剂达克罗宁胶浆 10ml，着开襟上衣，解开裤带，取出活动义齿及金属物品；建立静脉通道；嘱患者做好心理准备。

3. ERCP 术后护理

（1）引流管护理：胆源性胰腺炎患者可留置鼻胆管，并妥善固定鼻胆管，在鼻胆管出鼻腔处做记号，以便观察有无脱出，不宜强行将鼻胆管送入。观察胆汁引流情况，术后 24h 有无腹胀、恶心和呕吐等症状。

（2）病情观察：严密观察患者生命体征、皮肤、黏膜和尿量等，术后 6h 检查血尿淀粉酶指标是否正常。

（3）低流量吸氧：1 ～ 2L/min，维持有效的呼吸型态。

（4）饮食和活动：评估患者身体状况，有无腹痛、腹胀等症状，术后 6h 可饮水，根据情况过渡至普通饮食；术后取半卧位，6h 后在护理人员陪同时下床旁活动，记录活动量，逐步过渡到自主活动。

（5）液体护理：目标导向性静脉输液，以补充足够的热量为原则，静脉治疗性补液按评估进行。

（6）皮肤护理：注意鼻胆管或鼻胰管与鼻部皮肤接触部分的护理，正确固定，及时更换贴条，避免管道压迫皮肤，引起压疮。

（7）控制血糖：动态监测血糖、尿糖及酮体水平，对合并高血糖者，按医嘱给予胰岛素，如发生低血糖，及时补充适量葡萄糖，告知患者注意事项。

（8）并发症观察及护理：严密观察病情变化，包括神志、生命体征、腹部症状和体征，以及引流液的量、颜色和性状等。若患者出现发热、腹胀、腹痛等腹膜炎表现，常提示胆瘘或胰瘘。一旦发现，及时通知医师并及时处理。若鼻胰管或鼻胆管引出血性液体，提示胆道出血，给予止血等对症治疗。出血严重时协助医师配血、输血及再次手术准备。

（五）健康教育

1. 生活规律　养成良好的生活习惯，饮食宜少食多餐，予以高蛋白、高热量、低脂肪饮食，补充脂溶性维生素；咸而辣、过热、过冷和刺激食物，以及饮酒及情绪激动皆可为胰腺炎诱发因素，加强体育锻炼，避免情绪激动，保持良好心态。

2. 控制血糖及血脂　监测血糖及血脂，必要时使用药物治疗，指导患者遵医嘱服药并了解药物不良反应。

3. 检查　40 岁以上，短期内出现持续性上腹部疼痛、闷胀、食欲明显减退、消瘦者，应注意对胰腺做进一步检查。

4. 随访　出院建立个人档案及随访单，电话随访 7 d，关注患者疼痛、饮食等；30d 随访，关注患者恢复以及有无再入院、死亡等。

经过合理的治疗及护理方案，评价患者是否达到：①疼痛减轻或消失；②体温在正常范围内；③营养状况改善；④体液得以维持平衡；⑤了解疾病相关知识，包括预防及康复知识；⑥管道不发生脱出的现象；⑦未发生并发症或及时发现和处理并发症。

二、急性胰腺炎的护理

（一）健康史

急性胰腺炎患者行 ERCP 治疗，需要了解其年龄、性别、饮食习惯、营养状况、过敏史、工作环境等。了解患者有无暴饮暴食的习惯、有无酗酒、油腻饮食，发病前是否暴饮暴食，既往是否有胆道疾病、高脂血症等病史，同时需要了解患者是否近期有无手术、外伤、感染及用药等诱发因素等。评估患者有无碘过敏史。

（二）身体状况

1. 症状、体征　腹痛是急性胰腺炎的主要表现和首发症状，及时、连续地评估疼痛部位、性质、疼痛数字评分。若处于急性发作期或存在胆管的急性炎症或化脓感染者，则需临床对症治疗，症状缓解后行 ERCP 治疗。急性胰腺炎初期常有不同程度的恶心、呕吐、腹胀，呕吐物为胃内容物、胆汁等。轻型胰腺炎可不发热或轻度发热，重症胰腺炎可有持续性高热。休克、多器官功能衰竭为重症急性胰腺炎早期死亡原因之一。

2. 并发症　其他合并胆道系统疾病及胰头水肿压迫胆总管可引起黄疸，部分患者可出现血糖升高。少数患者在腰部、季肋部、腹部呈现大片青紫色瘀斑。

3. 管道护理　入院前下级医院有留置胃肠减压、腹腔引流管者、中心静脉导管者，评估管道是否通畅、在位，是否功能正常、是否异位。建立各项管道评估单，评估是否存在管道滑脱隐患，评估家属及患者对于管道了解程度。

（三）护理

评估患者及其家属的情绪及反应，了解经济状况及家庭对患者的支持程度。

1. 常见护理问题

（1）疼痛：腹痛与胰腺及周围组织炎症、水肿或出血坏死有关。

（2）营养失调：低于机体需要量与呕吐、禁食、应激性消耗有关。

（3）有体液不足的危险：与腹腔渗液、呕吐、禁食等有关。

（4）知识缺乏：缺乏疾病相关预防及康复等知识。

（5）潜在并发症：休克、感染、多器官功能衰竭、出血、胰瘘、肠瘘、胆瘘等。

2. ERCP 术前护理

（1）症状、体征观察：禁食、持续胃肠减压以减少胰液对胰腺及周围组织的刺激；遵医嘱使用抑制胰液分泌的药物。对于诊断明确且数字疼痛评分超过 4 ～ 5 分者遵医嘱给予解痉、镇痛药物。观察镇痛药物疗效，定时进行评估。指导患者舒适体位及物理方法，缓解疼痛。若患者恶心、呕吐严重，遵医嘱给予镇吐药物治疗，及时观察药物疗效，未缓解者立即通知医师，改变治疗方案。密切观察患者全身情况，若出现发热，体温高于 39℃，常提示继发感染，给予物理及药物降温，必要时采集血培养标本送检，遵医嘱按时给予抗生素控制感染，并观察药物疗效及副作用。定时监测血糖，一日 3 ～ 4 次。

（2）补液与休克维持水、电解质及酸碱平衡：给予肠外营养支持，待病情相对稳定，肠道功能正常，可早期行肠内营养支持。指导肠内营养方法，预防肠内、肠外营养并发症。若出现血压下降、脉搏细速、呼吸加快、神志淡漠等休克表现，则提示发生休克。发生休克迅速建立静脉输液通路，补液扩容，尽快恢复有效循环血量。重症者易发生低钾、低钙血症，根据病情及时补充。待病情稳定后方可安排 ERCP 手术。

（3）活动与休息：卧床患者指导床上活动，鼓励下床活动，促进肠蠕动，缓解腹胀，预防压疮及下肢深静脉血栓。为患者营造温馨、舒适的休息环境，各种操作集中进行，避免频繁打搅患者休息。

（4）心理护理：由于急性胰腺炎发病急、发展迅速、病情凶险，患者及其家属常产生恐惧等心理。此外，由于病程较长、病情反复及费用较高等问题，患者易产生消极悲观情绪。护理人员应为患者提供舒适的环境，安慰并鼓励患者，积极主动讲解治疗和康复知识，使患者以良好心态配合治疗。

（5）术前准备：患者术前查血常规、心电图、胸部 X 线片，必要时行碘过敏试验，右手置静脉留置针，禁食 6h 以上，去除口腔内活动义齿及佩戴的金属饰品，如戒指、项链等。向患者讲解术中的注意事项、体位及配合要点，取得患者配合。测量生命体征，观察患者一般状况，查无明显禁忌事项时由医务人员将患者护送至 ERCP 室。

3. ERCP 术后护理

（1）病情观察：患者完全清醒、生命体征平稳后由专职人员护送回病房。回病房后遵医嘱给予补液、吸氧、心电监护。观察生命体征、腹部体征，评估有无出血、穿孔及胆瘘、胰瘘等。于术后 6h 查血、尿淀粉酶。

（2）饮食与活动：术后禁食、禁水至少 6h 以上，若无恶心、呕吐或腹部疼痛及其他不适，且血尿淀粉酶趋于正常，可于术后 6h 嘱患者饮水、流质饮食。术后卧床休息 6h，若无不适，可根据患者自身情况协助患者床上、床边活动。若发生头晕、头痛、腹痛等，立即卧床休息，给予对症处理。

（3）导管护理：若术中留置鼻胰管，妥善固定导管，完成非预期性导管滑脱评估单，标识醒目，向患者及其家属讲解预防导管注意事项及重要性，还需观察引流液的颜色、量、性状及引流管是否通畅，必要时对引流液进行生化检查。

（4）并发症观察及护理：观察生命体征、腹部体征及引流情况。若患者出现发热、腹胀、腹痛等腹膜炎表现，常提示胆瘘或胰瘘。一旦发现，及时通知医师并及时处理。若鼻胰管或鼻胆管引出血性液体，提示胆道出血，给予止血等对症治疗，指导患者较少活动。出血严重时协助医师配血、输血及二次手术准备。

（四）健康教育

1. 减少诱因　积极治疗胆道疾病，同时鼓励患者戒烟、戒酒、禁止暴饮暴食、预防感染，遵医嘱服药，预防复发。饮食遵循少量多餐原则，忌食辛辣刺激及油腻食物。

2. 控制血糖及血脂　监测血糖及血脂，必要时使用药物治疗。

3. 定期复查　遵医嘱定期复查。不适随诊。

经过合理的治疗及护理方案，评价患者是否达到：①疼痛减轻或消失；②体液得以维持平衡；③营养状况改善；④疾病了解疾病相关知识，包括预防及康复知识；⑤未发生并发症或及时发现和处理并发症。

三、慢性胰腺炎的护理

慢性胰腺炎为胰腺炎性疾病，以胰腺实质发生慢性持续性炎性损害、纤维化及可能导致的胰管扩张、胰管结石或钙化等不可逆的形态为其特征，可引起顽固性疼痛和永久性内、外分泌功能。

（一）健康史

慢性胰腺炎患者行 ERCP 治疗，需要了解其年龄、性别、营养状况、饮食习惯、过敏史、工作环境等。评估患者有无暴饮暴食的习惯、有无酗酒、有无高脂肪饮食、油腻饮食，发病前是否暴饮暴食，既往有无胆道疾病病史、有无急性胰腺炎、高钙血症、高脂血症等，同时需要评估患者是否近期有无手术、外伤、感染及用药等诱发因素等，评估患者有无碘过敏史。

（二）身体状况

通常将腹痛、体重下降、糖尿病和脂肪泻称为慢性胰腺炎的"四联症"。

1. 症状、体征　腹痛常呈反复发作性的上腹痛，初为间歇性，以后转为持续性上腹痛，平卧位时加重，前倾坐位、弯腰、侧卧蜷曲时疼痛可减轻。有时腹痛部位不固定，累及全腹，亦可放射至肩背部或前胸。及时、连续地评估疼痛部位、性质，并用疼痛数字评分。

腹痛常与饮酒、饱食或高脂食物诱发，急性发作时常伴有血淀粉酶及脂肪酶升高。若处于急性发作期或存在胆管的急性炎症或化脓感染者，则需临床对症治疗，症状缓解后行 ERCP 治疗。腹痛的发病机制可能主要与胰管梗阻与狭窄等原因所致的胰管高压有关，其次是胰管本身的炎症、胰腺缺血、假性囊肿以及合并的神经炎等。

2. 吸收不良综合征　患者由于胰腺外分泌功能不全，对脂肪、蛋白、糖类吸收障碍，其中以脂肪吸收不良最早出现，轻者以上腹部饱胀、嗳气、不耐受油脂食物等症状。严重者出现消瘦和营养不良。

3. 糖尿病表现　胰腺内分泌功能不全首先表现为糖耐量异常，后期有明显糖尿病表现。

4. 其他表现　腹部压痛与腹痛不相称，多数患者有腹部压痛。当并发胰腺假性囊肿时，腹部可扪及表面光滑的包块。当胰头肿大、胰管结石及胰腺囊肿压迫胆总管时，可出现黄疸。

5. 管路　入院前有留置胃肠减压、中心静脉导管、腹腔引流管者，评估管道是否通畅、在位。管路周围的皮肤及血供情况，评估管道滑脱风险，评估家属及其患者对于管道了解程度，每班交接。

（三）心理状况

由于病情反复，患者常有消极、焦虑等表现。评估患者对疾病治疗的信心，是否了解发病原因及治疗方法，是否能改变不良的饮食习惯等。评估其家属对患者的支持情况和家庭经济条件。

（四）护理

1. 常见护理问题

（1）疼痛：腹痛与胰腺炎症刺激和胰管内压力增高有关。

（2）有体液不足的危险：与腹腔渗液、呕吐、禁食等有关。

（3）营养失调：低于机体需要量与呕吐、禁食、应激性消耗有关。

（4）活动无耐力：与体液丢失有关。

（5）知识缺乏：缺乏疾病相关预防及康复等知识。

（6）有导管滑脱的风险：与留置胃肠减压、营养管、腹腔引流管有关。

（7）潜在并发症：出血、胰瘘、肠瘘、胆瘘、休克、感染、多器官功能衰竭、糖尿病等。

2. ERCP 术前护理

（1）症状、体征观察：禁食、持续胃肠减压以减少胰液对胰腺及周围组织的刺激；若患者口渴时可温水含漱或是湿润口唇，也可贴黄瓜片或嚼口香糖，遵医嘱使用抑制胰液分泌的药物。对于诊断明确且数字疼痛评分超过 4～5 分者，遵医嘱给予解痉、镇痛药物。观察镇痛药物疗效，30min 后复评，观察疼痛症状是否缓解。指导患者舒适体位及物理方法，缓解疼痛。指导患者家属按摩背部，增加舒适感。给予清胰汤灌肠，硝磺散持续热敷，静脉泵入生长抑素或奥曲肽。患者恶心、呕吐严重，遵医嘱给予镇吐药物对症治疗，及时观察药物疗效，未缓解者立即通知医师。密切观察患者全身情况，若出现发热，体温高于 39℃，常提示继发感染，采集血培养标本送检，给予双氯灭痛胶浆 1/3

枚入肛，持续物理降温，按时给予抗生素控制感染，并观察药物疗效及副作用。定时监测血糖，一日 3 ～ 4 次。

（2）补液与休克：维持水、电解质及酸碱平衡。禁食期间患者每日补液量达 3000ml 以上，建立有效的静脉通道补充液体和电解质，输液滴速根据病情及年龄调节。肠内营养及肠外营养支持。待病情相对稳定，肠道功能正常，可早期行肠内营养支持。指导肠内营养方法，预防肠内、肠外营养并发症。若出现血压下降、脉搏细速、呼吸加快、神志淡漠等休克表现，则提示发生休克。发生休克迅速建立静脉输液通路，补液扩容，尽快恢复有效循环血量。遵医嘱必要时准确记录 24h 出入量及尿量，CVP 测量。重症者易发生低钾、低钙血症，根据病情及时补充。待病情稳定后方可安排 ERCP 手术。

（3）活动与休息：卧床患者指导床上活动，鼓励下床活动，促进肠蠕动，缓解腹胀，预防压疮及下肢深静脉血栓。鼓励患者吹泡泡锻炼肺功能，气压治疗预防下肢深静脉血栓的发生。为患者营造舒适的休息环境，集中操作，避免频繁打扰患者休息。

（4）心理护理：由于慢性胰腺炎病程较长、病情反复及费用较高等问题，患者易产生消极焦虑情绪。护理人员要评估患者的经济情况和支持情况，为患者提供支持系统，更应为患者提供舒适的环境，安慰并鼓励患者，积极主动讲解治疗和康复知识，使患者以良好心态配合治疗。

（5）术前准备：患者术前查血标本、心电图、胸部 X 线片，必要时行碘过敏试验，右手置静脉留置针，禁食 6h 以上，需要去除口腔内活动义齿及佩戴的金属饰品，如戒指、项链等。嘱患者术前准备开襟睡衣，便盆。向患者讲解手术中的体位、注意事项以及配合要点。监测生命体征，询问患者既往史，评估心肺功能，评估无明显禁忌证时由医务人员将患者陪送至 ERCP 室。

3. ERCP 术后护理

（1）病情观察：患者完全清醒、生命体征平稳后专职人员护送回病房。回病房后平卧位给予吸氧、心电监护、抑酸、补液等对症治疗。若患者有胃肠道反应时，嘱患者头偏向一侧，防止误吸。观察生命体征、腹部体征，评估有无出血、穿孔及胆瘘、胰瘘等。于术后 6h 查血、尿淀粉酶。

（2）饮食与活动：术后禁食水至少 6h 以上，若无胃肠道反应或腹部疼痛及其他不适，且血尿淀粉酶趋于正常，可于术后 6h 遵医嘱饮水、流质饮食，半卧位。可根据患者年龄及病情床上、床边活动。若发生头晕、头痛、腹痛等，立即卧床休息，暂缓活动。

（3）导管：若术中留置鼻胰管，妥善固定导管，标识醒目，填写非预期性导管滑脱评估单，向患者及其家属讲解导管注意事项及重要性，观察引流液的颜色、量、性状，以及引流管是否通畅，必要时对引流液进行生化检查。

（4）并发症观察及护理：严密监测生命体征、腹部体征及引流情况。若患者出现发热、腹胀、腹痛等腹膜炎表现，常提示胆瘘或胰瘘。一旦发现，及时通知医师并处理。若鼻胰管或鼻胆管未引出液体，及时报告、对症处理。若鼻胰管或鼻胆管引出血性液体，提示胆道出血，给予止血等对症治疗，减少活动，防止出现再次出血。血糖控制情况，定时监测血糖，出现异常对症处理。

（五）健康教育

1. 减少诱因　积极治疗胆道疾病，向患者讲解饮食控制的重要性及方法，改变不良的饮食习惯。饮食遵循少食多餐原则，忌食辛辣刺激及高脂食物。指导患者戒烟、戒酒。遵医嘱服药，预防复发。

2. 自我检测　年龄 40 岁以上者，短期出现上腹部疼痛、腹胀、黄疸、食欲缺乏、消瘦症状时，需要进行胰腺疾病筛查。

3. 劳逸结合　适量运动，以不感到疲劳为宜，保证充足睡眠。

4. 控制血糖及血脂　监测血糖及血脂，术后糖尿病患者，应至内分泌门诊调节血糖。

5. 定期复查　术后 3 ~ 6 个月复查一次，若出现发热、贫血及时就诊，不适随诊。

6. 疾病相关　知识向患者及其家属介绍有关疾病书籍，并初步掌握对疾病科普知识，对健康有正确的认识。

通过准确的治疗及护理，评价患者是否达到：①疼痛减轻或消失；②体液平衡；③营养状况改善；④血糖控制平衡；⑤了解疾病相关知识，包括预防及康复知识；⑥带管道期间，无管道滑脱发生；⑦未发生并发症或及时发现并处理并发症。

四、胰腺癌的护理

（一）健康史

1. 一般情况患者的年龄、性别、职业及工作环境，有无高蛋白、高脂肪的饮食习惯，有无吸烟、酗酒史。

2. 既往史及家族史食物、药物过敏史，糖尿病病史，慢性胰腺炎病史及胰腺肿瘤或其他肿瘤史。

3. 专科情况有无碘过敏史，详细了解患者有无凝血功能障碍性疾病，肿瘤的分型和发展程度，对于不能手术切除的胰腺癌行 ERCP 治疗。并进行心电图、胸部 X 线片等心肺功能的检查。

（二）身体情况

1. 局部　腹痛常为胰腺癌最早出现的症状，评估腹痛的部位、性质及疼痛程度，对镇痛药物的敏感程度。有无胆囊、肝大及腹水等。

2. 全身　有无食欲缺乏、上腹饱胀、腹泻、便秘等消化道症状，体重呈进行性下降，评估营养状况；有无黄疸及黄疸的程度，是否伴有皮肤瘙痒；有无持续性高热；查看检验结果，评估疾病的性质和发展程度。

（三）心理状况

了解患者的家庭成员组成情况，有无焦虑、恐惧等心理反应。评估患者对手术的配合程度，经济承受能力及其家属的支持情况。

（四）护理

1. 常见护理问题

（1）疼痛：与胰管梗阻和癌肿侵犯有关。

（2）焦虑：与得知癌症之诊断及担心疾病预后有关。

（3）营养失调：低于机体需要量与饮食减少，恶心、呕吐，吸收不良和疾病消耗有关。

（4）知识缺乏：缺乏疾病和康复的相关知识。

（5）潜在并发症：感染、胆瘘、胰瘘、出血、血糖水平异常等。

2. ERCP 术前护理

（1）疼痛护理：积极完善检查，明确诊断。采用数字评分法评估患者的疼痛程度，若评分大于 4 分者，遵医嘱给予镇痛药物，观察镇痛效果。同时转移患者注意力，促进良好的休息和睡眠。

（2）心理护理：因胰腺癌早期无特异性症状，大多数患者就诊时已是中晚期。确诊后患者会出现悲伤、消极的负面情绪。护理人员应积极地给予心理支持，了解患者的心理感受，介绍同病区患者经积极治疗后的恢复情况，增加战胜疾病的信心。

（3）改善营养：状况检测患者的营养指标，如皮肤弹性、体重、皮褶厚度、血清转铁蛋白量等，指导患者进食高蛋白、高维生素、低脂饮食。若患者出现恶心、呕吐，遵医嘱给予镇吐药物治疗，及时观察疗效。营养不良者，给予肠内或肠外营养治疗，向患者及其家属讲解此治疗的要点和注意事项，预防并发症的发生。

（4）血糖控制：对于血糖异常患者，通过饮食调节和监测血糖水平给予胰岛素治疗控制血糖。

（5）术前准备：积极完善术前各项检查，并进行碘过敏试验。术前 6h 禁食固体食物、2h 禁饮；去除活动义齿和佩戴的金属物品；监测生命体征，右手置留置针，由医务人员陪同前往 ERCP 室。

3. ERCP 术后护理

（1）病情观察：观察患者的生命体征、腹部体征及心理状态，及时寻问不适，和主管医师实时沟通，并给予相应的护理措施，促进患者的舒适和康复。

（2）饮食护理：术后禁食、禁水，按时留取术后 6h 血、尿淀粉酶。若检验结果趋于正常，且无腹痛，恶心、呕吐等胃肠道症状，应尽早恢复胃肠道功能，术后 6h 给予流食，逐渐过渡至清淡饮食。

（3）功能锻炼：术后麻醉清醒，嘱患者半卧位，可进行翻身运动。5～6h 后可坐起，循序渐进恢复至正常活动。

（4）导管护理：术后若留置鼻胆管，应妥善固定引流管，保持引流管的通畅，观察引流液的颜色、性状和量。告知患者及其家属留置导管期间的注意事项，预防非预期性拔管的发生。

（5）并发症的观察和处理：术后观察患者有无高热、腹痛和白细胞计数升高等，合理使用抗生素及支持治疗；若引流管引出血性液体，提示胆道出血，遵医嘱给予止血治疗，必要时再次手术；动态监测血糖水平，通过调节饮食或注射胰岛素控制血糖。若患者出现低血糖，即刻补充葡萄糖。

（五）健康教育

1. 自我监测　出现腹痛、腹胀、黄疸及体重下降时及时就诊。

2. 合理饮食　宜高维生素、高能量饮食，戒烟酒，忌食辛辣刺激食物，食欲缺乏者宜少食多餐。

3. 控制血糖　监测血糖，必要时行药物控制。

4. 休息和活动　做到劳逸结合，保持良好的心理状态。

5. 定期复查　定期复诊，不适随诊。

通过治疗和护理，患者是否：①疼痛得到缓解；②焦虑减轻，积极配合治疗；③营养状况改善，体重较前增加；④了解和熟悉疾病的相关知识；⑤预防并发症的发生及癌肿的转移。

第三节　常见胆道疾病 ERCP 治疗的护理

一、胆道疾病 ERCP 的护理要点

（一）健康史

评估患者一般资料：姓名、年龄、性别、民族、文化程度和职业等；了解患者有无高热、寒战、反酸、嗳气、腹痛、恶心、呕吐、厌食油腻食物、黄疸、贫血、餐后饱胀等症状；评估既往有无过敏史（尤其是确认有无碘过敏）、胆道疾病史、糖尿病、心脏病及ERCP 治疗史等；评估患者的饮食习惯及嗜好等；评估患者用药情况，记录用药名称、剂量、用药时间、使用原因等；评估患者是否使用缓泻药、激素等药物。

（二）身体状况

1. 症状

（1）腹痛：肝外胆管结石平时无症状或者仅有上腹部的不适，如果结石发生阻塞并继发感染，会表现阵发性绞痛或持续性疼痛，疼痛发生在剑突下或右上腹。胆道蛔虫病表现为突然发生剑突下钻顶样绞痛，伴右肩或左肩部放射痛。

（2）寒战、高热：胆管梗阻继发感染引起全身中毒症状，会出现高热、寒战，热型为呈弛张热。

（3）黄疸：黄疸是由于血清中胆红素增高所致，出现黄疸，患者可有尿色变黄、粪便颜色变浅和皮肤瘙痒等症状。

2. 腹部体征　胆管炎可出现剑突下或右上腹部不同程度压痛，可出现腹膜刺激征；肝内胆管结石部分患者可有肝大、肝区压痛和叩击痛等体征。

（三）心理状况

包括患者对于疾病的认知、心理反应和社会支持系统方面，重点评估患者和其家属的情绪以及其近期经济状况，是否存在因经济状况导致的压力。

（四）护理

1. 常见护理问题

（1）疼痛：与结石嵌顿有关。

（2）体温过高：与胆管结石梗阻导致急性胆管炎有关。

（3）营养失调：低于机体需要量与呕吐、禁食、应激性消耗有关。

（4）有体液不足的危险：与疾病消耗、摄入不足及补液不足等有关。

（5）知识缺乏：缺乏疾病检查、治疗及预后情况等相关知识。

（6）有管道滑脱的危险：与 ERCP 治疗留置鼻胆管等有关。

（7）潜在并发症：出血、胆瘘和胆管感染等。

2. ERCP 术前护理

（1）疼痛护理：对于疼痛剧烈患者，及时给予有效的镇痛药镇痛，同时给予消炎利胆药物，观察并记录患者对镇痛药物的反应。但要禁用吗啡，以免引起 Oddi 括约肌痉挛。协助患者定时变换体位，采取屈膝抱胸位以减少疼痛，按摩患者肩背部，增加舒适感，剧烈疼痛时注意安全，必要时加用床档。

（2）维持体液平衡：根据脱水程度、年龄大小和心功能状况补充液体，调节滴速，及时补充因呕吐、发热及禁食所丢失的电解质，避免酸碱平衡失调。观察患者神志、血压、尿量、皮肤黏膜颜色是否有低血容量性休克的表现，并备好抢救用物。

（3）生活护理：嘱患者卧床休息，保证充分睡眠，以降低代谢率、胰腺和胃肠分泌，促进组织修复和体力恢复。禁食患者做好口腔护理，黄疸患者及出汗患者做好皮肤护理。

（4）营养护理：评估患者营养状态，如皮肤弹性、体重和上臂褶皱厚度，并监测实验室检查指标。禁食期间遵医嘱给予营养支持，做好肠内营养的护理，掌握由肠内营养向经口进食过渡的时机。对合并高血糖者，应调节好胰岛素用量。

（5）心理护理：术前针对 ERCP 操作的必要性、常规流程、风险、目的及主要内容、出院标准、手术前后疼痛及营养等内容宣教，减缓患者紧张情绪。

（6）术前准备：术前行碘过敏试验，检查或治疗前禁食 6h、禁水 2h；着开襟上衣，解开裤带，取出活动义齿及金属物品；右手建立静脉通道；向患者讲解术中注意事项，嘱患者做好心理准备。

3. ERCP 术后护理

（1）引流管护理：术后可留置鼻胆管，应妥善固定鼻胆管，在鼻胆管鼻腔处做记号，标识清楚，以便观察有无脱出，若鼻胆管脱出，不宜强行将鼻胆管送入，观察胆汁引流情况，引流液的颜色、性状、量，以及引流是否通畅。注意鼻胆管与鼻部皮肤接触部分的护理，正确固定，及时更换，避免管道压迫皮肤，引起压疮。

（2）病情观察：严密观察的意识状态、生命体征、皮肤、黏膜和尿量等，术后 6h 检查血尿淀粉酶指标是否正常。

（3）饮食和活动：评估患者身体状况，术后 6h 若无恶心、呕吐或腹部疼痛等症状，若血尿淀粉酶正常即可嘱患者饮水，流质饮食；术后取半卧位，6h 后在护理人员陪同时下床旁活动，循序渐进逐步过渡到自主活动。

（4）并发症观察及护理：严密观察病情变化，包括神志、生命体征、腹部症状和体征，以及引流液的量、颜色和性状等，若患者出现发热、腹胀、腹痛等腹膜炎表现，及时通知医师并及时处理。若鼻胆管引出血性液体，提示胆道出血，给予止血等对症治疗，指导患者较少活动。出血明显时协助医师配血、输血以及再次手术准备。

（五）健康教育

1.养成良好的饮食及卫生习惯　饮食宜少食多餐，予以适当蛋白、高维生素、低脂饮食，加强体育锻炼，避免情绪激动，保持良好心态。

2.控制血糖及血脂　及时监测血糖及血脂，必要时使用药物治疗，指导患者遵医嘱服药并了解药物不良反应。

3.遵医嘱定期复查　如果短期内出现持续性上腹部疼痛、食欲明显减退、发热、黄疸者，应立即住院检查。

经过合理的治疗及护理方案，评价患者是否达到：①疼痛减轻或消失；②体温是否在正常范围内；③营养状况改善；④体液得以维持平衡；⑤疾病了解疾病相关知识，包括预防及康复知识；⑥管道不发生脱出的现象；⑦未发生并发症或及时发现和处理并发症。

二、急性胆管炎的护理

（一）健康史

急性胆管炎患者行 ERCP 治疗，需要了解患者饮食习惯、既往史、药物食物过敏史、工作环境、常住地等。评估患者有无暴饮暴食的习惯、有无酗酒、有无进食高脂肪高胆固醇疾病，发病前是否暴饮暴食，是否感冒，既往是否有胆道疾病病史等，同时需要评估患者近期有无手术、外伤、感染及用药等诱发因素等。评估患者有无碘过敏史。

（二）身体状况

1.症状、体征　本病发病急，病情进展迅速。典型的临床表现为腹痛、寒战、高热和黄疸，称之为 Charcot 三联征。若伴有休克及中枢神经系统受抑制的表现则称之为 Reynolds 五联征。腹痛时常表现为突发剑突下或右上腹持续性疼痛，阵发性加重，并向右肩胛下及腰背部放射。寒战、高热时体温持续升高可达 39～40℃，热型呈弛张热。可出现不同程度的黄疸，少数患者可出现神志淡漠、嗜睡、神志不清甚至昏迷等神经系统症状。合并休克者可出现烦躁不安、谵妄等。

2.其他 多数患者伴有消化道症状,如恶心、呕吐等。可出现腹膜刺激征,肝常肿大并有压痛和叩击痛,肝外胆道梗阻者可触及肿大的胆囊。

3.管道 入院时若带有留置胆道减压引流管、中心静脉导管或者留置尿管者,评估管道是否通畅、在位。建立各项管道评估单,评估是否存在管道滑脱隐患,告知患者及家属管道的重要性及预防管道滑脱的注意事项。

（三）心理状况

评估患者及其家属的情绪及反应,了解患者有无医保、经济状况及家庭对患者的支持程度。

（四）护理

1.常见护理问题

（1）疼痛:腹痛与胆道梗阻、胆汁淤积导致周围组织炎症有关。

（2）体液不足:与呕吐、禁食、胃肠减压和感染性休克等有关。

（3）体温过高:与胆管梗阻并继发感染有关。

（4）低效性呼吸型态:与感染中毒有关。

（5）营养失调:低于机体需要量与呕吐、禁食、应激性消耗有关。

（6）知识缺乏:缺乏疾病相关预防及康复等知识。

（7）潜在并发症:胆道出血、胆瘘、休克、多器官功能障碍或衰竭等。

2.ERCP术前护理

（1）症状、体征:观察对于诊断明确且数字疼痛评分超过4~5分者遵医嘱给予解痉、镇痛药物。并观察镇痛药物疗效,定时进行评估。协助患者取舒适体位以缓解疼痛。引导患者转移注意力。密切监测患者生命体征、观察患者腹部体征及皮肤黏膜情况,皮肤严重瘙痒时可涂抹炉甘石洗剂止痒,避免用力抓挠,预防皮肤感染。若出现恶心、严重呕吐,遵医嘱给予镇吐药物治疗并观察药物疗效。若患者出现神志淡漠、黄疸加深、少尿或无尿、肝功能异常及凝血酶原时间延长等提示发生MODS,及时报告医师,协助处理。

（2）控制感染与维持正常体温:若出现发热,体温高于38.5℃时,遵医嘱采集血培养标本及时送检,然后给予患者物理及药物降温,并遵医嘱按时给予抗生素控制感染,观察药物疗效及副作用。

（3）营养支持与预防休克:准确记录患者出入量,维持水、电解质及酸碱平衡。禁食及胃肠减压期间给予肠外高营养支持。待病情相对稳定可给予流质饮食慢慢过渡至低脂饮食。凝血功能障碍者,遵医嘱给予维生素K_1肌内注射。若出现血压下降、脉搏细速、少尿或者无尿、神志淡漠等,则提示发生休克。发生休克迅速建立静脉输液通路,使用晶体和胶体溶液扩容,必要时使用肾上腺皮质激素和血管活性药物,尽快恢复有效循环血量。重症者易发生低钾、低钙血症,根据病情及时补充。待病情稳定后方可安排ERCP手术。

（4）维持有效的气体交换:密切观察患者的呼吸频率、节律和幅度。及时监测血气分析,若血氧饱和度和氧分压下降,呼吸急促则提示呼吸功能受损。协助患者取半卧位,遵医嘱给予面罩吸氧及气道湿化改善缺氧症状，动态监测呼吸功能。如果缺氧未能改善则配合医师为患者行气管插管呼吸机辅助呼吸。

（5）活动与休息：做好患者的入院指导，热情接待患者。为患者营造温馨、舒适的休息环境，操作集中进行，避免频繁打搅患者休息。卧床患者指导床上肢体活动，鼓励患者适当下床活动预防压疮及下肢深静脉血栓。

（6）心理护理：由于急性胆管炎发病急、发展迅速、病情凶险，反复寒战、高热，患者常产生恐惧心理，也易产生消极悲观得情绪。护理人员应为患者提供舒适的环境，安慰并鼓励患者，讲解成功案例，积极主动讲解治疗和康复知识，使患者以良好心态配合治疗。

（7）术前准备：手术的目的是解除梗阻、降低胆道压力，挽救患者生命。患者术前查血常规、生化、凝血功能、心肺功能，必要时行碘过敏试验，右手置静脉留置针，禁食 6h 以上，必要时术前补液。术前去掉活动义齿及佩戴的金属饰品，如戒指、项链等。向患者讲解手术中的注意事项、体位以及配合要点，取得患者配合。测量生命体征，观察患者一般状况，查无明显禁忌事项时由医务人员核对腕带信息后护送患者至 ERCP 室。

3. ERCP 术后护理

（1）病情观察：术后待患者完全清醒、生命体征平稳后由 ERCP 室医护人员护送回病房。回病房后遵医嘱给予补液、吸氧、心电监护。监测生命体征、腹部体征，评估有无腹痛、出血、穿孔及胆瘘、胰瘘等。于术后 6h 查血、尿淀粉酶。

（2）饮食与活动：术后禁食水至少 6h 以上，若无恶心、呕吐或腹部疼痛及其他不适，且血尿淀粉酶值回报正常，可于术后 6h 取半坐卧位，遵医嘱饮水、流质饮食。术后卧床休息 6h，若无不适，可根据患者自身情况床上、床边活动。若发生头晕、头痛、腹痛等，立即卧床休息，给予对症处理。

（3）预防导管滑脱：若术中留置鼻胆管，妥善固定导管，完成非预期性导管滑脱评估单，标识醒目，讲解导管注意事项及重要性，还需观察引流液的颜色、量、性状，以及引流管是否通畅，必要时对引流液进行生化检查。

（4）并发症观察及护理：观察生命体征、腹部体征及引流情况。若患者出现发热、腹胀、腹痛等腹膜炎表现，常提示胆瘘或胰瘘。一旦发现，及时通知医师并及时处理。若鼻胆管引出血性液体，提示胆道出血，给予止血等对症治疗，指导患者较少活动。出血严重时协助医师配血、输血及再次手术准备。及时清理患者口腔及呼吸道分泌物，指导患者有效咳嗽排痰。

（五）健康教育

1. 减少诱因　积极治疗胆道疾病，同时鼓励患者戒烟、戒酒、忌暴饮暴食、预防感染，遵医嘱服药，预防复发。饮食遵循少食多餐原则，忌食辛辣刺食物。嘱患者进食低脂、低油、低胆固醇、易消化的食物。

2. 休息　适当运动，规律休息，避免过度劳累，避免重体力劳动。

3. 定期复查　遵医嘱定期复查，按时服药，若出现腹痛、发热、黄疸等症状，应立即到医院就诊。

4. 管道　指导若患者带胆道减压管、T 管出院，告知患者预防管道滑脱的注意事项，做好 T 管的家庭护理，避免管道的扭曲、折叠、受压。引流袋在当地医院一周更换一次。1 个月后来院复查 B 超、肝功能及 T 管造影。

经过合理的治疗及护理方案，评价患者是否达到：①疼痛减轻或消失；②体液得以维持平衡，未发生休克；③感染得以控制，体温降至正常；④患者呼吸功能是否正常；⑤患者营养状况是否得到改善；⑥患者了解疾病相关知识，包括预防及康复知识；⑦未发生并发症或及时发现和处理并发症。

三、胆管结石的护理

（一）健康史

了解患者年龄、性别、饮食习惯、营养状况、工作环境等。详细咨询患者发病时间、主要症状及其特点、有无诱发因素等。如有无胆囊结石反复发作史，有无胆道感染史，有无肝内、外胆管结石或胆管炎反复发作史，有无胆道手术史等。了解患者患病后的检查和治疗经过等。

（二）身体状况

1. 一般状态　患者的生命体征、精神、意识、营养状况。
2. 皮肤和黏膜　观察有无色素沉着、黄染、瘀点、瘀斑、蜘蛛痣、肝掌等肝胆疾病的表现。
3. 腹部检查　腹部外形；腹壁紧张度，有无腹肌紧张、压痛、反跳痛及其部位、程度；肝脾是否肿大，其大小、硬度和表面情况，有无腹部肿块等。

（三）心理状况

评估患者及其家属的文化程度、疾病情况、顾虑和学习需求等，有的放矢地进行心理护理和健康宣教。

（四）护理

1. 常见护理问题
（1）急性疼痛：与结石嵌顿致胆道梗阻、感染及 Oddi 括约肌痉挛有关。
（2）体温过高：与胆管结石梗阻导致急性胆管炎有关。
（3）营养失调：低于机体需要量与疾病消耗、摄入不足及手术创伤等有关。
（4）有皮肤完整性受损的危险：与胆汁酸盐淤积与皮下，刺激感觉神经末梢导致皮肤瘙痒有关。
（5）潜在并发症：出血、胆瘘、感染等。
2. ERCP 术前护理
（1）病情观察：注意动态观察生命体征，腹痛程度与范围，有无畏寒、发热，腹膜刺激征的程度与范围及黄疸程度等方面的情况。若患者出现寒战、高热、腹痛、黄疸等情况，应考虑发生急性胆管炎，及时报告医师，积极处理。

（2）缓解疼痛：嘱患者卧床休息，可采用半坐卧位、下肢屈曲的仰卧位、侧卧位等舒适的体位，以减轻腹壁紧张，减轻腹痛；嘱患者禁食，必要时行胃肠减压；观察疼痛的部位、性质、发作的时间、诱因及缓解的相关因素，对诊断明确且剧烈疼痛者，可给予消炎利胆、解痉镇痛药物。但禁用吗啡，以免引起 Oddi 括约肌痉挛收缩，增加胆管压力，加重疼痛。

（3）对症处理：根据患者的体温情况，采取物理降温和（或）药物降温，加强基础护理，必要时遵医嘱应用足量有效的抗生素，以控制感染，恢复正常体温；胆管梗阻者可因胆道淤滞、胆盐沉积导致皮肤瘙痒，应告诉患者瘙痒的原因，嘱其勿搔抓，防止抓破皮肤，可用温水擦洗皮肤，保持皮肤清洁，减轻瘙痒，瘙痒剧烈者，可嘱医嘱应用外用药物或其他药物治疗；若合并急性感染甚至发展为急性梗阻性化脓性胆管炎时，应遵医嘱积极行抗休克治疗，同时应用抗生素控制感染。

（4）营养支持：给予低脂、适当蛋白、高糖类、高维生素的普通饮食或半流质饮食。禁食、不能经口进食或进食不足者，通过肠外营养途径给予补充。需评估者有无脱水及电解质紊乱的症状，遵医嘱合理补液，维持水、电解质和酸碱平衡。

（5）纠正凝血功能障碍：胆管梗阻导致黄疸者，可因维生素 K 缺乏和凝血酶原合成障碍而有出血倾向。可肌内注射维生素 K_1，10mg，每日 2 次，纠正凝血功能，预防术后出血。

（6）术前准备：术前嘱患者戒烟，教会患者正确的咳嗽和咳痰方法；讲解有关手术的知识（术中体位及配合要点）及术后注意事项（包括翻身、深呼吸、有效的咳嗽、早期活动等），取得患者的配合。

3. ERCP 术后护理

（1）病情观察：密切观察生命体征变化，尤其是血压变化，观察有无休克征象。注意患者腹部症状与体征有无好转，观察各引流管引流液的量、颜色和性状，注意有无出血和胆瘘等情况。观察黄疸程度及消退情况，观察记录粪便的颜色，检测胆红素的含量，了解胆汁是否流入十二指肠。

（2）营养支持：术后禁食、胃肠减压期间通过肠外营养途径补充足够的热量、氨基酸、维生素、水电解质等，维持患者良好的营养状态。胃管拔除后根据患者胃功能恢复情况，由无脂流质逐渐过渡至低脂饮食。

（3）并发症的预防和护理

①胆漏：主要由胆管损伤、胆总管下段梗阻、鼻胆管脱出所致。患者若出现发热、腹胀和腹痛等腹膜炎表现，或腹腔引流液呈黄绿色胆汁样，常提示发生胆瘘。护理措施：引流胆汁，将漏出的胆汁充分引流至体外是治疗胆漏最重要的原则；维持水电解质平衡，长期大量胆瘘者应补液并维持水电解质平衡。

②肺部并发症：术后常见的肺部并发症有肺不张和肺炎，多见于老年人、长期吸烟者、慢性支气管炎患者。手术后因切口疼痛，患者不敢咳嗽，不能将痰液有效地咳出，阻塞支气管导致肺不张、肺炎。主要表现为呼吸急促、病侧呼吸音减弱、发热、白细胞增多。

对于肺部并发症应重在预防，术前加强深呼吸的练习，积极治疗呼吸道疾病；术后鼓励排痰，痰液黏稠者可给予雾化吸入，以稀释痰液，必要时可协助排痰。

（五）健康教育

1. 饮食指导　注意饮食卫生，定时进餐，避免暴饮暴食和经常不食早餐。

2. 定期复查　非手术治疗患者定期复查，出现腹痛、黄疸、发热、厌油等症状时，及时就诊。

3. 积极防治胆道感染　指导患者定期体检，以了解结石的大小、数量及其变化。

通过治疗与护理，患者是否：①疼痛得到缓解或控制；②感染得到有效控制，体温恢复正常；③营养需要得到满足，体重得以维持或增加；④皮肤黏膜无破损和感染；⑤未出现出血、胆漏等并发症，或发生后是否得到及时发现和处理。

四、胆管狭窄的护理

（一）健康史

胆管狭窄是由医源性损伤、腹部外伤和胆囊结石、胆管结石、胆管炎症等刺激，导致胆管壁纤维组织增生、管壁变厚、胆管内腔逐渐缩窄。因此，需要评估患者病因、病史及其治疗经过。评估患者是否有外伤史、胆石症病史及胆道手术史等。同时了解患者年龄、性别、饮食习惯、过敏史、工作状况、家庭状况等。

（二）身体状况

1. 症状、体征　一部分患者会有胆管炎的表现，如腹痛、寒战、高热、间歇性黄疸，之后黄疸加重；少数患者仅表现为无痛性黄疸。此类患者重点评估疼痛性质、部位及疼痛评分，同时评估患者有无黄疸、皮肤有无瘙痒及破损。若黄疸呈进行性加深，患者可有尿色变深、粪便色变浅、皮肤瘙痒严重等症状。

2. 辅助检查　实验室检查有无白细胞计数明显升高，有无血清胆红素、转氨酶和（或）碱性磷酸酶升高，尿常规有无胆红素升高等。影像学检查评估B超、CT等结果。

（三）心理状况

评估患者及其家属对即将面临的手术、诊断性检查等的心理承受能力及患者情绪反应，同时了解家庭经济状况和对患者的支持度等。

（四）护理

1. 常见护理问题

（1）疼痛：与胆道痉挛、胆道梗阻、感染及ERCP手术刺激有关。

（2）体温过高：与胆道感染和炎性反应有关。

（3）营养失调：低于机体需要量与胆道疾病长期发热、恶心、食欲缺乏、感染、手术创伤有关。

（4）有皮肤完整性受损的危险：与胆道梗阻、狭窄、胆盐沉积引起皮肤瘙痒有关。

（5）焦虑 / 恐惧：与疾病发作、担心预后有关。

（6）知识缺乏：缺乏疾病及康复知识。

（7）潜在并发症：胆管炎、胰腺炎、胆道出血、支架移位、支架滑脱或阻塞。

2. ERCP 术前护理

（1）症状、体征观察：密切观察患者全身状况，若出现寒战、高热、腹痛加重、黄疸加深、腹膜炎体征、血压下降及意识障碍等异常表现，应及时报告医师治疗与抢救。

发生腹痛的患者定时进行疼痛评估，必要时给予镇痛药物治疗。观察疼痛与饮食、体位、睡眠的关系；有无腹膜刺激征等，为进一步治疗和护理提供依据。

（2）休息与饮食：协助患者取舒适卧位，指导床上及下床活动，并宣教预防跌倒和坠床相关内容。休息时指导患者有节律呼吸，以达到缓解疼痛和放松心情的效果。根据病情指导患者清淡饮食，忌食油腻食物，病情严重者需遵医嘱禁食、禁水、胃肠减压等，以缓解腹痛和腹胀。

（3）体温监测：伴有胆管炎的患者可有不同程度的发热。发热患者定时监测体温，若出现体温升高，甚至达 39℃ 以上伴有寒战，则立即给予患者氧气吸入并通知医师，遵医嘱给予异丙嗪 25mg 肌内注射，地塞米松 5mg 加墨菲管，做好护理记录，严密观察病情变化，必要时心电监护及采集血培养。

（4）维持营养及体液平衡：对于食欲缺乏患者指导其少食多餐，给予高能量、高维生素、低脂饮食。

（5）术前准备：患者术前常规查血常规、心电图、胸部 X 线片等，必要时行碘过敏试验，右手置静脉留置针，禁食 6h 以上，需要去除口腔内活动义齿及佩戴的金属饰品，如戒指、项链等。向患者讲解术中的注意事项、体位及配合要点，取得患者配合。测量生命体征，观察患者一般状况，查无明显禁忌事项时由医务人员将患者护送至 ERCP 室。

3. 术后护理

（1）病情观察：每 0.5 ～ 1 小时巡视患者，观察有无腹痛、腹胀、恶心、呕吐等不适，遵医嘱查术后 6h 血、尿淀粉酶。趋于正常者可遵医嘱 6h 后饮水、流质饮食。若发生腹痛剧烈等，立即通知医师，配合治疗及护理。

（2）饮食与活动：趋于正常者可遵医嘱 6h 后饮水、流质饮食。先少量饮水、喝稀粥，若无不适，可逐渐进食清淡汤面等，逐渐过渡至低脂饮食。术后卧床休息 6h，若无特殊不适，可根据患者病情、年龄等在床上、床边活动。

（3）并发症的观察及护理：ERCP 术中通常留置胆道支架，注意观察有无剧烈腹痛，黄疸减轻程度或有无黄疸程度加重，是否有疑似胆道支架移位、脱落或阻塞，是否肠道排出支架类似物等。有情况发生，及时与主管医师联系，及时进行妥善的处理。

（五）健康教育

1. 经 ERCP 胆道支架置入术患者，术后通常 2 ～ 3d 症状缓解，即可出院。

2. 置入金属胆道支架者，0.5 ～ 1 年复查，根据病情拔出支架或进一步治疗。置入塑料胆道支架者 3 ～ 6 个月复查，根据病情进行处理。不适随诊。

3. 饮食规律，清淡、低脂饮食，戒烟、戒酒，禁止暴饮暴食，预防感冒，忌食辛辣刺激及油腻食物。

经过合理的治疗及护理方案，评价患者是否达到：①疼痛减轻或消失；②体温降至正常；③营养状况改善；④皮肤完整无破损；⑤焦虑、恐惧心理有所缓解；⑥未发生并发症或及时发现和处理并发症。

五、胆管癌的护理

（一）健康史

1. 一般情况　了解患者的年龄、性别、饮食习惯、体型、劳动强度等。
2. 既往史　有无反酸、嗳气、餐后饱胀等消化道症状；有无胆囊结石、胆囊炎、黄疸病史；有无过敏、妊娠或其他腹部手术史。

（二）身体状况

1. 观察患者腹痛的部位、性质、有无放射痛等；有无肝区痛、叩击痛、有无腹膜刺激征等。
2. 有无食欲缺乏、恶心、呕吐、黄疸、寒战、高热、腹水等症状。
3. 检查肝功能是否正常，白细胞中性粒细胞是否升高；B 超或磁共振检查是否可见肝内、外胆管的影像或查见胆管肿瘤。

（三）心理状况

评估患者及其家属的情绪及反应，了解经济状况及其家庭对患者的支持程度。

（四）护理

1. 常见护理问题
（1）焦虑：与担心肿瘤预后及病后家庭、社会地位改变有关。
（2）急性疼痛：与肿瘤浸润、局部压迫及手术创伤有关。
（3）营养失调：低于机体需要量与肿瘤所致的高代谢状态、摄入量减少及吸收障碍有关。
（4）知识缺乏：缺乏疾病相关预防及康复等知识。
（5）潜在并发症：休克、感染、多器官功能衰竭、出血、胰瘘、肠瘘、胆瘘等。

2. ERCP 术前护理
（1）症状、体征观察：对于诊断明确且数字疼痛评分超过 4 分者遵医嘱给予解痉、镇痛药物。观察镇痛药物疗效，定时进行评估。指导患者舒适体位及物理方法，缓解疼痛。若患者恶心、呕吐严重，遵医嘱给予镇吐药物治疗，及时观察药物疗效，未缓解者立即通知医师，改变治疗方案。密切观察患者全身情况，若出现发热，体温高于 39℃，常提示继发感染，给予物理及药物降温，必要时采集血培养标本送检，遵医嘱按时给予抗生素控制感染，并观察药物疗效及副作用。定时监测血糖，一日 3～4 次。

（2）活动与休息：卧床患者指导床上活动，鼓励下床活动，促进肠蠕动，缓解腹胀，预防压疮及下肢深静脉血栓形成。为患者营造温馨、舒适的休息环境，操作集中进行，避免频繁打搅患者休息。

（3）营养支持：①营造良好的进餐环境，提供清淡饮食；②对于因疼痛、恶心、呕吐而影响食欲者，餐前可适当用药控制症状，鼓励患者尽可能经口进食，营养摄入不足者，可考虑肠内、外营养支持。

（4）心理护理：胆管癌发展迅速、病情凶险、病程长，患者及其家属常产生恐惧等心理。此外，费用较高等问题，患者易产生消极悲观情绪。护理人员应为患者提供舒适的环境，安慰并鼓励患者，积极主动讲解治疗和康复知识，使患者以良好心态配合治疗。

（5）术前准备：患者术前查血常规、心电图、胸部 X 线片，必要时行碘过敏试验，右手置静脉留置针，禁食 6h 以上，需要去除口腔内活动义齿及佩戴的金属饰品，如戒指、项链等。向患者讲解手术中的注意事项、体位以及配合要点，取得患者配合。测量生命体征，观察患者一般状况，查无明显禁忌事项时由医务人员将患者护送至 ERCP 室。

2. ERCP 术后护理

（1）病情观察：患者完全清醒、生命体征平稳后专职人员护送回病房。回病房后遵医嘱给予补液、吸氧、心电监护。观察生命体征、腹部体征，评估有无出血、穿孔及胆瘘、胰瘘等。于术后 6h 查血、尿淀粉酶。

（2）饮食与活动：术后禁食、禁水至少 6h 以上，若无恶心、呕吐或腹部疼痛及其他不适，且血尿淀粉酶趋于正常，可于术后 6h 遵医嘱饮水、流质饮食。术后卧床休息6h，若无不适，可根据患者自身情况进行床上、床边活动。若发生头晕、头痛、腹痛等，立即卧床休息，给予对症处理。

（3）导管护理：若术中留置鼻胆管，妥善固定导管，完成非预期性导管滑脱评估单，标识醒目，讲解预防导管注意事项及重要性，还需观察引流液的颜色、量、性状，以及引流管是否通畅，必要时对引流液进行生化检查。

（4）并发症观察及护理

①患者出现腹痛、腹胀、恶心、呕吐、发热、血尿淀粉酶升高时多提示有胰腺炎。护理：嘱患者卧床休息，严密观察患者腹痛、恶心、呕吐情况，有无腹膜刺激征及血尿淀粉酶升高。如有异常，及时通知医师。术后常规查血淀粉酶；禁食、禁水及胃肠减压；向患者说明胃肠减压的重要性并做好相关护理工作；遵医嘱给予抑酸、抑酶药物，抗炎及补液治疗。

②呕血、黑粪、头晕、心悸、血红蛋白降低、血压下降甚至休克，提示有出血。护理：定时测生命体征，重点监测血压，观察皮肤颜色及指端温度变化；观察粪便颜色、性状、量，如发现患者黑粪、面色苍白、四肢发冷等，应立即报告医师，建立静脉通路，快速补充血容量；遵医嘱给予止血药物；失血量大、有休克倾向的患者，需及时手术，内镜下止血。

③患者突然剧烈腹痛，腹膜刺激征明显，提示有穿孔。护理：仔细观察腹痛及腹膜刺激征情况；禁食、禁水及胃肠减压；做好外科手术的准备。

④患者表现寒战、高热、黄疸、腹膜刺激征提示有感染。护理：密切观察生命体征，重点观察有无发热；准确使用抗生素，及时给予补液治疗；有鼻胆管患者，妥善固定引流管，保持引流通畅，观察引流液的性状、量并做好记录。观察面色、皮肤、巩膜黄疸消退情况，监测白细胞计数。必要时做好急诊手术的准备。

（五）健康教育

1. 减少诱因　积极治疗胆道疾病，同时鼓励患者戒烟、戒酒、禁止暴饮暴食、预防感染，遵医嘱服药，预防复发。饮食遵循少量多餐原则，忌食辛辣刺激及油腻食物。

2. 合理作息　合理安排时间，劳逸结合，避免过度劳累及精神高度紧张。

3. 注意营养　多食含能量、蛋白质和维生素丰富的食物和新鲜蔬菜、水果。食物以清淡、易消化为宜。

4. 定期复查　遵医嘱定期复查。不适随诊。

（蒲小金　甄海燕）

参 考 文 献

白宁，臧凤莉，朱孟华，等，2015. ERCP 治疗急性胆源性胰腺炎 . 现代生物医学进展，15（5）：957-959.

胡钢，钱小星，杨仁保，2015. ERCP 术后发生胆道感染的危险因素 . 肝胆外科杂志，23（1）：29-31.

黄纯秀，范金先，张艳，2016. 综合护理对 ERCP 及 EST 患者的护理效果 . 实用临床医药杂志，20（18）：61-63.

李鹏，王拥军，王文海，2018. 中国 ERCP 指南（2018 版）. 中国医刊，53（11）：1185-1215.

刘小红，田云鸿，彭勇，等，2014. ERCP 术后鼻胆管引流对患者的影响 . 西部医学，26（9）：1242-1243.

苏艳，李汛，张磊等，2019. 麻醉前预吸氧联合术中高流量吸氧对行 ERCP 的老年胆管结石患者术中的影响 . 西部医学，31（7）：1125-1128.

姚茹，2016. 大黄保留灌肠预防 ERCP 术后 PEP 和高淀粉酶血症的护理体会 . 西部中医药，29（12）：123-124.

余爱玲，刘菁，孔庆云，等，2016. 高龄患者 ERCP 下介入治疗的护理操作配合 . 中华现代护理杂志，22（27）：3977-3979.

张敬坡，冯雷，秦静，等，2017. 肝硬化合并胆总管结石患者行 ERCP 的临床分析 . 肝胆外科杂志，25（6）：457-460.

周益峰，张啸，张筱凤，等，2009. 156 例合并肝硬化的胆胰疾患 ERCP 临床分析 . 中华肝胆外科杂志，15（9）：647-650.

Ahn DH，Bekaii-Saab T，2014. Ampullary cancer：an overview. Am Soc Clin Oncol Educ Book，112-115.

Antonios Vezakis，Georgios Fragulidis，Andreas Polydorou，2015. Endoscopic retrograde cholangiopancreatography-related perforations：Diagnosis and management. World J Gastrointest Endosc，7（14）：1135-1141.

Heinzow HS，Kammerer S，Rammes C，et al，2014. Comparative analysis of ERCP，IDUS，EUS and CT in predicting malignant bile duct strictures. World J Gastroenterol，20（30）：10495-10503.

Hong SK，Jang JY，Kang MJ，et al，2012. Comparison of clinical outcome and cost-effectiveness after various preoperative biliary drainage methods in periampullary cancer with obstructive jaundice. J Korean Med Sci，27（4）：356-362.

Ishiwatari H，Kawakami H，Hisai H，et al，2016. Ballooncatheterversus basket catheter for endoscopic bile duct stone extraction：a multicenter randomized trial. Endoscopy，48（4）：350-357.

Karaahmet F，Kekilli M，2018. The presence of periampullary diverticulum increased the complications of endoscopic retrograde cholangiopancreatography. Eur J Gastroenterol Hepatol，30（9）：1009-1012.

LEE YJ，PARK YK，LEE MJ，et al，2015. Different strategies for transpancreatic septotomy and needle knife infundibulotomy due to the presence of unintended pancreatic cannulation in difficult biliary cannulation. Gut Liver，9（4）：534-539.

OzawaN，YasudaI，DoiS，et al，2017. Prospective randomized study of endoscopic biliary stone extraction using either a basket or a balloon catheter: the BasketBall study. J Gastroenterol, 52（5）: 623-630.

Sundaralingam P, Masson P, Bourke MJ, 2015. Early precut sphincterolomy does not increase risk during endoscopic retrograde cholangiopancreatography in patients with difficult biliary access: a meta-analysis of randomized controlled trials. Clin Gastroenterol Hepatol, 13（10）: 1722-1729.

Van Egmond JC, Verburg H, Mathijssen NM, 2015. The first 6 weeks of recovery after total knee arthroplasty with fast track. Acta Orthopaedica, 86（6）: 708-713.

Varayu Prachayakul, Pitulak Aswakul, 2014. Endoscopic retrograde cholangiopancreatography-related perforation: Management and prevention. World J Clin Cases, 2（10）: 522-527.